Die mündliche Überprüfung

für Heilpraktiker

35 mündliche Überprüfungen der Gesundheitsämter
mit mehr als 600 Original-Überprüfungsfragen

Ausführlich kommentierte Antworten

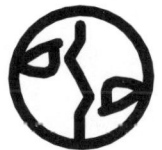

Dr. Dr. Hartmut Hildebrand

K r e a t i v i t ä t   &   W i s s e n

2012

Die Erkenntnisse der Medizin unterliegen laufendem Wandel: neue Diagnose-methoden, neue Forschungsergebnisse und neue klinische Erfahrungen erweitern ständig unser medizinisches Wissen. Dies mögen unsere Leser bedenken, wenn sie im medizinischen Bereich tätig sind und Verantwortung für Patienten übernehmen. Wir haben große Sorgfalt darauf verwandt, dass unsere Angaben dem aktuellen Wissensstand bei Fertigstellung des Werkes entsprechen. Wir bitten unsere Leser, uns alle etwa auffallenden Ungenauigkeiten mitzuteilen.

Korrekturhinweise, Verbesserungsvorschläge und Ergänzungen sind willkommen!

Anschrift der Verfasser:

Kreativität & Wissen, Verlag und Buchhandel GmbH, Sersheim
Friedrichstr.11, 74372 Sersheim, Tel.: 07042 830286, Fax: 07042 830287

Geschützte Warennamen (Warenzeichen) sind nicht immer besonders kenntlich gemacht. Fehlt der Vermerk ®, so kann daraus nicht geschlossen werden, dass es sich um einen freien Warennamen handele.

DANKSAGUNG

Für konstruktive Kritik bedanken wir uns bei den vielen ausgezeichneten Dozenten von „Team Dr. Dr. Hildebrand", bei unseren zahlreichen Schülern und bei den Teil-nehmern unserer Pauk-, Intensiv- und Prüfungsvorbereitungskurse.

4. Auflage 2012

ISBN-13: 978-3-940535-62-7

Kreativität & Wissen, Verlag und Buchhandel GmbH, Sersheim

Ihr Weg zum Erfolg: Bücher und Karteikarten von **Kreativität & Wissen**

Unser Verlag ist auf Bücher für die

Ausbildung zum Heilpraktiker

und auf Bücher und Karteikarten zur

**Vorbereitung auf die amtsärztliche Überprüfung
für Heilpraktiker**

spezialisiert.

Bitte fordern Sie unseren Gesamtprospekt an!
Wir informieren Sie laufend über unsere Neuauflagen!

Kreativität & Wissen GmbH
Friedrichstr. 11   D-74372 Sersheim
Tel.: 07042-830286
Fax: 07042-830287
E-Mail: buch@kreawiverlag.de
internet: http://www.kreawiverlag.de

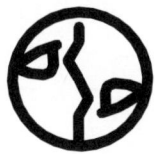

Bestellung

1. Über den Buchhandel (Standardbuchnummer **ISBN-13: 978-3-940535-62-7**)
2. Schriftliche Bestellung direkt beim Verlag mit **Einzugsermächtigung** zur einmaligen Abbuchung des Betrages von z. Zt. **39.- Euro** (Bank, Bankleitzahl, Kontonummer) an:
   - **Kreativität & Wissen** GmbH, Friedrichstr. 11, 74372 Sersheim
   - Fax: 07042 830287,
   - Email: buch@kreawiverlag.de
3. Internet (online-bookshop): www.kreawiverlag.de

Achtung:
Die vollständige deutliche Absenderangabe ist unbedingt erforderlich.
Die Bücher werden in der Regel jährlich aktualisiert.
Bitte erkundigen Sie sich ggf. nach den aktuellen Preisen (Tel.: 07042-830286).

Unter diesen Internet-Adressen finden sie weitere Lehrgangsangebote,
Prüfungsfragen. prüfungsrelevante Informationen und Lehrbücher
für Heilpraktiker:

http://www.kreawiverlag.de
http://www.kreawi-trainer.de
http://www.kreawi.de

Besuchen Sie auch unser Heilpraktiker-Online-Portal unter
http://www.kreawi-online.de

DRUCKFEHLERTEUFEL

Eventuell notwendige **Verbesserungen** (falls der Druckfehlerteufel wieder einmal zuge-schlagen haben sollte) finden Sie unter der Internetadresse

http://www.kreawiverlag.de/buchinfo

INHALTSVERZEICHNIS

FRAGEN

HP-ÜBERPRÜFUNG 1

Frage 1
Welche Aufgaben hat die Milz?

Frage 2
Wie ist die Magenwand aufgebaut (Histologie)?

Frage 3
Ein Patient klagt über Sodbrennen, Luftaufstoßen, Schluckbeschwerden, epigastrische
Schmerzen, Übelkeit und Erbrechen.
Um welches Krankheitsbild handelt es sich?
Was können Sie über dieses Krankheitsbild berichten?

Frage 4
Was wissen Sie über das Krankheitsbild der akuten Gallenblasenentzündung?
(Ursachen, Beschwerden, klinischer Befund, Laborwerte, Therapie).

Frage 5
Nennen Sie phytotherapeutische Behandlungsmöglichkeiten des Zwölffingerdarmgeschwürs.

Frage 6
Welche Behandlungsmethoden sind den Ärzten vorbehalten?

Frage 7
Nennen Sie einige weitere Einschränkungen und Verbote, die für Ihre Berufsausübung
von Wichtigkeit sind.

Frage 8
Wer ist zur Meldung meldepflichtiger Infektionskrankheiten verpflichtet?

Frage 9
Ist der Heilpraktiker zur Meldung meldepflichtiger Infektionskrankheiten verpflichtet?

Frage 10
Der Heilpraktiker hat für die im Paragraph 6 Absatz 1 gelisteten Erkrankungen Meldepflicht.
Was muss er bei diesen Erkrankungen noch beachten?

Frage 11

Dürfen Sie als Heilpraktiker sexuell übertragbare Erkrankungen behandeln?

Frage 12

Fallbeispiel Multiple Sklerose.
Was wissen Sie über dieses Krankheitsbild?

Frage 13

Was wissen Sie über das Krankheitsbild der Gonorrhö?
(Inkubationszeit, Übertragungsweg, Erreger, Verlauf. Wie sehen Kokken unter
dem Mikroskop aus?)

Frage 14

Machen Sie einige differenzialdiagnostische Angaben zum Beschwerdebild
der Arthritis bzw. Monarthritis.

Frage 15

Was wissen Sie über die Perkussion der Lunge?
Wozu dient diese?
Nennen Sie typische pathologische Perkussionsbefunde.
Nennen Sie die Krankheiten, die mit solchen Perkussionsbefunden einhergehen.

Frage 16

Was wissen Sie über die Auskultation des Herzens?
Was wird auskultiert?
Nennen Sie typische pathologische Auskultationsbefunde am Herzen und die
dazu passenden Krankheiten.

Frage 17

Wie hört man eine Extrasystole?
(Was ist eine Extrasystole, beschreiben Sie den klinisch zu erhebenden Befund).

Frage 18

Was ist ein Pulsdefizit?
Wie erkennt man es?
Genaue pathophysiologische Beschreibung.

Frage 19

An welche Blickdiagnosen und Krankheitsbilder denken Sie bei dem Stichwort
„Inspektion der Herzgegend"?

V **Frage 20**
Rektale Untersuchung:
- Wann angezeigt?
- Wie durchgeführt?
- Was kann man tasten? (Einige differenzialdiagnostische Möglichkeiten anführen.)
- Welche Erkrankungen machen ein Analekzem?
- Warum ist die Inspektion des Handschuhs nach der Palpation wichtig?

V **Frage 21**
Blutabgang durch den Anus (per anum).
Was fällt Ihnen dazu differenzialdiagnostisch ein?
Was veranlassen Sie?

B **Frage 22**
Wie viele rote Blutkörperchen hat der gesunde Mensch?

B **Frage 23**
Was versteht man unter Hämatokrit?

B **Frage 24**
Wie viel Eosinophile hat der gesunde Mensch?

B **Frage 25**
a) Was versteht man unter BSG?
b) Wie wird sie durchgeführt?
c) Welche Schlüsse können aus einer BSG-Erhöhung oder Erniedrigung gezogen werden?
d) Nennen Sie typische Krankheitsbilder die mit einer extremen BSG-Erhöhung einhergehen.

A **Frage 26**
Machen Sie einige Angaben zur Differenzialdiagnose der Dyspnoe.
Wann tritt eine inspiratorische Dyspnoe auf?

V **Frage 27**
Beschreiben Sie den anatomischen Aufbau des Kehlkopfes.

Frage 28
Fragen zum Thema Desinfektion:
1) Darf man zur Hautdesinfektion Formaldehyd verwenden?
2) Welche Mittel zur Hautdesinfektion gibt es?
3) Wie führen Sie eine Hautdesinfektion durch?
4) Würden Sie Jod zur Hautdesinfektion verwenden?

J **Frage 29**

Wie werden Pilzerkrankungen therapiert?

N **Frage 30**

Einer Ihrer Patienten ist im Verlauf einer Erkrankung an Morbus Alzheimer
nicht mehr in der Lage, seine Interessen selbst zu vertreten.
Welche gesetzlichen Möglichkeiten gibt es, Demenzkranke bzw. geistig behinderte
Menschen zu schützen und ihre Interessen wirksam zu vertreten?

G **Frage 31**

Was regelt das „Unterbringungsgesetz"?

HP-ÜBERPRÜFUNG 2

A **Frage 32**
Wie viele Lungenlappen hat die rechte, wie viele die linke Lunge?

A **Frage 33**
Nennen Sie mindestens fünf Krankheiten der Lunge, bei denen das Atemgeräusch
abgeschwächt bzw. aufgehoben ist.

A **Frage 34**
Bei welchen Lungenerkrankungen besteht eine Eosinophilie?

A **Frage 35**
Wie erfolgt die Atmung (Physiologie, beteiligte Muskeln)?

A **Frage 36**
Welche Heilmethoden wenden Sie bei Bronchitis an?
Welche Heilpflanzen verordnen Sie bei chronischer Bronchitis?

J **Frage 37**
Wie wird eine übertragbare Krankheit definiert?

Frage 38
Sie vermuten eine Herzerkrankung: welche gezielten Anamnesefragen erheben Sie?

Frage 39
Schildern Sie die Symptomatik einiger bekannter Herzkrankheiten und die
pathophysiologischen Ursachen.

Frage 40
Was stellen Sie bei der Palpation des Thorax fest?

Frage 41
Welche Möglichkeit bietet die Perkussion des Herzens?

Frage 42
Wie perkutieren Sie das Herz?

Frage 43
Bei welchen Herzkrankheiten verändert sich die Form des Herzens?
Wie verändert sie sich?

V **Frage 44**

Was können Sie bei der Auskultation des Bauchraumes hören?
Welche Krankheitsbilder können Sie diagnostizieren?

E **Frage 45**

Eine Patientin kommt zu Ihnen in die Sprechstunde und klagt über innere Unruhe, Durchfall, Gewichtsverlust, Schlaflosigkeit, Schweißausbrüche und subfebrile Temperaturen. Beim Händedruck fällt Ihnen die warme, feuchte Handfläche auf. An welches Krankheitsbild denken Sie?

E **Frage 46**

Beschreiben Sie die Klinik, Komplikationen, Diagnose und Therapie der Hyperthyreose.

E **Frage 47**

Welche Ursachen hat die Hyperthyreose?

E **Frage 48**

Welche unterstützenden phytotherapeutischen Behandlungsmöglichkeiten finden bei Hyperthyreose Verwendung?

N **Frage 49**

Bei welcher Erkrankung haben die Patienten einen „trippelnden" Gang?

N **Frage 50**

Bei welcher Erkrankung tritt ein so genannter „Steppergang" auf?

N **Frage 51**

Welche Ursache kann eine Peroneusparese haben?

N **Frage 52**

Bei welcher Erkrankung tritt ein ataktischer Gang auf?

N **Frage 53**

Wie ist der typische Gang nach einer Apoplexie (Schlaganfall) mit Hemiplegie (vollständige Lähmung einer Körperhälfte)?

H **Frage 54**

Was kann man bei der mikroskopischen Untersuchung des Urinsediments sehen?

H **Frage 55**

Welche Befunde des Urinsediments sind pathologisch?

H **Frage 56**
Bei welcher Erkrankung treten Zylinder im Urinsediment auf?

J **Frage 57**
Welche (mikroskopisch erkennbaren) Formen können Bakterien haben?

B **Frage 58**
Welche Untergruppen der Leukozyten unterscheidet man?

B **Frage 59**
Was versteht man unter einem Differenzialblutbild? Nennen Sie Normalwerte.

B **Frage 60**
Nennen Sie den Normwert der Leukozyten im Blut.

B **Frage 61**
a) Was versteht man unter einer Linksverschiebung im Blutbild?
b) Wann tritt sie auf?

J **Frage 62**
Machen Sie Angaben zum Krankheitsbild der Masern.
(Krankheitsbild, Erreger, Inkubationszeit, Komplikationen, Besonderheiten im Laborbefund).

J **Frage 63**
Wie behandeln Sie als Heilpraktiker die Masern?

J **Frage 64**
Welche Erreger können eine Pyelonephritis verursachen?

B **Frage 65**
Wie wird die Blutsenkungsgeschwindigkeit (BSG) bestimmt?

Frage 66
a) Wie erfolgt die Händedesinfektion?
b) Welche Händedesinfektionsmittel gibt es?

Frage 67
a) Wie lange muss Alkohol zur Händedesinfektion einwirken?
b) Wie lange müssen Phenole einwirken?

A **Frage 68**
Welche pflanzlichen Heilmittel stehen bei Husten zur Verfügung?

HP-ÜBERPRÜFUNG 3

∨ **Frage 69**
Beschreiben Sie die Anatomie der ableitenden Gallenwege.

∨ **Frage 70**
Beschreiben Sie den histologischen Aufbau des Dünndarms.

∨ **Frage 71**
Was produziert die Magenschleimhaut?

ß **Frage 72**
Ein Patient klagt über folgende Symptome:
Gewichtsabnahme, mangelnde Belastbarkeit, Blässe, Müdigkeit, schneller Puls.
a) Woran denken Sie?
b) Welche Untersuchungen halten Sie zunächst für sinnvoll?

H **Frage 73**
a) Beschreiben Sie die Klinik der Nebenniereninsuffizienz.
b) Welche Laborveränderungen erwarten Sie?

HR **Frage 74**
Nennen Sie phytotherapeutische Möglichkeiten bei der Behandlung von Ekzemen.

G **Frage 75**
Was darf ein Heilpraktiker nicht behandeln?

J **Frage 76**
Für welche Erkrankungen bestehen für Sie als Heilpraktiker Meldepflicht und
Behandlungsverbot?

G **Frage 77**
Was wissen Sie über die Meldepflicht der in Paragraph 7 des Infektionsschutzgesetzes
erwähnten Krankheiten.
Nennen Sie einige Krankheiten aus dem Paragraph 7, die nicht schon im Paragraph 6 des
Infektionsschutzgesetzes Erwähnung finden.

G **Frage 78**
Sie haben den Verdacht auf eine der im Paragraph 6 des Infektionsschutzgesetzes erwähnten
Erkrankungen, z.B. Typhus abdominalis. Wohin melden Sie? Welche Meldefrist müssen Sie ein-
halten.

J **Frage 79**
Welche krankhaften Veränderungen können Sie bei der Inspektion des Mund- und Rachenraumes erkennen?

A **Frage 80**
a) Nennen Sie Einzelheiten zur Palpation der Lunge (Lagerung des Patienten; Vorgehensweise).
b) Was verstehen Sie unter „Stimmfremitus"?

A **Frage 81**
a) Bei welchen Krankheitsbildern ist der Stimmfremitus verändert?
b) Wie ist er bei diesen Krankheiten verändert?

Frage 82 ♡
Nennen Sie Symptome einer Rechtsherzinsuffizienz.

V **Frage 83**
Ein Patient kommt in stark gemindertem Allgemeinzustand. Er klagt über stärkste krampfartige Bauchschmerzen, galliges Erbrechen, Stuhl- und Windverhalt. An welches Krankheitsbild denken Sie?

V **Frage 84**
Nennen Sie typische Symptome und klinische (auch laborchemische und radiologische) Zeichen für das Krankheitsbild „Ileus".

B **Frage 85**
a) Welchen Normwert haben die Monozyten im menschlichen Blut?
b) Wann sind die Monozyten erhöht bzw. vermindert?

H **Frage 86**
a) Wie hoch ist das spezifische Gewicht des Urins?
b) Bei welchen Krankheiten ist es wie verändert?

Frage 87
Sie wollen in Ihrem Untersuchungszimmer einen Tisch desinfizieren
a) Welche Mittel stehen Ihnen zur Verfügung?
b) In welcher Verdünnung wenden Sie diese Mittel an?
c) Welche Einwirkzeit müssen Sie einhalten?

HP-ÜBERPRÜFUNG 4

V **Frage 88**
Machen Sie Angaben zum Feinbau der Leber (Histologie).

E **Frage 89**
Welche Hormone werden von der Nebennierenrinde gebildet?

V **Frage 90**
Eine Patientin klagt über folgende Beschwerden:
Anfallartige Schmerzen im rechten Oberbauch mit Ausstrahlung in den Rücken,
Fettunverträglichkeit, Meteorismus, Schmerzen in der Herzgegend.
Woran denken Sie?
Welche weiteren Symptome fallen Ihnen ein?

V **Frage 91**
Worin liegt die Ursache einer Gallenkolik?

V **Frage 92**
Welche Symptomatik erwarten Sie bei einem Duodenalgeschwür (Ulcus duodeni)?

V **Frage 93**
Unterscheidet sich die Symptomatik eines Duodenalgeschwürs von der eines Magengeschwürs?

AV **Frage 94**
Mit welchen Phytotherapeutika würden Sie eine venöse Stauung behandeln?

G **Frage 95**
Nennen Sie mindestens zehn Verbote, die den Heilpraktiker betreffen.

J **Frage 96**
a) Was versteht man unter einem „Ausscheider"?
b) Bei welchen Krankheiten kommen „Ausscheider" vor?

J **Frage 97**
Was ist ein Impfschaden?

J **Frage 98**
Wie wird die Inspektion des Mund- und Rachenraumes durchgeführt?

Frage 99
Bei der Inspektion des Mund- und Rachenraumes finden Sie Schleimhautulzerationen
(Geschwüre).
An welche Krankheiten bzw. Therapiefolgen denken Sie?

Frage 100
a) Was versteht man unter einem Enanthem?
b) Nennen Sie eine Infektionskrankheit, bei der typischerweise ein Enanthem auftritt.
Wie heißt dieses Enanthem?

Frage 101
Bei der Inspektion der Mundhöhle achten Sie auch auf den Speichelfluss.
a) Bei welchem Krankheitsbild ist der Speichelfluss erhöht?
b) Bei welchem Krankheitsbild ist der Speichelfluss vermindert?

Frage 102
Beschreiben Sie 3 Möglichkeiten, die Lebergröße bei der klinischen Untersuchung festzustellen.

Frage 103
a) Was versteht man unter einem „Courvoisier-Zeichen"?
b) Was versteht man unter dem „Murphy-Zeichen"?

Frage 104
Was versteht man unter
a) einer „Porzellangallenblase"?
b) einem „Hydrops"?

Frage 105
a) Nennen Sie Krankheitsbilder, bei denen die Palpation der Leber schmerzhaft ist.
b) Was stellen Sie bei der Palpation der Leber noch fest?

Frage 106
Bei welchen Krankheitsbildern ist die Leber vergrößert?

Frage 107
Wie ist die Konsistenz der Leber, der Leberrand, die Leberoberfläche beschaffen bei:

a) Zirrhose
b) akuter Hepatitis
c) Metastasenleber
d) Leberkarzinom
e) Fettleber

Frage 108
a) Wie gehen Sie bei der Auskultation des Abdomens vor?
b) Was untersuchen Sie?
c) Welche Krankheiten können Sie dabei erkennen?

Frage 109 ♥
a) Wie perkutieren Sie das Herz?
b) Welche Befunde können Sie durch die Herzperkussion erhalten?

Frage 110
Was wissen Sie über die Infektionskrankheit „Gasbrand"?

Frage 111
Fallbeschreibung:
Patientin: Zustand nach Operation, Trauma oder Infektionskrankheit, Sehstörungen, schwarze Punkte vor den Augen, Alter zwischen 15 und 50 Jahren.
a) Welche Krankheit könnte gemeint sein?
b) Was wissen Sie über diese Krankheit?

Frage 112
Bei welchen Krankheitsbildern treten eine
a) Leukozytose
b) Leukopenie auf?

Frage 113
Bei welchen Krankheitsbildern tritt eine
a) Eosinopenie
b) Eosinophilie auf?

Frage 114
a) Wie führen Sie eine BSG (Blutsenkungsgeschwindigkeit) durch?
b) Bei welchen Krankheitsbildern ist die BSG erhöht?
c) Bei welchen Krankheitsbildern ist die BSG erniedrigt?

Frage 115
Beschreiben Sie das Harnsediment (wie wird es untersucht, welche Aussagekraft)?

Frage 116
Als Heilpraktiker stehen Ihnen zur Untersuchung frischen Urins Urinstreifentests zur Verfügung. Wissen Sie etwas darüber?

Frage 117
Wie viele Bakterien pro ml Urin sind pathologisch?

Frage 118
Was ist ein Reflex?
Worin unterscheiden sich Eigen- und Fremdreflexe?
Nennen Sie pathologische Reflexe.

Frage 119
Bei welchen Erkrankungen kommen Pyramidenbahnzeichen vor?

Frage 120
Worin unterscheidet sich die Sterilisation von der Desinfektion?

Frage 121
Welche Phytotherapeutika geben Sie zur Anregung der Gallentätigkeit?

HP-ÜBERPRÜFUNG 5

Frage 122
Welche Organe begrenzen die Leber anatomisch nach vorne, hinten und rechts?

Frage 123
Beschreiben Sie den Feinaufbau des Pankreas.

Frage 124
Welche Aufgaben haben die Lymphozyten?

Frage 125
Diagnoserätsel mit der Schilderung des folgenden Krankheitsbilds:
Hohes Fieber, schlechter Allgemeinzustand, zunächst eitriger, dann pflaumenkompottartiger Auswurf, atemabhängiger Schmerz, bevorzugt erkranken junge Männer und Alkoholiker.

Frage 126
Beschreiben Sie die Symptome der Zyklothymie (manisch-depressive Erkrankung).

Frage 127 ♥
Nennen Sie Heilpflanzen zur Behandlung von Herzschwäche bzw. zur Steigerung der Herzkraft.

Frage 128
Welche Berufsverbote, bezogen auf die medizinische Behandlung, existieren für den Heilpraktiker (mindestens 10)?

Frage 129
Woher wissen Heilpraktiker, welche Erkrankungen Sie nicht behandeln dürfen?

Frage 130
Nennen Sie einige Krankheitsbilder, die klinisch als Entzündung der Tonsillen imponieren.

Frage 131
Machen Sie Angaben zum Krankheitsbild der akuten Streptokokken-Angina.

Frage 132
Welche Komplikationen der Streptokokkenangina (insbesondere Zweiterkrankungen nach Streptokokkeninfektionen) kennen Sie?

Frage 133
Sagen Sie etwas zum Krankheitsbild der Angina Plaut-Vincent.

Frage 134
Was wissen Sie über das Krankheitsbild der Diphtherie?

Frage 135
Fragen zum Krankheitsbild Tuberkulose:
a) erstes Anzeichen? b) Primärkomplex? c) Verlauf? d) Welche Organe werden bevorzugt befallen? e) Welche Altersgruppen werden bevorzugt befallen?

Frage 136 ♡
Perkussion des Herzens. Wie würden Sie vorgehen?

Frage 137
Auskultation Abdomen:
a) Was verstehen Sie darunter?
b) Wie gehen Sie bei der normalen Routineuntersuchung des Abdomens vor?

Frage 138
Nennen Sie Ursachen und Anzeichen
a) für einen mechanischen und b) für einen paralytischen Ileus.

Frage 139
Ein Patient kommt mit Miktionsbeschwerden. Welche Symptome könnte er Ihnen z.B. schildern und mit welchen Fachausdrücken würden Sie diese Symptome benennen?

Frage 140
Rektale Untersuchung:
a) Indikation?
b) Positionen (Vor- und Nachteile der verschiedenen Positionen)?
c) Utensilien?
d) Vorgehen?
e) Welche Befunde können Sie erheben (Differenzialdiagnose)?

Frage 141
Im Urinsediment finden Sie Erythrozyten vor.
a) Welche Ursachen kennen Sie?
b) Wie werten Sie diesen Befund?
c) Wie verfahren Sie weiter?

Frage 142
Schafgarbe (Achilles millefolium):
Welche Indikation und welche Wirkung sind Ihnen bekannt?

HP-ÜBERPRÜFUNG 6

Frage 143
Mundinspektion:
a) Wie gehen Sie vor?
b) Was sehen Sie (krankhafte Erscheinungen der einzelnen Bereiche)?
c) Wozu veranlassen Sie den Patienten?

Frage 144
Nennen Sie einige Heilpflanzen zur Verbesserung der Durchblutung.

Frage 145
Was darf ein Heilpraktiker nicht?

Frage 146
Nennen Sie einige Erkrankungen, die zu den infektiösen Darmerkrankungen gehören.

Frage 147
Was wissen Sie über das Krankheitsbild HIV und AIDS?

Frage 148
Schildern Sie typische Symptome bei Herzerkrankungen.

Frage 149
Schildern Sie den allgemeinen Ablauf der Untersuchungstechnik?

Frage 150
Wie erkennen Sie eine akute Appendizitis? Klinik? Labor?

Frage 151
Was kann man bei der Palpation, Perkussion und Auskultation des Abdomens feststellen?

Frage 152
Schildern Sie die Symptome einer typischen akuten Gallenblasenentzündung.

Frage 153
Laboruntersuchungen: Welche Informationen liefert Ihnen das kleine Blutbild?
Frage 154
Welche Informationen bekommen Sie durch Harnstatus und Sediment?

Frage 155
Was befindet sich im Blutplasma?

Frage 156
Für welchen Personenkreis besteht nach § 8 des Infektionsschutzgesetzes eine Meldepflicht?

Frage 157
Was wissen Sie über das Krankheitsbild des Lungenemphysems?

Frage 158
Wie hoch ist der normale pH-Wert des Urins?
Woran denken Sie bei anhaltend saurem, an was bei anhaltend alkalischem Urin?

Frage 159
a) Welche Schockformen kennen Sie?
b) Wie würden Sie diese Schockformen behandeln?

Frage 160
Wann sind die Erythrozyten physiologischerweise erhöht?

Frage 161
Darf ein Heilpraktiker Geschlechtsteile untersuchen?

Frage 162
Was ist ein Aortenaneurysma?

Frage 163
Wodurch entsteht eine Herzhypertrophie?

Frage 164
Was verstehen Sie unter Meteorismus?

Frage 165
Wodurch entstehen Beinödeme?

HP-ÜBERPRÜFUNG 7

Frage 166
Machen Sie Angaben zur Anatomie der Bauchspeicheldrüse (Pankreas).

Frage 167
a) Welche Enzyme produziert das Pankreas?
b) Wozu dienen diese Enzyme?
c) Welche Hormone produziert das Pankreas?
d) Wozu dienen diese Hormone?

Frage 168
a) Welche Erkrankungen des Pankreas kennen Sie?
b) Nennen Sie Symptome dieser Erkrankungen.

Frage 169
Welche phytotherapeutischen Möglichkeiten bieten sich bei Diabetes mellitus?

Frage 170
Welche naturheilkundlichen Therapiemöglichkeiten bieten sich bei Diabetes mellitus?

Frage 171
Was ist einem Heilpraktiker bei der Ausübung seines Berufes durch Gesetz verboten?

Frage 172
Händedesinfektion: Wie wird das Desinfektionsmittel aufbewahrt?

Frage 173
Was können die Ursachen sein für
a) einer Bradykardie und
b) einer Tachykardie?

Frage 174
Nennen Sie akute Erkrankungen, die mit Atemnot einhergehen.

Frage 175
Wie erkennen Sie Erkrankungen der Atemwege?

Frage 176
Schildern Sie den Untersuchungsgang bei einem neu in Ihre Praxis gekommenen Patienten.

Frage 177 ♡
Wie palpieren Sie das Herz, welche Erkrankungen können Sie dadurch evtl. erkennen?

Frage 178
Sie tasten einen Tumor im rechten Mittelbauch:
a) Was könnte dies sein? b) Was tun Sie?

Frage 179
Was kann im Urin untersucht werden?

Frage 180
Nennen Sie die Grundsätze der Homöopathie.

Frage 181
Ein Patient hat am ganzen Körper Ödeme. Welche Ursachen für dieses Symptom kennen Sie?

Frage 182
Was ist eine Impfung?

Frage 183 ♡
a) Nennen Sie entzündliche Herzerkrankungen.
b) Nennen Sie die möglichen Folgen und Komplikationen dieser Erkrankungen.

Frage 184
Im Urin wird zu viel Eiweiß ausgeschieden.
Wo liegt der Defekt, der diese Eiweißausscheidung verursacht?

HP-ÜBERPRÜFUNG 8

Frage 185 ⑰
Untersuchung des Thorax: In welcher Reihenfolge gehen Sie vor?

Frage 186 ⑰
Wie tief dringt der Perkussionsschall bei der Perkussion des Thorax?

Frage 187
a) Welche Schallqualitäten kennen Sie bei der Perkussion?
b) Welche Krankheitsbilder der Lunge gehen mit welchen Schallveränderungen einher?

Frage 188
Auskultation Lunge:
a) Welche physiologischen, welche pathologischen Geräusche?
b) Welche Auskultationsbefunde bei welchen Krankheiten?

Frage 189 ⑰
Was können Sie bei der Inspektion des Thorax sehen?

Frage 190
Was kann man am Körper palpieren (allgemein)?

Frage 191 ⑰
Wie unterscheiden Sie bei der Auskultation des Herzens die Systole von der Diastole?

Frage 192 ⑰
Welche Herzaktion entspricht der Systole, welche Herzaktion entspricht der Diastole?

Frage 193 ⑰
a) Welche Arten von Extrasystolen gibt es?
b) Wie unterscheidet man sie?
c) Von wo gehen sie aus?

Frage 194 ⑰
a) Welche Komplikationen gehen von Extrasystolen aus?
b) Können Extrasystolen lebensgefährlich sein?

Frage 195 ⑰
Was ist ein Pulsdefizit?

Frage 196 ♥
a) Welcher Teil des Herzens ist erkrankt, wenn bei der Perkussion des Herzens der rechte Herzrand über den rechten Sternumrand hinausragt?
b) Welches Krankheitsbild macht diese Symptomatik?

Frage 197
Nennen Sie Hinweiszeichen, die für ein Gallensteinleiden sprechen könnten.

Frage 198
a) Welche Ikterusform wird durch Gallensteine hervorgerufen?
b) Welche anderen Ikterusformen kennen Sie?
c) Welche Krankheiten kennen Sie, die mit einem Ikterus einhergehen?

Frage 199
a) Was wissen Sie über das Krankheitsbild der Leptospirosen?
b) Welche Arten kennen Sie?

Frage 200
Nennen Sie die wichtigsten Blutnormwerte (Labor).

Frage 201
Nennen Sie erste klinische Anzeichen für eine Erkrankung an AIDS (noch vor Auftreten einer Immunschwäche).

Frage 202
Wie perkutieren Sie (mit praktischer Demonstration am Tisch)?

Frage 203
Nennen Sie Magensaft anregende Heilmittel (mindestens 4).

Frage 204
Woher wissen Sie, ob ein Medikament verschreibungspflichtig ist?

Frage 205
Was kann im Urin alles untersucht werden?

Frage 206
Sie finden Nitrit im Urin. Was folgern Sie daraus?

Frage 207
a) Wie und wo entstehen Zylinder?

Frage 208
Was ist Desinfektion?

Frage 209
Desinfektion. Wie? Wann?

Frage 210
Wann tritt
a) Monozytopenie b) Monozytose auf?

Frage 211
Ein Mann mit Begleitung bricht vor Ihrer Praxis zusammen. Was tun Sie?

Frage 212
Ein Mann bricht vor Ihrer Praxis zusammen. Sie erfahren, er sei Diabetiker.
Wie gehen Sie weiter vor?

Frage 213
 a) Differenzialdiagnose hypoglykämischer - hyperglykämischer Schock.

Frage 214
In welchen zwei Formen wird Sauerstoff im Blut transportiert?

Frage 215
Herr... Frau... , was glauben Sie? Haben Sie die Prüfung bestanden?

HP-ÜBERPRÜFUNG 9

Frage 216 ♡
Beschreiben Sie den anatomischen Aufbau des Herzens.

Frage 217 ♡
Beschreiben Sie den histologischen Aufbau des Herzens.

Frage 218 ♡
Nennen Sie die typischen Auskultationspunkte am Herzen.

Frage 219 ♡
Beschreiben Sie die Anatomie des Reizleitungssystems des Herzens.

Frage 220 ♡
In welcher Weise beeinflussen Parasympathikus und Sympathikus den Herzschlag?

G **Frage 221**
Was ist im Heilpraktikergesetz geregelt?

A **Frage 222**
Welche Lungenerkrankungen kennen Sie?

Frage 223 ♡
Schildern Sie die klinischen Symptome bei einer isolierten Linksherz- und einer isolierten Rechtsherzinsuffizienz.

Frage 224 ♡
Beschreiben Sie Ursache und Symptomatik der Angina pectoris.

V **Frage 225**
a) Wo liegt die Milz?
b) Wie groß kann die Milz werden?
c) Wo können Sie die Milz - bei extremer Milzvergrößerung - tasten?

J **Frage 226**
Was wissen Sie über das Krankheitsbild „Scharlach"?
(Ursache, Klinik, Folgeerkrankungen, Komplikationen, Inkubationszeit).

V **Frage 227**
a) Was ist eine Peritonitis?
b) Wie stellen Sie eine Peritonitis fest?
c) Wann tritt sie auf?

Frage 228
Was ist ein Myxödem?

V **Frage 229**
Was versteht man unter einem „mechanischen Ileus"?
Welche Geräusche erwarten Sie bei der Auskultation des Abdomens bei diesem Krankheitsbild?

V **Frage 230**
Welche Darmabschnitte klemmen sich bei Hernien ein?

A **Frage 231**
Welchen Perkussionsschall erwarten Sie beim Lungenemphysem?

J **Frage 232**
Welchen Perkussionsschall erwarten Sie bei einer Tbc?

HP-ÜBERPRÜFUNG 10

V **Frage 233**
Wann tritt Sodbrennen auf?

V **Frage 234**
Wann wird Luft aufgestoßen?

V **Frage 235**
Welche Krankheiten kennen Sie, die Magenschmerzen hervorrufen?

V **Frage 236**
Nennen Sie die typischen Symptome einer akuten Pankreatitis.

V **Frage 237**
a) Was versteht man unter einem paralytischen Ileus?
b) Wodurch kann ein paralytischer Ileus entstehen?

V **Frage 238**
Welchen Auskultationsbefund erheben Sie bei einem
a) paralytischen
b) mechanischen Ileus ?

V **Frage 239**
a) Welche Symptomatik findet sich bei einer Appendizitis?
b) Welche typischen Zeichen kennen Sie?

Frage 240 ♡
Beschreiben Sie die anatomische Lage des Herzens.

Frage 241 ♡
Zeichnen Sie skizzenhaft die Anatomie des Herzens.

Frage 242 ♡
Wo liegt die Herzspitze?

Frage 243 ♡
Wie stellt man den Herzspitzenstoß fest?

Frage 244 ♡
Bei welchen Patienten sieht man den Herzspitzenstoß?
Sieht man ihn häufig?

Frage 245 🖉
Was ist eine Hypertrophie?

Frage 246 🖉
Was ist eine Dilatation?

Frage 247
Nennen Sie in etwa die anatomischen Lungengrenzen („oben und unten").

Frage 248
Wie groß ist die Lunge?

Frage 249
Sind die Lungenflügel gleich groß?

Frage 250
Bei welcher Krankheit sind die Lungenflügel „verlängert"?

G **Frage 251**

Was ist Heilkunde?

Frage 252

Definieren Sie den Begriff Schizophrenie und nennen Sie einige typische Symptome.

Frage 253

Wie häufig findet sich das Krankheitsbild der Schizophrenie in der Bevölkerung?

Frage 254

In welchem Lebensalter manifestiert sich das Krankheitsbild der Schizophrenie normalerweise?

Frage 255

Wie werden Schizophrenien therapiert?

Frage 256

Welche Prognose hat die Schizophrenie?

Frage 257 ♡

Auf welche prinzipiellen Phänomene (keine krankheitsspezifischen Einzelheiten) achten Sie bei der Herzauskultation?

Frage 258 ♡

Wie viele Herztöne können Sie auskultieren und durch welche physiologischen Phänomene werden diese Herztöne verursacht?

Frage 259 ♡

Wie können Sie bei der körperlichen Untersuchung den ersten vom zweiten Herzton trennen?

Frage 260 ♡

Welche Bedeutung haben Herzgeräusche und wie kommen sie zustande?

Frage 261 ♡

Welche Formen von Rhythmusstörungen am Herzen kennen Sie?

Frage 262 ♡

Welche Ursachen können Herzrhythmusstörungen haben?

Frage 263
Sie wollen eine intramuskuläre Injektion in den Oberarm durchführen.
In welchen Muskel injizieren Sie?

Frage 264
In aller Kürze:
Welche Krankheiten werden durch Zecken übertragen?

Frage 265
Kann man gegen Borreliose und Frühsommer-Meningoenzephalitis impfen?

V **Frage 266**
Was wissen Sie über die akute Pankreatitis
(Ursachen, Klinik, Diagnose, Therapie, Prognose)?

AV **Frage 267**
Mit welchen Tests kann man bei Patienten mit Venenerkrankungen den
Zustand der Venen überprüfen?

AV **Frage 268**
Was ist der Unterschied zwischen Varikose, Phlebothrombose und Thrombophlebitis?

AV **Frage 269**
Nennen Sie eine gefürchtete Komplikation der tiefen Beinvenenthrombose.

Av **Frage 270**
Was verstehen Sie unter dem Begriff CVI?

J **Frage 271**
Nennen Sie gefürchtete Komplikationen bei Masern

J **Frage 272**
Welche Impfungen werden von der Ständigen Impfkommission des Robert-Koch Instituts in
Berlin (STIKO) zurzeit empfohlen?

Frage 273
Frage des Heilpraktikers: Nennen Sie Indikationen und Kontraindikationen für das Schröpfen.

Frage 274
Über welche Organe wird ausgeleitet?

Frage 275
Was steht im Heilpraktikergesetz?

Frage 276
Nennen Sie Einschränkungen und Gesetze, die den Heilpraktiker in seiner Tätigkeit einschränken.

Frage 277
Was ist und wozu dient das Infektionsschutzgesetz?

Frage 278
Ein Patient kommt zum ersten Mal zu Ihnen in die Praxis.
Wie gehen Sie prinzipiell bei einer Untersuchung vor?

Frage 279
Welche differenzialdiagnostischen Überlegungen stellen Sie an, wenn ein Patient über Gewichtsverlust klagt?

Frage 280
Diagnoserätsel:
Ein Ihnen bekannter Koch, der gerne viel isst und trinkt, kommt nach einer durchzechten Nacht mit heftigen Oberbauchschmerzen in Ihre Praxis. Die Oberbauchschmerzen strahlen beidseits in Richtung Rücken aus. Trotz hypotoner Blutdruckwerte ist das Gesicht des Patienten gerötet, der Bauch prallelastisch gespannt. Es besteht kein lokalisierter Druckschmerz. Auskultatorisch sind keine Darmgeräusche zu hören, über der Lunge finden sich perkutorisch und auskultatorisch Hinweise auf einen linksseitigen Pleuraerguss.
Welche Verdachtsdiagnose stellen Sie?

Frage 281
Wie therapieren Sie diesen Patienten?

Frage 282
Nennen Sie Ihre differenzialdiagnostischen Überlegungen zur akuten Pankreatitis.

ᐯ **Frage 283**
Welche Laborwerte sichern die Diagnose akute Pankreatitis?

Frage 284
Was wissen Sie über das Krankheitsbild der Bulimie?

HP-ÜBERPRÜFUNG 14

G **Frage 285**

Was ist Heilkunde?

∨ **Frage 286**

Nennen Sie die Ursachen einer chronischen Pankreatitis.

∨ **Frage 287**

Nennen Sie typische Symptome einer chronischen Pankreatitis.

∨ **Frage 288**

Was wissen Sie über die Physiologie der Bauchspeicheldrüse?

♡ **Frage 289**

Nennen Sie einen Herzklappenfehler, der zu einer Rechtsherzinsuffizienz führen kann.

♡ **Frage 290**

Nennen Sie je eine Ursache für eine akute Rechtsherzinsuffizienz und eine Ursache für eine akute Linksherzinsuffizienz.

H **Frage 291**

Was versteht man unter dem Begriff Nykturie?

U **Frage 292**

Demonstrieren Sie (an einer Puppe) die Lungenperkussion und die Atemverschieblichkeit der Lunge.

A **Frage 293**

Wie nennt man die Klopfschallqualität über normalem Lungengewebe?

A **Frage 294**

Bei welchen Lungenkrankheiten ist der Klopfschall hypersonor?

A **Frage 295**

Bei welchen Lungenkrankheiten ist der Klopfschall gedämpft?

H **Frage 296**

Was kann man mit Urinteststreifen alles nachweisen?

H **Frage 297**
Sie finden bei der Uninteststreifen-Untersuchung Eiweiß im Urin.
Was sagt Ihnen dieser Befund?

H **Frage 298**
Ist eine Proteinurie immer als pathologisch zu werten?

H **Frage 299**
Wann finden sich Ketonkörper im Urin?

O **Frage 300**
Welche bösartige Neubildung ist zurzeit bei Männern bzw. bei Frauen am
häufigsten zu diagnostizieren?

O **Frage 301**
Können Sie mir den Begriff TNM-System aus dem onkologischen Fachgebiet näher erklären?

V **Frage 302**
Was können Sie über die Auskultation des Abdomens erzählen?

⌐ **Frage 303**
Was wissen Sie über die Virushepatitiden?

Frage 304
Diagnose-Rätsel:
Ein Ihnen unbekannter Mann sitzt bei Ihnen im Wartezimmer. Sie werden zu ihm gerufen.
Er schwitzt stark, ist unruhig, ängstlich, desorientiert, somnolent und krampft plötzlich.
Welche Diagnose vermuten Sie?

Frage 305
Welche Ursachen für eine Unterzuckerung kennen Sie?

Frage 306
Wie unterscheiden Sie klinisch eine Hypoglykämie von einer Hyperglykämie?

Frage 307
Welcher der beiden Zustände (Hypoglykämie/Hyperglykämie) ist gefährlicher?

Frage 308
Wie wird eine Hypoglykämie therapiert?

♡ **Frage 309**
Wie würden Sie ganz allgemein einen Schock definieren und welche allgemeinen typischen
Symptome erwarten Sie?

Frage 310
Was sagt Ihnen der Begriff „Schockindex"?

Frage 311
Was ist ein anaphylaktischer Schock und wie zeigt er sich klinisch?

Frage 312
Wie lagern Sie einen Patienten im Volumenmangelschock?

HP-ÜBERPRÜFUNG 16

Frage 313
Durch welche Gesetze wird die Tätigkeit des Heilpraktikers eingeschränkt?

Frage 314
Palpation des Abdomens:
Wie gehen Sie vor? Was kann man alles palpieren?

Frage 315
Auskultation des Abdomens.
Wie gehen Sie vor? Was kann auskultiert werden?

Frage 316
Definieren Sie das Krankheitsbild der Colitis ulcerosa.

Frage 317
Nennen Sie das Leitsymptom, die sonstige Klinik und die Komplikationen
der Colitis ulcerosa.

Frage 318
Nennen Sie einige Differenzialdiagnosen zur Colitis ulcerosa.

Frage 319
Was wissen Sie über das Differenzialblutbild?

Frage 320
Wann kommt es zu einer Leukozytose?

Frage 321
Wann kommt es zu einer Leukopenie?

Frage 322
Was sagt Ihnen eine Eosinophilie bzw. eine Eosinopenie im Differenzialblutbild?

Frage 323
Wie injizieren Sie in Ihrer Praxis intramuskulär?

G **Frage 324**
Was darf der Heilpraktiker, was darf der Heilpraktiker nicht?

V **Frage 325**
Wie führen Sie die rektale Untersuchung durch?

Frage 326
Diagnoserätsel:
Ein ca. 60-jähriger Patient klagt über Schmerzen im rechten Bein, die beim Gehen nach ca. 100 m Gehstrecke auftreten würden. Er müsse dann einige Zeit stehen bleiben. Die Schmerzen würden dann in Ruhe wieder aufhören, aber nach 100 m Gehstrecke erneut auftreten. Der Patient raucht seit 40 Jahren täglich 20 Zigaretten.
An welches Krankheitsbild denken Sie?

Frage 327
Durch welche Untersuchungen können Sie als Heilpraktiker die vermutete Krankheit sichern?

AV **Frage 328**
Wie wird der Ratschow-Lagerungstest durchgeführt?

Frage 329
Welche differenzialdiagnostischen Überlegungen stellen Sie bei einem Patienten mit Erbrechen an?

Frage 330
Wie führen Sie eine subkutane Injektion durch?

J **Frage 331**
Wie heißt der Erreger der Toxoplasmose? Was wissen Sie über dieses Krankheitsbild?

J **Frage 332**
Ist die Toxoplasmose im Infektionsschutzgesetz erwähnt?

Frage 333
Die Bildvorlage zeigt ein extrem durch Gesichtsödeme aufgedunsenes Gesicht mit ausgeprägten Lidödemen und riesiger, dick angeschwollener Zunge.
Frage: Welche Diagnose würden Sie stellen und was wissen Sie über dieses Krankheitsbild?

N **Frage 334**
Was ist ein Reflex? Welche Reflexe kennen Sie?
Demonstrieren Sie mit dem Reflexhammer die Auslösung der Muskeleigenreflexe.

S **Frage 335**
Sie finden auf einem Waldweg eine hochschwangere Frau, bei der die Wehen begonnen haben.
Dürfen Sie Geburtshilfe leisten?

S **Frage 336**
Wann ist eine Geburt beendet?

Frage 337
Welche Folgen kann der chronische Gebrauch von Abführmitteln haben?

Frage 338
Welche Stuhlgangfrequenz gilt beim Gesunden als normal?

Frage 339
Diagnoserätsel:
Ihnen wird ein 5-jähriges Kind vorgestellt. Es klagt über Kopfschmerz, Fieber, Licht- und Lärmscheu. Die Mutter berichtet, das Kind hätte mehrmals erbrochen. Bei der körperlichen Untersuchung finden sie eine Nackensteifigkeit.
Welche Diagnose vermuten Sie?

N **Frage 340**
Sie haben die Zeichen zur Überprüfung einer Nackensteifigkeit (Brudzinski, Kernig und Lasègue) genannt. Wie werden diese Tests durchgeführt?

N **Frage 341**
Was ist ein Opisthotonus?

Frage 342

Bei einem 62-jährigen übergewichtigen Mann, Durchblutungsstörung der Beine und diabeti-
schem Fußsyndrom mit einem kleinen Geschwür über dem linken Innenknöchel und ausgeprägter Fußmykose tritt Fieber und Frösteln auf.

Am linken Unterschenkel zeigt sich eine scharf begrenzte schmerzhafte Rötung und Schwellung. Die Haut ist glatt, gespannt und fühlt sich heiß an.

Welche Verdachtsdiagnose stellen Sie?

Frage 343

Dürfen Sie als Heilpraktiker ein Erysipel behandeln?

Frage 344

Nennen Sie andere Erkrankungen, die durch Streptokokken verursacht werden.

Frage 345

Gibt es eine Impfung gegen Scharlach?

Frage 346

Was steht im § 6 des Infektionsschutzgesetzes?

Frage 347

Ein Patient kommt mit Atemnot zu Ihnen in die Praxis.
Welche differenzialdiagnostischen Überlegungen stellen Sie an?

Frage 348

Welche Ursache hat das Krankheitsbild der Zystischen Fibrose (CF, Mukoviszidose)?

Frage 349

Was sind Petechien und welche Ursachen haben sie?

Frage 350

Bildvorlage:
Zu sehen ist ein männlicher Oberkörper mit typisch weiblicher Brustentwicklung.
Was sehen Sie? Wie heißt dieses klinische Zeichen? Wie kommt es zustande?

Frage 351

Bei der körperlichen Untersuchung eines Patienten fällt Ihnen bei der Inspektion eine
geschlängelte Venenhautzeichnung über dem Abdomen auf.
Wie heißt diese typische Venenzeichnung und auf welche Organerkrankung deutet sie hin?

Frage 352

Was sind die häufigsten Todesursachen bei Leberzirrhose?

Frage 353

Bildvorlage und Fallbeschreibung:
Zu sehen ist eine ältere, blasse und leicht ikterische Frau mit einer atrophischen, entzündlich
geröteten Zunge.
Anamnese: Sie sei müde und schlapp, hätte Zungenbrennen, Herzklopfen und Atemnot.
Klinik: Tachykardie, Tachypnoe, Störungen des Vibrationsempfindens (Stimmgabelversuch).

Frage 354

Was wissen Sie über das Krankheitsbild der Vitamin-B12-Mangelanämie?

Frage 355

Nennen Sie typische Symptome eines Diabetes mellitus.

Frage 356
Was versteht man unter Rubeosis diabetica?

Frage 357
Welche Aussagekraft hat der Nüchternblutzucker bei der Diagnose eines Diabetes mellitus?

Frage 358
Was sagt Ihnen der HbA_{1c}-Wert?

Frage 359
Was wissen Sie über das Diabetische Fußsyndrom?

Frage 360
Schildern Sie die Technik der intramuskulären Injektion.

Frage 361 ♡

Schildern Sie den Weg des Blutes durch das Herz.

Frage 362 ♡

Sie wollen bei Ihrem Patienten die Pulsfrequenz tasten.
Wo würden Sie den Puls tasten und für wie lange?

Frage 363

Diagnoserätsel:

Ein 9-jähriger Junge klagt nach einem Fußballspiel plötzlich über starke Schmerzen im linken Hodensack, die in den Leistenbereich ausstrahlen. Übelkeit und Erbrechen kommen dazu.
Der Schmerz wird beim Anheben des betroffenen Hodens stärker. Der linke Hoden steht etwas höher als der rechte.
Welche Verdachtsdiagnose stellen Sie?

Frage 364

Frage nach Labor-Normalwerten: BSG, Hämatokrit, Hämoglobin, rote und weiße Blutkörperchen, Thrombozyten, GOT, LDH, GPT, Gamma-GT, HBA1c ...

Frage 365

Was wissen Sie über das Krankheitsbild der Anorexia nervosa?

Frage 366

Diagnoserätsel:

Ein junger Mann klagt über Leistungsknick, Gewichtabnahme von 8 kg in den letzten 6 Monaten, erhöhte Körpertemperatur (um 37,9°C rektal), Husten und Nachtschweiß.
An welches Krankheitsbild denken Sie?

Frage 367

Was wissen Sie über Meldepflicht und Behandlungsverbot bei Tuberkulose?

Frage 368

Was wissen Sie über den Erreger und die Inkubationszeit der Tuberkulose?

Frage 369

Welche Personenkreise sind besonders gefährdet, an einer Tuberkulose zu erkranken?

Frage 370 ♡

Bluthochdruck, die arterielle Hypertonie, ist eine Volkskrankheit. Was wissen Sie über die Blutdruckmessung nach Riva-Rocci und wie führen Sie eine Blutdruckmessung am Patienten durch?

Frage 371

Diagnoserätsel:

Ein 3 Wochen alter Säugling wird von seiner Mutter zu Ihnen in die Praxis gebracht. Das Kind würde sofort nach dem Stillen die zugeführte Milch wieder schwallartig erbrechen, hätte dann aber wieder guten Appetit und Heißhunger. Direkt nach einer Mahlzeit könne sie Bauchdeckenbewegungen auf der Bauchoberfläche im rechten Oberbauch beobachten („Walze im rechten Oberbauch").

An welches Krankheitsbild denken Sie?

Frage 372

Bildvorlage und Fallbeschreibung:

Das vorgelegte Bild zeigt einen männlichen Oberkörper in den besten Jahren (der dazu gehörende Mann kann auf ca. 40 Jahre geschätzt werden) mit einem segmental einseitig verlaufenden Bläschenausschlag am Oberbauch in Gürtelhöhe.

Um welches Krankheitsbild handelt es sich?

Frage 373

Zusatzfrage zum Krankheitsbild der obigen Bildvorlage.

„Dieser Mann hatte keine Immunschwäche, er hat sich pudelwohl gefühlt und kam gerade aus dem Badeurlaub in Thailand zurück. Was könnte denn nun bei ihm dieses Krankheitsbild ausgelöst haben?"

Frage 374

Diagnoserätsel:

Eine junge Frau klagt sie hätte schon seit einigen Tagen Lichtblitze und Schleiersehen („wie ein Schwarm schwarzer Mücken, schwarze Schiffe ziehen vorbei") vor den Augen. Nun würde sie in der „unteren Bildhälfte" anstelle eines Bildes nur noch eine immer höher werdende dunkle Mauer erblicken.

Um welches Krankheitsbild handelt es sich?

Frage 375

Wie würden Sie als Heilpraktiker diese junge Frau behandeln?

Frage 376 🖤
Wie lagern Sie einen Patienten mit Lungenödem bei Linksherzinsuffizienz?

Frage 377 ♡
Ein 64-jähriger Patient klagt über retrosternale Schmerzen, die in den linken Arm ausstrahlen und seit über einer Stunde auch in Ruhe anhalten. Er ist kaltschweißig und hat Todesangst.
Welche Maßnahme ergreifen Sie als <u>erste</u>?

Frage 378
Erklären Sie die Wirkung der Antibabypille.

Frage 379
Sagen Ihnen die ABC-Regeln etwas?

Frage 380
Warum muss man vor der Beatmung den Kopf überstrecken?

Frage 381
Was ist eine IgE-Überempfindlichkeitsreaktion vom Soforttyp?
Nennen Sie Krankheiten, die auf dieser Überempfindlichkeit vom Soforttyp beruhen.

Frage 382 ♡
Was ist ein anaphylaktischer Schock?

Frage 383 ♡
Nennen Sie auslösende Faktoren für einen anaphylaktischen Schock.

Frage 384 ♡
Zusatzfrage des Heilpraktikers zum Thema:
Bei welcher Therapie, die ein Heilpraktiker auch ausführen darf, kann es zu einem anaphylaktischen Schock kommen?
Welches Medikament ist ursächlich?

Frage 385
Schildern Sie den histologischen Aufbau der Bauchspeicheldrüse.

Frage 386
Welche Diabetes-Typen kennen Sie?

Frage 387
Welche Komplikationen erwarten Sie bei einem langjährig nicht optimal
eingestellten Diabetes mellitus?

Frage 388
Wie kann man einen Diabetes mellitus diagnostizieren?

Frage 389
Welchen Wert des Blutzuckers würden Sie bei der Bestimmung eines
Gelegenheitblutzuckers (kein Nüchternblutzucker) erwarten?

Frage 390
Welche Arten von Asthma kennen Sie?

Frage 391
Wie äußert sich ein Asthma bronchiale im akuten Anfall klinisch?

Frage 392
Stellen Sie sich einen Patienten mit freiem Oberkörper vor, der gerade einen Asthma-Anfall
hat. Was fällt auf?

Frage 393
Wie behandelt man Asthma bronchiale in der Schulmedizin?

A **Frage 394**
Wie entsteht eine Lungenembolie und welche Risikofaktoren für ihre Entstehung kennen Sie?

A V **Frage 395**
Nennen Sie die Symptome einer tiefen Beinvenenthrombose.

A **Frage 396**
Nennen Sie die Symptome einer Lungenembolie.

A **Frage 397**
Was tun Sie als Heilpraktiker therapeutisch bei einem Patienten mit einer Lungenembolie?

J **Frage 398**
Beschreiben Sie mir die Hepatitis A im Vergleich zur Hepatitis C.

J **Frage 399**
Wie diagnostizieren Sie als Heilpraktiker eine akute Virushepatitis?

J **Frage 400**
Welche Arten von Schutzimpfungen gibt es?

J **Frage 401**
Wann werden Kombinationsimpfungen durchgeführt?

Frage 402
Diagnoserätsel:
Ein 21-jähriger Patient klagt während eines Marathon-Laufes plötzlich über Atemnot und Schmerzen in der rechten Brust.
Bei der Untersuchung finden Sie einen hypersonoren Klopfschall und ein abgeschwächtes Atemgeräusch über der rechten Lunge, RR 110/80, Puls 95.
Welche Diagnose vermuten Sie?

A **Frage 403**
Was wissen Sie über das Krankheitsbild „Pneumothorax"?

Frage 404

Diagnoserätsel:

In Ihrer Praxis stellt sich eine 28-jährige Frau vor. Sie klagt über Blasenentleerungsstörungen, Doppelbildersehen und zunehmende Gangunsicherheit. Bei der körperlichen Untersuchung fällt ein Intensionstremor auf.

Welches Krankheitsbild vermuten Sie?

Frage 405

Was wissen Sie über dieses Krankheitsbild?

Frage 406

Was ist Fieber und welche Fiebertypen kennen Sie?

Frage 407

Sagt Ihnen der Laborwert „PSA" etwas?

Frage 408

Bitte beschreiben Sie orientierend (Stichworte) die anatomische Gliederung des Verdauungstraktes und schildern Sie die Hauptfunktion der einzelnen Abschnitte.

Frage 409

Machen Sie Angaben zu Größe, Lage und Funktion der Milz.

Frage 410

Erklären Sie den inneren Aufbau der Milz.

Frage 411

Ist die Milz zu palpieren?

Frage 412

Bei welchen Krankheitsbildern ist die Milz vergrößert?

Frage 413

Beschreiben Sie die Anatomie der ableitenden Gallenwege.

Frage 414

Wo wird die Galle produziert? Wie viel Gallenflüssigkeit wird pro Tag produziert?

Frage 415

Was wissen sie über die Gallenflüssigkeit. Wozu dient sie? Nennen Sie einige Inhaltsstoffe.

Frage 416

Wodurch kann es zu einer Cholestase (Gallestau) kommen?

Frage 417

Nennen Sie die Symptome der Cholestase.

Frage 418

Was ist ein Lungenemphysem.

Frage 419

Kennen Sie die Begriffe blue bloater und pink puffer?

Frage 420
Bildvorlage eines Unterschenkelgeschwüres (Ulcus cruris).
Frage: Schildern Sie den Unterschied zwischen Ulcus cruris venosum und Ulcus cruris arteriosum.

Frage 421
Nennen Sie einige Ursachen für die Entstehung eines arteriellen Unterschenkelgeschwüres (Ulcus cruris arteriosum).

Frage 422
Nennen Sie die Ursachen für die Entstehung eines venösen Unterschenkelgeschwüres (Ulcus cruris venosum).

Frage 423
Beschreiben Sie die Klinik der chronisch-venösen Insuffizienz (CVI).

Frage 424
Bildvorlage eines Herpes zoster ophthalmicus.
Nennen Sie die Ursache, die Symptome und die Therapie dieses Krankheitsbildes.
Was kann der Heilpraktiker tun, wenn er einen Herpes zoster diagnostiziert?

N **Frage 425**
Nennen Sie Ursachen, die zu epileptischen Anfällen führen können.

H **Frage 426**
Nennen Sie einige Symptome eines Schlaganfalls (Apoplexie).

H **Frage 427**
Sie diagnostizieren bei einem Ihrer Patienten in der Praxis klinische Symptome eines Schlaganfalls. Was tun Sie?

P **Frage 428**
Welche Personenkreise gelten als besonders selbstmordgefährdet?

P **Frage 429**
Suizid: Was versteht man unter harten, was unter weichen Methoden?

P **Frage 430**
Sagt Ihnen der Begriff „Präsuizidales Syndrom" etwas?

P **Frage 431**
Ein Patient kündigt Ihnen in der Praxis seinen Selbstmord an.
Was reagieren Sie auf diese Mitteilung?

A **Frage 432**
Erklären Sie die Begriffe Pneumothorax, Spontanpneumothorax und Spannungspneumothorax.

A **Frage 433**
Kennen Sie die Notfalltherapie bei einem Spannungspneumothorax?

Frage 434 *♡*
Nennen Sie das Leitsymptom einer Linksherzinsuffizienz.

Frage 435 *♡*
Nennen sie das Endstadium der Linksherzinsuffizienz.

A **Frage 436**
Wie erkennen Sie bei einem Patienten eine Lungenstauung, die Vorstufe des Lungenödems?

Frage 437
Nennen Sie die Leberhautzeichen.

Frage 438
Nennen Sie Ursachen, die zu einer Leberzirrhose führen können.

Frage 439
Woran sterben Patienten mit Leberzirrhose?

Frage 440
Wie lagern Sie das Bein eines Patienten mit einem akuten arteriellen Verschluss?

Frage 441
Wie lagern Sie das Bein bei einem akuten venösen Verschluss?

Frage 442
Warum lagert man einen bewusstlosen Patienten in eine Seitenlage?

Frage 443

Was wissen Sie über die Sterilisation und Desinfektion von Instrumenten?

Frage 444

Sagt Ihnen der Begriff MRSA etwas?

Frage 445

Im Moment (2007/2008) gibt es eine Häufung epidemisch auftretender Durchfallerkrankungen. Diese Durchfallerkrankungen werden durch ein Virus verursacht. Wie heißt dieses Virus? Was wissen Sie über dieses Virus (Stichworte)?

Frage 446

Welche gesetzlich festgelegten Verbote hat ein Heilpraktiker zu beachten?

Frage 447

Erzählen Sie etwas über den akuten Glaukomanfall.

Frage 448

Nennen Sie mir die Stadieneinteilung der HIV-Infektion.

Frage 449

Nennen Sie die Ursachen einer Schilddrüsenüberfunktion.

Frage 450

Welche Organsysteme sind von einer Schilddrüsenüberfunktion betroffen und welche Symptome erwarten Sie?

Frage 451

Kennen Sie den Unterschied zwischen kalten und warmen Knoten der Schilddrüse?

Frage 452

Fallbeschreibung:

Ein Patient hat längere Zeit Glukokortikoide (Kortisol) eingenommen. Sie erfahren beim Gespräch mit dem Patienten, dass er die Glukokortikoide ohne Rücksprache mit seinem Arzt abgesetzt hat.

Welche Auswirkung kann das plötzliche Absetzen einer Glukokortikoidmedikation haben?

Frage 453
Fallbeschreibung:
Ein 38-jähriger Mann, ein langjähriger Patient von Ihnen, befindet sich während einer Akupunktursitzung in Ihrer Praxis. Während der Behandlung äußert er plötzlich und ohne erkennbaren Grund stärkste vernichtende Hinterhauptkopfschmerzen. Ihm sei übel, er müsse sich übergeben.
Welche Verdachtsdiagnose haben Sie? Wie gehen Sie vor?

Frage 454
Was wissen Sie über das Krankheitsbild der Subarachnoidalblutung?

Frage 455
Fallbeschreibung:
Eine Mutter kommt mit ihrem 11-jährigen Sohn zu Ihnen in die Praxis. Dieser hätte bis vor ca. 1 Woche einen fieberhaften Infekt gehabt. Es sei ihm dann wieder besser gegangen, nun habe er aber einen seltsamen Hautausschlag und Nasenbluten.
Bei der körperlichen Untersuchung finden Sie punktförmige Einblutungen an den Unterarmen.
An welche Erkrankung denken Sie?

Frage 456
Was wissen Sie über das Krankheitsbild des Morbus Werlhof?

Frage 457
Mit welchen Untersuchungen können Sie Ihre Verdachtsdiagnose Morbus Werlhof vor Ort stützen?

Frage 458
Fallbeschreibung:
Eine Frau kommt zum ersten Mal in Ihre Praxis. Bei der Anamnese erklärt sie mit leiser, eintöniger und langsamer Stimme, dass sie schon bei vielen Ärzten und Heilpraktikern gewesen sei, aber niemand könne ihr mehr helfen. Sie habe alle möglichen organischen Beschwerden: Ohrgeräusche (Tinnitus), gerötete Magenschleimhaut, Haarausfall, Schwindel, Müdigkeit, alles würde ihr wehtun ... Nur schlafen würde sie ausgezeichnet. Das wäre das Einzige, was noch funktionieren würde.
Welche Diagnose vermuten Sie?
Welche Zusatzfragen stellen Sie, um Ihre Verdachtsdiagnose zu erhärten?

𝒫 **Frage 459**
Wie gehen Sie vor, wenn Ihre Patientin deutliche Suizidabsichten erkennen lässt?

𝒩 **Frage 460**
Welche Eigenreflexe überprüfen Sie bei Ihnen in der Praxis?

Frage 461
Nennen Sie mir Ursachen für eine chronische arterielle Verschlusskrankheit.

Frage 462
Gibt es auch andere Verschlusskrankheiten?
Ursachen?

Frage 463
Sie tasten bei einem Patienten eine vergrößerte Milz.
Nennen Sie Ihre differenzialdiagnostischen Überlegungen bei Milzvergrößerung (Splenomegalie).

Frage 464
Ein Patient klagt über Übelkeit und Erbrechen.
Welche Differenzialdiagnosen fallen Ihnen zu diesen Symptomen ein?

Frage 465
Ein Patient klagt über eine starke Gewichtsabnahme.
Welche differenzialdiagnostischen Überlegungen stellen Sie an?

Frage 466

Im Mai 2007 wurde eine gefährliche Erkrankung neu unter die Meldepflicht nach §6 des Infektionsschutzgesetzes (IfSG) gestellt. Um welche Krankheit handelt es sich?

Frage 467

Durch welchen Erreger wird die „Vogelgrippe" ausgelöst?

Frage 468

Geht von der Vogelgrippe auch eine Gefahr für Menschen aus?

Frage 469

Welche Art von Blut transportieren die Lungenvenen?

Frage 470

Ein 50-jähriger männlicher Patient kommt und klagt über helle Blutauflagerungen auf dem Stuhl.

Nennen Sie einige Ursachen, die diese Symptomatik erklären würden.

Frage 471

Was ist Teerstuhl, was Kaffeesatzerbrechen?

Frage 472

Nennen Sie Krankheiten, die sich mit Teerstuhl bzw. Kaffeesatzerbrechen bemerkbar machen würden.

Frage 473

Einen Ihnen bekannter alkoholkranker Mann erbricht nach einem Alkoholgelage und beginnt kurz darauf massiv Blut zu erbrechen.

Kennen Sie ein Krankheitsbild, für welches diese Anamnese typisch wäre?

Frage 474

Welche Stuhluntersuchungen können Sie in Ihrer Praxis selbst durchführen?

Wie führen Sie diese Stuhluntersuchung durch?

Frage 475

Der Stuhltest auf verstecktes Blut dient der Krebsvorsorge.

Ist das Testergebnis bei Dickdarmkarzinomen immer positiv?

Frage 476

Welche chronischen entzündlichen Erkrankungen des Darmes kennen Sie?

V **Frage 477**
Schildern Sie die Klinik der Colitis ulcerosa.

V **Frage 478**
Schildern Sie die Klinik des Morbus Crohn.

V **Frage 479**
Welche Faktoren begünstigen die Entwicklung eines Kolonkarzinoms?

V **Frage 480**
Kennen Sie ein erbliches Krankheitsbild, bei dem schon junge Leute an Kolonkarzinomen erkranken können?

Ç **Frage 481**
Ein 70-jähriger Patient kann plötzlich kein Wasser mehr lassen, er hat einen Harnverhalt. Welche Erkrankung ist als Ursache am wahrscheinlichsten?

S **Frage 482**
Schildern Sie die Klinik einer Prostatahyperplasie.

S **Frage 483**
Welche pathologischen Befunde können Sie bei der Palpation einer Prostatahyperplasie erheben?

S **Frage 484**
In welche Organe metastasiert ein Prostatakarzinom?

HP-ÜBERPRÜFUNG 27

Frage 485
Nennen Sie stichwortartig einige infektiöse Kinderkrankheiten, die Fieber verursachen.

Frage 486
Welche Stoffwechselerkrankungen kennen Sie (Stichworte)?

Frage 487
Nennen Sie die Labornormalwerte für Cholesterin und Triglyzeride.

Frage 488
Ab welchen Blutdruckwerten spricht man von einer arteriellen Hypertonie?

Frage 489
Was schätzen Sie? Wie viel Prozent der Bevölkerung leiden an einem Bluthochdruck?

Frage 490
Kennen Sie die Einteilung der Hypertonien?

Frage 491
Ab welchen Blutdruckwerten würden Sie einen Patienten behandeln?

Frage 492
Mit welchen Behandlungsmethoden würden Sie in Ihrer Praxis die Therapie einer arteriellen Hypertonie beginnen?

Frage 493
Ein 58-jähriger übergewichtiger Mann kommt zu Ihnen und klagt über ständigen Durst und häufiges Wasserlassen, insgesamt wohl fast 7 Liter pro Tag.
Welche einfach durchzuführenden und kostengünstigen Laborwerte könnten Ihre Verdachtsdiagnose schnell erhärten?

Frage 494
Nüchternblutzucker: Nennen Sie die Normalwerte.

Frage 495
Was machen Sie beim Glukosetoleranztest?

Frage 496
Welche Komatypen gibt es beim Diabetes mellitus? Wie unterscheiden sie sich?

Frage 497

Fallbeispiel: 25-jährige Patientin, Vegetarierin, blass, keine Tachykardie, Übelkeit und Erbrechen. Labor: Erythrozyten, Hämatokrit, Hämoglobin und Erythrozytenindizes im Normbereich. Alle Standardlaborwerte im Normbereich. Haben Sie eine Verdachtsdiagnose, die Sie mit einer zusätzlichen Laboruntersuchung beweisen könnten?

Frage 498 ♥

Schildern Sie den anatomischen Weg eines Embolus von den Gefäßen im Kniebereich bis zur Lunge.

Frage 499

Kennen Sie Krankheitsbilder mit generalisierter Lymphknotenschwellung einhergehen?

Frage 500

Diagnoserätsel:

Ein Kind war erkältet, in der Nacht tritt plötzlich Atemnot, mit einem lauten Atemgeräusch bei der Einatmung (mit inspiratorischem Stridor), auf. Das Kind hat hohes Fieber (> 40°C), Halskratzen, Schluckbeschwerden, vermehrte Speichelbildung.

Welche Diagnose halten Sie für wahrscheinlich?

Wie untersuchen Sie das Kind (Spatel? Lampe?)? Was unternehmen Sie? Medikamente?

Frage 501

Diagnoserätsel:

Ein 25-jähriger junger Mann, bisher gesund, schlank und sportlich, klagt über nun schon seit 24 Stunden bestehende, plötzlich aufgetretene Atemnot bei Belastung und ein Beklemmungsgefühl. Die Atembeschwerden seien bei Ein- und Ausatmung gleich. In der Anamnese keine vorangegangenen Operationen, kein Trauma, keine Bettlägerigkeit oder Immobilisation.

Welche Diagnose vermuten Sie? Nennen Sie einige Differenzialdiagnosen.

Welche von Ihnen durchzuführenden Untersuchungen können Ihre Vermutung erhärten?

Frage 502

Fallbeispiel:

Bei einem Hausbesuch klagt ein 54-jähriger Mann über Schmerzen hinter dem Brustbein und im Brustkorb. Sie vermuten natürlich einen Herzinfarkt. Welche anderen Krankheitsbilder könnten auch mit retrosternalen Schmerzen bzw. Schmerzen im Brustkorb einhergehen?

Frage 503
Wie unterscheiden Sie die Exantheme von Masern, Röteln und Scharlach?

Frage 504
Wie ist das Ohr aufgebaut?

Frage 505
Wie kommt es zum sog. vestibulären Schwindel?

Frage 506
Wie kann man eine chronische Veneninsuffizienz untersuchen?

Frage 507
Wie heißen die großen Venen am Bein, wie verlaufen sie?

Frage 508
Wie sind Venen aufgebaut?

Frage 509
Was sind Verbindungsvenen?

Frage 510
Welche pathologischen Laborwerte erwarten Sie bei einer chronischen Pyelonephritis?

Frage 511
Was ist ein Harnsediment?

Frage 512
Fallbeschreibung:
Beim Fallbeispiel handelt es sich um den Vorboten einer neurologischen Erkrankung.
Eine ältere Dame mit langjährigem Bluthochdruck klagt beim Praxisbesuch über ein leichtes Taubheits- und Schwächegefühl im linken Arm, welches Sie am frühen Morgen beunruhigt hätte. Jetzt sei allerdings wieder alles in Ordnung. Welche schwere Erkrankung könnte sich durch die geschilderte Symptomatik ankündigen? Was würden Sie unternehmen?

Frage 513
Fallbeschreibung:
54-jähriger adipöser Raucher mit chronischer Bronchitis (40 Zigaretten pro Tag seit 35 Jahren) fühlt sich müde und schlapp, beim morgendlichen Abhusten Blut im Auswurf bemerkt. Im letzten Monat Gewichtsabnahme von 3 Kilo. Woran denken Sie?

Frage 514
Ein Kind kommt zu Ihnen mit akuter Atemnot.
Nennen Sie häufige Ursachen.

Frage 515
Schildern Sie die Symptome einer Epiglottitis.

Frage 516
Warum tritt die Epiglottitis heute deutlich seltener auf als in früheren Generationen?

Frage 517
Verstopfung (Obstipation): Nennen Sie Ursachen.

Frage 518
Wie kommt es durch Missbrauch von Abführmitteln (Laxanzienabusus) zur Verstopfung?

Frage 519
Nennen Sie Ursachen und Symptome einer Hypokaliämie.

Frage 520
Nennen Sie Ursachen und Symptome einer Hyperkaliämie.

Frage 521
Bluthochdruck:
Nennen Sie die Einteilung des Bluthochdrucks (mit genauen Wertangaben) nach den
Kriterien der WHO.

Frage 522
Eine ältere Dame vermutet, dass sie einen Diabetes mellitus hat.
Wir würden Sie diagnostisch Vorgehen?

Frage 523
Welcher Blutzuckerbereich erfordert einen Glukosetoleranztest?

Frage 524
Was heißt für Sie das Wort „nüchtern" im Hinblick auf eine Blutabnahme?

Frage 525
Nennen Sie Symptome einer sekundären Nebennierenrindeninsuffizienz („weißer Addison")
und erklären Sie, wie es zu dieser kommt.

Frage 526
Welche Faktoren bestimmen den Calcium-Stoffwechsel?

Frage 527
Nennen Sie wichtige Risikofaktoren für eine Koronare Herzkrankheit.

Frage 528
Wie messen Sie den Blutdruck?

Frage 529
Welche Knochen bilden das obere und das untere Sprunggelenk?

Frage 530
Wie heißen die Bewegungen, die mit dem oberen und dem unteren Sprunggelenk ausgeführt werden können?

Frage 531
Welche Bänder und Muskeln sind am Sprunggelenk beteiligt?

Frage 532
Was wissen Sie über das autonome Adenom der Schilddrüse.

Frage 533
Welche Laborwerte sind bei einen autonomen Adenom erhöht, welche sind erniedrigt?

Frage 534
Durch Aufnahme welches Stoffes bzw. welcher Medikamente können Patienten mit einem autonomen Adenom akut gefährdet werden?

Frage 535
Ein Patient kommt mit Halsschmerzen. Nennen Sie Differenzialdiagnosen.

Frage 536
Scharlach geht mit einem Exanthem einher. Wie sieht dieses Exanthem aus?

Frage 537
Ein sehr sportlicher 12-jähriger Junge kommt zu Ihnen in die Praxis. Er klagt über Hüftschmerzen. Welches häufig in der Pubertät auftretende orthopädische Krankheitsbild fällt Ihnen zu dieser Symptomatik ein?

Frage 538
Ein Patient klagt über Schmerzen hinter dem Brustbein und Atemnot.
Welche differenzialdiagnostischen Überlegungen stellen Sie an?

Frage 539
Wie wirkt Adrenalin im Körper?

Frage 540
Schildern Sie die Adrenalinwirkung für einige Organe.

Frage 541
Welche Anämien kennen Sie?

Frage 542
Nennen Sie einige wichtige Laborwerte, die bei einer Eisenmangelanämie verändert sind.

Frage 543
Wie können Sie anhand von Laborwerten die Eisenmangelanämie von einer Aplastischen Anämie unterscheiden?

N **Frage 544**
Bitte nennen Sie alle 12 Hirnnerven.

D **Frage 545**
Bitte nennen Sie den kompletten Aufbau des Ohres.

O **Frage 546**
Wie sieht das Trommelfell aus?

DD **Frage 547**
Ein 74-jähriger Mann klagt immer über Schwindel, wenn er in den Himmel schaut, um Flugzeugen hinterher zu sehen.
Welche differenzialdiagnostischen Überlegungen stellen Sie an?

Frage 548
Der Patient gibt an, sein Freund hätte ähnliche Beschwerden und würde deshalb ein Ginkgo-Präparat einnehmen. Der Patient fragt, ob ihm das bei seinen Beschwerden auch helfen würde. Wie würden Sie auf die Frage des Patienten antworten?

Frage 549
Wie würden Sie als Heilpraktiker bei diesem Patienten weiter vorgehen?

Bw **Frage 550**
Wie untersuchen Sie die Wirbelsäule?

Bw **Frage 551**
Sie haben bei der Inspektion der Wirbelsäule das „Tannenbaum-Phänomen" erwähnt. Was verstehen Sie darunter?

O **Frage 552**
Welche Möglichkeiten haben Sie, um das Gehör Ihres Patienten zu testen?

Frage 553
Wozu dient der Test nach Rinne und Weber?

Frage 554
Wie führen Sie den Weber-, wie den Rinne-Test durch?

BW **Frage 555**
Wo liegt der Processus mastoideus?

B **Frage 556**
Messen Sie den Blutdruck und schildern Sie genau, was Sie tun.

Frage 557
Welche medizinischen Behandlungen dürfen Sie als Heilpraktiker nicht durchführen?

Frage 558
Erklären Sie in einfachen Worten den Begriff Mitose.

Frage 559
Erklären Sie in einfachen Worten den Begriff Meiose.

Frage 560
Nennen Sie die einige Aufgaben der Leber.

Frage 561
Definieren Sie das Krankheitsbild der Alzheimer-Krankheit.

Frage 562
Was schätzen Sie? Wie viele Menschen sind in Deutschland von dieser Krankheit
(M. Alzheimer bzw. Demenz vom Alzheimer-Typ) betroffen?

Frage 563
Wie äußert sich diese Krankheit klinisch?

Frage 564
Wie ist sicher nachzuweisen, dass es sich bei der Demenz um eine Demenz vom
Alzheimer-Typ handelt?

Frage 565
Was wissen Sie über Therapie und Prognose des Morbus Alzheimer?

Frage 566

Können Sie - ganz allgemein - etwas zu den Atmungsorganen und zur „Äußeren Atmung", also zur Atemfunktion, sagen?

Frage 567

Wie funktioniert die Einatmung. Welcher Muskel ist der wichtigste Atemmuskel? Durch welchen Nerv wird er innerviert?

Frage 568

Welche physiologische Aufgabe hat der Pleuraspalt bei der Atmung?

Frage 569

Machen Sie Angaben zu den Atemvolumina und den Atemkapazitäten.

Frage 570

Fallbeschreibung:

Eine Mutter kommt mit Ihrer 12-jährigen Tochter in Ihre Praxis. Berichtet wird über folgende Anamnesedaten und klinische Symptome: Leistungsabfall in der Schule, müde und schlapp, würde sehr viel Wasser lassen und sehr viel trinken, hätte vor 14 Tagen eine HPV-Impfung gehabt, seit heute wäre ein eigenartiger Mundgeruch aufgefallen.

Untersuchungsbefund: Tachykardie, Blutdruck normal, schlechter Allgemeinzustand.

Was fragen Sie die Mutter? Was untersuchen Sie? Was tun Sie?

Frage 571

Wie behandelt man diabetisches Koma in der Klinik?

Frage 572

Was ist das C-Peptid?

Frage 573

Darf ein Heilpraktiker operieren?

Frage 574

Was darf ein Heilpraktiker, was darf er nicht?

Frage 575

Machen Sie Angaben zur Anatomie und Physiologie der Milz

Frage 576

Wann beginnt die Geburt?

Frage 577

Welche sexuell übertragbaren Krankheiten kennen Sie?

Frage 578

Können Sie als Heilpraktiker einen Erregernachweis für sexuell übertragbare Krankheitserreger erbringen?

Frage 579

Fallbeschreibung:

Ein 4-jähriges Mädchen kommt mit Ihren Eltern zu Ihnen in die Praxis, Berichtet wird über
folgende Anamnesedaten und klinische Symptome: Bronchitis seit Monaten, Auswurf, sehr
guter Appetit, sehr große Stuhlmengen beim Stuhlgang.

Untersuchungsbefund: Das Mädchen ist sehr abgemagert und in sehr schlechtem Allgemeinzustand.

An welches Krankheitsbild denken Sie?

Frage 580

Früher haben die Hebammen das Krankheitsbild der Mukoviszidose durch Lecken an der
Haut des Kindes diagnostiziert.

Welcher Geschmack der Haut ist für schwere Formen der Mukoviszidose typisch?

Frage 581

Was regelt das Medizinproduktegesetz?

Frage 582

Machen Sie Angaben über die Anatomie, Physiologie und Histologie der Bauchspeicheldrüse

Frage 583

Welche Aufgaben hat die Haut?

Frage 584

Welche Eigenschaften charakterisieren einen bösartigen Tumor?

Frage 585

Beschreiben Sie den Weg des Lichts durch das Auge, also die Anatomie des Auges.

Frage 586

Fallbeschreibung:

Eine 58-jährige Patientin klagt über immer wieder anfallsweise auftretenden Schwindel, über Schwitzen, Atemnot, Kopfschmerz und Leistungsminderung. Seit Jahren würde Ihr Bluthochdruck vom Hausarzt medikamentös eingestellt. Dies sei aber sehr schwierig. Ihr Blutdruck wäre trotz Therapie mit mehreren Medikamenten immer oberhalb der Norm.

Bei der körperlichen Untersuchung finden Sie eine Tachykardie 101 Schläge/Minute, der Blutdruckwert beträgt 100/160. Während der palpatorischen Untersuchung des Abdomens wird der Patientin schlecht. Sie klagt über Herzrasen und zeigt Gesichts- und Hautblässe.

Woran denken Sie? Was tun Sie?

Frage 587

Wie kann das soeben geschilderte Krankheitsbild diagnostiziert werden?

Frage 588

Ein Patient kommt zu Ihnen in die Praxis und klagt über Schmerzen im Bauchraum.

Welche Krankheitsbilder kämen bei Schmerzen im Bauchraum differenzialdiagnostisch in Betracht?

Frage 589

Welche Klinik erwarten Sie bei einer Patientin mit einer Depression?

HP-ÜBERPRÜFUNG 35

Frage 590 ♡
Welche arteriellen Gefäße gehen vom Aortenbogen ab?

β **Frage 591**
Wie ist das Knie anatomisch aufgebaut?

⅃ **Frage 592**
Wie ist ein Virus aufgebaut?

⅃ **Frage 593**
Wie Sie wissen, haben wir gerade eine schwere Epidemie mit EHEC-Erregern in Deutschland (2011). Was bedeutet die Abkürzung EHEC? Welches klinische Bild erwarten Sie normalerweise bei einer Infektion mit EHEC-Erregern?

⅃ **Frage 594**
Was sagt Ihnen im Zusammenhang mit EHEC-Infektion der Begriff HUS?

Ҁ **Frage 595**
Sie wissen ja, dass der Heilpraktiker nach §6 des Infektionsgesetzes Meldepflicht und Behandlungsverbot für HUS hat. Der aktuelle (2011) EHEC-Ausbruch zeigt einige Besonderheiten. Können Sie über den aktuellen Ausbruch etwas berichten?

⅃ **Frage 596**
Wissen Sie wodurch die Erreger übertragen wurden?

Frage 597
Eine Tochter kommt mit Ihrer 7-jährigen Tochter und berichtet, dass Sie von der Geschlechtsentwicklung (Brustbildung, Schambehaarung) schon genau so weit entwickelt sei wie Ihre 12-jährige Schwester.
Welches Krankheitsbild könnte hinter diesen Anamnesedaten stecken?

Frage 598
Wie viele Kinder erkranken an der akuten lymphatischen Leukämie?

Frage 599
Wie viele der Kinder mit akuter lymphatischer Leukämie können durch onkologische Therapie heute geheilt werden?

Frage 600
Die Mutter des an akuter lymphatischer Leukämie erkrankten Kindes ist schwanger. Sie wird in den nächsten Tagen entbinden. Was ist da evtl. zu beachten?

Frage 601
Gibt es eine Impfung gegen Borreliose?

Frage 602
Fallbeschreibung.
Eine 46-jährige, blonde, übergewichtige Frau, Mutter von vier Kindern, klagt über krampf-artig an- und abschwellende rechtsseitige Oberbauchschmerzen. Die Schmerzen strahlen in die rechte Schulter und in den Rücken aus. Nennen Sie die wahrscheinlichste Diagnose für die hier geschilderte Symptomatik.

Frage 603
Welche Erreger sind i.d.R. für das Krankheitsbild Impetigo contagiosa verantwortlich?

Frage 604
Wie würde das klinische Bild einer Impetigo contagiosa aussehen?

Frage 605
Wie behandeln Sie dieses Krankheitsbild?

ANTWORTEN

Antwort 1

Die Milz (Splen, Lien) misst ca. 11x7x4 cm („4711") und wiegt ca. 170 g. Sie hat die Form einer Kaffeebohne und liegt zwischen Magenfundus und Zwerchfell unter dem linken Rippenbogen. Sie ist normalerweise bei der körperlichen Untersuchung nicht tastbar. Nicht selten (10-35 %) finden sich in der näheren Umgebung der Milz eine oder mehrere 1-3 cm große Nebenmilzen. Die Milz ist das größte Organ des lymphatischen Systems. Man kann sie als weiterentwickelten Lymphknoten auffassen, der als Filtrationsorgan zwischen Verdauungskanal, Blut und Leber eingeschaltet ist. Große Blutmengen durchströmen die Milz. Das Blut wird im Milzfilter gewissermaßen gereinigt und von überalterten Erythrozyten befreit: „Die Milz ist der Friedhof des Blutes". Die Milz ist zur Bildung von Antikörpern und Antikörper produzierenden Zellen (Lymphozyten, Plasmazellen) befähigt („Abwehrmilz"). Die Milz kann beim Menschen ohne sichtbare Schäden entfernt werden. (Es besteht dann jedoch ein erhöhtes Risiko, an einigen Infektionskrankheiten – zum Teil akut und lebensbedrohlich - zu erkranken).

Antwort 2

Histologischer Aufbau der Magenwand von innen nach außen:

- Schleimhaut (Tunica mucosa):
  - Schleimhautepithelschicht (Lamina epithelialis mucosae),
  - Schleimhautbindegewebe (Lamina propria mucosae),
  - Schleimhautmuskelschicht (Lamina muscularis mucosae).
- Submuköses Bindegewebe (Tela submucosa).
- Muskelwand (Tunica muscularis):

  Besonderheit: Der charakteristische Darmaufbau von der Speiseröhre bis zum Dickdarm kennt nur eine Ring- und eine Längsmuskelschicht. Im Bereich des Magenkorpus gibt es jedoch eine weitere Muskelschicht, die Fibrae obliquae:
  - Quer verlaufende Muskelfasern (Fibrae obliquae),
  - Ringmuskelschicht, (Tunica muscularis circulare)
  - Längsmuskelschicht. (Tunica muscularis longitudinale)
- Bauchfell (Tunica serosa, Peritoneum).

Das mehrschichtige Plattenepithel der Speiseröhre geht in das einschichtige Zylinderepithel des Magens über. Die Schleimhaut des Magens ist sehr drüsenreich. Neben den schleimproduzierenden Kardia- und Pylorusdrusen dominieren die in der Korpus- und Fundusschleimhaut liegenden Hauptdrüsen. Diese beherbergen drei Zelltypen:

- Nebenzellen: alkalischer Magenschleim (schützt den Magen vor der Salzsäure),
- Belegzellen: Salzsäure und den „Intrinsic-Faktor",
- Hauptzellen: Pepsinogen (eiweißspaltendes Enzym).

Antwort 3

Lösungsvorschlag:

Es handelt sich um eine Refluxkrankheit bei Hiatushernie.

Darunter versteht man eine Verlagerung von Magenanteilen durch den Hiatus oesophageus des Zwerchfells (= Öffnung im Zwerchfell für den Durchtritt der Speiseröhre) in den Brustkorb:

- Gleitbruch (axiale Gleithernie): häufigste Hiatushernie (90 %). Verlagerung der Kardia und des Magenfundus durch die Zwerchfellöffnung in den Brustkorbraum (unter Mitnahme des Bauchfells = Peritoneum). Die Kardia ist oberhalb des Zwerchfells.
- Paraösophageale Hiatushernie: Hier ist die Lage der Kardia und des unteren Ösophagussphinkters normal. Ein Teil des Magens schiebt sich mit dem von Bauchfell überzogenen Bruchsack neben die Speiseröhre in den Brustkorb. (Extreme Variante Thoraxmagen oder „Upside-down-stomach": Verlagerung des ganzen Magens in den Brustkorb.)

Klinik:

- Gleithernie: 90 % der Betroffenen sind beschwerdefrei (symptomlose Gleithernie ohne Krankheitswert), 10 % leiden an einer Refluxkrankheit (siehe unten).
- Paraösophageale Hernie: kann zunächst ohne Krankheitssymptome verlaufen. Im unkomplizierten Stadium Aufstoßen, Völlegefühl, Druckgefühl in der Herzgegend (besonders nach Nahrungsaufnahme). Als Komplikationen treten auf: Passagestörungen, Einklemmung (Inkarzeration = Notfall!), Geschwüre am Schnürring, Anämie durch chronische Blutung.

Diagnose:

Anamnese, Klinik, Röntgenbreischluck in Kopftieflage, Endoskopie (Spiegelung).

Therapie:

Die axiale Gleithernie ist nur bei Refluxösophagitis behandlungsbedürftig (konservativ).

Die paraösophageale Hernie muss operiert werden (wegen der Gefahr von Komplikationen).

Antwort 4

Allgemeines:

Ursache der akuten Cholezystitis sind häufig (nicht immer) Gallensteine (Cholezystolithiasis). 10 % der Bevölkerung haben Gallensteine. Frauen etwa 3x häufiger als Männer.

Es gibt drei Arten von Gallensteinen:

a) Reine Cholesterinsteine (20 %).

b) Bilirubinsteine (10 %)

c) gemischte Steine (Bilirubin und Cholesterinsteine) (70 %).

6-F-Regel (Gallensteine sind besonders häufig bei):

- female (weiblich),
- fair (blond),
- forty (Alter über 40),
- fecund (fruchtbar = mehrere Kinder),
- fat (übergewichtig),
- family (familiäre Häufung, erbliche Disposition).

Weitere Risikofaktoren: Diabetes mellitus, Hyperlipidämie, forcierte Gewichtsreduktion, Erkrankungen des terminalen Ileums (Gallensalzverlust), bestimmte Medikamente.

Klinik:

70-80 % aller Gallensteinträger bleiben symptomlos (= stumme Gallensteine)!

20-30 % sind Gallensteinkranke mit Beschwerden (= symptomatische Gallensteine):

* Zunächst unspezifische Oberbauchbeschwerden: Druck- und Völlegefühl im rechten Oberbauch, Blähungen nach fetten und gebratenen Speisen, nach Kaffee, kalten Getränken usw., Abneigung gegen Fett.
* Durch Steineinklemmung im Ductus cysticus:
  o Akute Gallenkolik: krampfartig an- und abschwellende rechtsseitige Oberbauchschmerzen, in die rechte Schulter und in den Rücken ausstrahlend,
  o positives Murphy-Zeichen bei der klinischen Untersuchung (Untersucher palpiert bei maximaler Exspiration des Patienten mit beiden Daumen ins Gebiet des Gallenblasenbettes. Bei nun folgender Inspiration plötzliches, schmerzbedingtes Stoppen der Atembewegung durch Tiefertreten und Anstoßen der gestauten bzw. entzündeten Gallenblase).
* Wandert der Stein durch den Ductus cysticus und verschließt den Ductus choledochus, kommt es zum Verschlussikterus mit zusätzlichen klassischen Symptomen:
  o Ikterus,
  o dunkler Urin,
  o heller Stuhl (acholisch),
  o Juckreiz (durch die gestauten Gallensäuren).

Komplikationen des Gallensteinleidens:

* Gallenblasenhydrops (riesige, flüssigkeitsgefüllte Gallenblase),
* bakterielle Infektion der Gallenblase (Cholezystitis): lang anhaltende evtl. kolikartige Oberbauchschmerzen mit Fieber und Schüttelfrost, Übelkeit, Erbrechen, Abwehrspannung, evtl. Ikterus, positives Murphy-Zeichen, Entzündungszeichen : Leukozytose, BSG ↑, CRP ↑,
* bakterielle Infektion der ableitenden Gallenwege (Cholangitis): Leitsymptome: Fieber (oft mit Schüttelfrost), Ikterus, kolikartige Schmerzen im rechten Oberbauch, Anstieg der Entzündungszeichen: Leukozytose, BSG ↑, CRP ↑,
* chronisch-rezidivierende Cholezystitis: Schrumpfgallenblase, „Porzellangallenblase" (= durch Verkalkung verhärtete Gallenblasenwand; Spätkomplikation: Gallenblasenkarzinom),
* Gallenblasenempyem (Eiteransammlung in der Gallenblase), evtl. mit Sepsis,
* Gallensteinperforation (in den Darm, in die freie Bauchhöhle),
* Bauchspeicheldrüsenentzündung (Pankreatitis; gemeinsamer Ausführungsgang von Ductus choledochus und Ductus pancreaticus in den Dünndarm).

Diagnose:

Anamnese, Klinik, Sonografie, ERCP, Röntgen (intravenöse oder orale Cholezystografie) Lab.: BSG-Erhöhung, Leukozytose; bei Verschlussikterus zusätzlich: Anstieg des direkten Bilirubins und der Cholestaseenzyme (Gamma-GT, AP, LAP) im Blut, Anstieg des Urobilinogens und Bilirubins im Urin.

Therapie:

Bei „stummen Gallensteinen" ohne Klinik besteht keine Behandlungsindikation. (Ausnahme: Porzellangallenblase: hier besteht ein erhöhtes Karzinomrisiko)

Sind die Steine jedoch symptomatisch geworden, drohen immer Rezidive. Eine abwartende Haltung ist dann nicht mehr anzuraten.

- Chirurgisch: laparoskopische (Methode der 1. Wahl) oder operative Cholezystektomie (Entfernung der Gallenblase) und Sanierung der Gallenwege.

- Konservativ bei Cholesterinsteinen ohne Verkalkungen und kontraktionsfähiger Gallenblase ohne Verschluss des Ductus cysticus:

  o Medikamentöse Steinauflösung (nur bei Cholesterinsteinen < 10 mm),

  o Stoßwellenzertrümmerung (ESWL = extrakorporale Stoßwellenlithotripsie),

  o invasive lokale Steinauflösung,

  o Steinzertrümmerung mit Zugang durch Haut und Leber (PTCL = perkutane, transhepatische Cholezystolithotripsie).

Die konservativen Methoden zeigen häufig Rezidive.

(Vgl. zur Anatomie der ableitenden Gallenwege Antwort zu Frage **69**).

Antwort 5

Bei der Behandlung des Zwölffingerdarmgeschwürs will man mit Phytotherapeutika Folgendes erreichen:

- Die Herabsetzung der Motilität,
- die Verminderung der Sekretion,
- die Beseitigung der Spasmen,
- die Hemmung der Entzündungsprozesse,
- die Förderung der Geschwürheilung.

Es finden Verwendung:

Kamille (Chamomilla officinalis): entzündungshemmend, krampfstillend und wundheilungsfördernd.

Lakritzensaft (Sucus liquiritiae, Süßholzsaft): Vorsicht, nicht überdosieren. Die Aldosteronartige Wirkung des Saftes kann Ödeme verursachen.

Kohlsaft (roh!) nützt besser beim Zwölffingerdarmgeschwür als beim Magengeschwür.

Antwort 6

Ärzten, Zahnärzten (Geburtshilfe auch Hebammen) sind folgende Behandlungsmethoden vorbehalten:

1) Verschreibung rezeptpflichtiger Arzneimittel. (Arzneimittelgesetz v. 24.08.76).

2) Verordnung von Betäubungsmitteln (Betäubungsmittelgesetz vom 2.3.74; Ausnahme: Opium ab D6).

3) Nur Ärzte dürfen Impfbescheinigungen ausstellen und Impfungen in den Impfausweis eintragen. (Infektionsschutzgesetz 01.01.2001; § 22) (Impfstoffe unterliegen auch der Rezeptpflicht, siehe oben)

4) Geburtshilfe (Hebammengesetz vom 04.06.95, zuletzt geändert durch Gesetz vom 23.03.92)

5) Ausübung der Zahnheilkunde (vom 31.03.1952, zuletzt geändert durch Gesetz vom 23.03.1992)

6) Heilbehandlungen für die gesetzlichen Krankenkassen (5. Sozialgesetzbuch, SGB 5);

Früher war hier die Reichsversicherungsordnung (RVO) maßgebend: Im Rahmen der Sozialversicherung regelte die RVO die Kranken-, Renten-, Unfall- und Knappschaftsversicherung.
Seit dem In-Kraft-Treten der Gesundheitsreformgesetze (01.01.1989) sind diese Bereiche nun durch das V. Sozialgesetzbuch geregelt. Der Inhalt ist derselbe geblieben: Die §§ 15 und 27 bestimmen, dass medizinische Behandlung im Sinne dieses Gesetzes nur durch Ärzte und Zahnärzte geleistet wird. Daraus folgt grundsätzlich, dass Heilpraktiker ihre Leistungen nicht mit den gesetzlichen Krankenkassen abrechnen können.

- Nur in einzelnen Ausnahmefällen konnten Patienten eine nachträgliche Erstattung der Heilpraktiker-Kosten gegenüber den gesetzlichen Krankenkassen auf dem Rechtsweg durchsetzen
- Erstattungen der HP-Kosten im Rahmen von Kulanzregelungen kommen vor, eröffnen aber keinen weitergehenden Rechtsanspruch.
- Private Krankenkassen (je nach Vertragsbedingungen) sowie die Beihilfe für Beamte und Angestellte im öffentlichen Dienst erstatten bestimmte Leistungen von Heilpraktikern teilweise oder ganz.

7) Behandlung übertragbarer Krankheiten, die im Infektionsschutzgesetz (IfSG; Gesetz zur Verhütung und Bekämpfung von Infektionskrankheiten beim Menschen vom 12.05.2000) in den §§ 6, 7, 24 oder 34 erwähnt sind und deren Behandlung nach § 24 dieses Gesetzes Ärzten vorbehalten ist. (Vgl. zu § 24 des IfSG Antwort zu Frage **11**)

8) Leichenschau, Ausstellung der Totenscheine sowie von Leichenpässen (Bestattungsgesetz v. 4. März 1983, zuletzt geändert durch Gesetz vom 6.2.2001).

In §11 (Leichenschau, Totenscheine) wird festgelegt, dass Tod, Todeszeit, Todesart und -ursache von einem Arzt festgestellt werden und dieser den Totenschein ausstellt. Inhaltlich gleich lautende Bestattungsgesetzgebung mit Bestattungsverordnungen sind für die Bundesländer erlassen.

9) Untersuchungen und Blutproben bei strafbaren Handlungen (§§ 81a und 81c Strafprozessordnung).

10) Medizinische Leistungen zur Rehabilitation im Rahmen des „Gesetzes über die Angleichung der Leistungen zur Rehabilitation" vom 7.8.1974.

11) Unterbringung psychisch Kranker und deren Betreuung ((Unterbringungsgesetz – UnterbrG in der Fassung der Bekanntmachung vom 5. April 1992 (GVBl S. 60), berichtigt durch Bekanntmachung vom 25.11.1992 (GVBl S. 851).

Gesetzestext: „... so hat sie ein schriftliches Gutachten eines Arztes am Gesundheitsamt darüber einzuholen, ob die Unterbringung aus medizinischer Sicht geboten ist oder ob und durch welche Hilfen nach Art. 3 die Unterbringung vermieden werden kann. Das nötigenfalls unter Beiziehung eines Arztes für Psychiatrie zu erstellende Gutachten muss auf den gegenwärtigen Gesundheitszustand des Betroffenen abstellen und auf einer höchstens 14 Tage zurückliegenden persönlichen Untersuchung des Betroffenen beruhen."

12) Durchführung von Kastrationen (Kastrationsgesetz vom 15. August 1969)

Antwort 7

Beschränkungen nach dem Heilpraktikergesetz:

Die Berufs- und Tätigkeitseinschränkungen des Heilpraktikers lassen sich in einer Negativliste zusammenfassen. Für den Heilpraktiker besteht Missbrauchsprinzip, kein Verbotsprinzip: Nach dem Missbrauchsprinzip kann er alle Tätigkeiten ausüben, die ihm nicht ausdrücklich verboten sind:

Einige weitere Verbote (siehe auch Antwort zu Frage **6**):

- Keine Berufsausübung unter einer anderen Bezeichnung als der Bezeichnung Heilpraktiker (§ 1,3).
- Keine Ausübung der Heilkunde im Umherziehen.
- Keine Ausübung der Zahnheilkunde.
- Verbot bei gelegentlichen Vorträgen oder im Anschluss daran Heilkunde auszuüben oder Arznei- oder Geheimmittel feilzubieten oder zu verkaufen (Beschränkungen nach DVO über die Vereinheitlichung im Gesundheitswesen: § 2).
- Verbot der gewerbs- oder berufsmäßigen Herstellung oder Abgabe von Arzneimitteln ohne Erlaubnis (Beschränkungen nach dem Gesetz über den Verkehr mit Arzneimitteln vom 24.08.76; § 13).
- Verbot unzulässige, irreführende Werbung im Zusammenhang mit der Berufsausübung zu betreiben (Gesetz über die Werbung auf dem Gebiet des Heilwesens).
- Verbot der Benutzung des Rotkreuzzeichens oder des Schweizerischen Staatswappens ohne besondere Erlaubnis, im Zusammenhang mit der Berufsausübung.
- Verbot der Führung eines akademischen Titels ohne Genehmigung einer deutschen Behörde, auch wenn er von einer ausländischen Hochschule verliehen wurde.
- Verbot, in der Praxis anfallenden Müll oder Abfall anders als durch die Ortsbehörde vorge-schrieben zu beseitigen. Die Übergabe an die öffentliche Müllabfuhr ist zwingend vor-geschrieben (Abfallbeseitigungsgesetz; Richtlinien der Länderarbeitsgemeinschaft Abfall).
- Verbot der Benutzung nicht geeichter Blutdruckmessgeräte oder der Benutzung anderer eich-pflichtiger Geräte ohne Eichung. Verbot der Anwendung von Medizinprodukten ohne Gewähr für eine sachgerechte Handhabung (Kenntnisse, praktische Erfahrung).
- (Gesetz über den Verkehr mit Medizinprodukten vom 2.8.94 = Medizinproduktegesetz – MPG; BGBl. 1994 - I, Seiten 1963-1984; Medizinprodukte-Betreiber-Verordnung = MPBe-treibV vom 29. Juni 1998)
- Verbot der zwangsweisen pflegerischen Einweisung in eine psychiatrische Anstalt. Nach dem Unterbringungsgesetz nur Ärzten in Zusammenarbeit mit der Staatsanwaltschaft gestat-tet. (Vgl. auch Antwort zu Frage **31**).
- Verbot der Anwendung von Röntgenstrahlen am Menschen ohne ausdrückliche Erlaubnis (RÖV §§ 20, 21).

Antwort 8

§ 8 des Infektionsschutzgesetzes:

Zur Meldung verpflichtete Personen

(1) Zur Meldung oder Mitteilung sind verpflichtet

1. im Falle des § 6 der feststellende Arzt; in Krankenhäusern oder anderen Einrichtungen der stationären Pflege ist für die Einhaltung der Meldepflicht neben dem feststellenden Arzt auch der leitende Arzt, in Krankenhäusern mit mehreren selbständigen Abteilungen der leitende Abteilungsarzt, in Einrichtungen ohne leitenden Arzt der behandelnde Arzt verantwortlich,

2. im Falle des § 7 die Leiter von Medizinaluntersuchungsämtern und sonstigen privaten oder öffentlichen Untersuchungsstellen einschließlich der Krankenhauslaboratorien,

3. im Falle der §§ 6 und 7 die Leiter von Einrichtungen der pathologisch-anatomischen Diagnostik, wenn ein Befund erhoben wird, der sicher oder mit hoher Wahrscheinlichkeit auf das Vorliegen einer meldepflichtigen Erkrankung oder Infektion durch einen meldepflichtigen Krankheitserreger schließen lässt,

4. im Falle des § 6 Abs. 1 Nr. 4 und im Falle des § 7 Abs. 1 Nr. 36 bei Tieren, mit denen Menschen Kontakt gehabt haben, auch der Tierarzt,

5. im Falle des § 6 Abs. 1 Nr. 1, 2 und 5 und Abs. 3 Angehörige eines anderen Heil- oder Pflegeberufs, der für die Berufsausübung oder die Führung der Berufsbezeichnung eine staatlich geregelte Ausbildung oder Anerkennung erfordert,

6. im Falle des § 6 Abs. 1 Nr. 1, 2 und 5 der verantwortliche Luftfahrzeugführer oder der Kapitän eines Seeschiffes,

7. im Falle des § 6 Abs. 1 Nr. 1, 2 und 5 die Leiter von Pflegeeinrichtungen, Justizvollzugsanstalten, Heimen, Lagern oder ähnlichen Einrichtungen,

8. im Falle des § 6 Abs. 1 der Heilpraktiker.

(2) Die Meldepflicht besteht nicht für Personen des Not- und Rettungsdienstes, wenn der Patient unverzüglich in eine ärztlich geleitete Einrichtung gebracht wurde. Die Meldepflicht besteht für die in Absatz 1 Nr. 5 bis 7 bezeichneten Personen nur, wenn ein Arzt nicht hinzugezogen wurde.

(3) Die Meldepflicht besteht nicht, wenn dem Meldepflichtigen ein Nachweis vorliegt, dass die Meldung bereits erfolgte und andere als die bereits gemeldeten Angaben nicht erhoben wurden. Satz 1 gilt auch für Erkrankungen, bei denen der Verdacht bereits gemeldet wurde.

(4) Absatz 1 Nr. 2 gilt entsprechend für Personen, die die Untersuchung zum Nachweis von Krankheitserregern außerhalb des Geltungsbereichs dieses Gesetzes durchführen lassen.

(5) Der Meldepflichtige hat dem Gesundheitsamt unverzüglich mitzuteilen, wenn sich eine Verdachtsmeldung nicht bestätigt hat.

Antwort 9

Heilpraktiker gehören zu den „meldepflichtigen Personen" nach § 8. Absatz 1 Nr. 8 des Infektionsschutzgesetzes und müssen meldepflichtige Erkrankungen, die im § 6 Abs. 1 des Infektionsschutzgesetzes gelistet sind, bei Verdacht, Erkrankung und Tod melden (Ausnahme: Tuberkulose: Hier besteht Meldepflicht nur bei Erkrankung und Tod an einer behandlungsbedürftigen Tuberkulose).

Antwort 10

Der Heilpraktiker hat für die in § 6,1 gelisteten Erkrankungen neben der Meldepflicht auch ein Behandlungsverbot.

Antwort 11

Nein. Die Behandlung von sexuell übertragbaren Erkrankungen ist nach § 6 des Infektions-schutzgesetzes nur Ärzten gestattet:

Gesetzestext §24 IfSG: „Die Behandlung von Personen, die an einer der in §6 Abs. 1 Satz 1 Nr. 1, 2 und 5 oder §34 Abs.1 genannten übertragbaren Krankheiten erkrankt oder dessen verdächtig sind oder die mit einem Krankheitser-reger nach §7 infiziert sind, ist insoweit im Rahmen der berufsmäßigen Ausübung der Heilkunde nur Ärzten gestat-tet. Satz 1 gilt entsprechend bei sexuell übertragbaren Krankheiten und für Krankheiten oder Krankheitserreger, die durch eine Rechtsverordnung auf Grund des §15 Abs. 1 in die Meldepflicht einbezogen sind. Als Behandlung im Sinne der Sätze 1 und 2 gilt auch der direkte und indirekte Nachweis eines Krankheitserregers für die Feststellung einer Infektion oder übertragbaren Krankheit; §46 gilt entsprechend."

Antwort 12 1 0 2 1 NP

Definition:

Die multiple Sklerose (MS; auch Encephalomyelitis disseminata) ist eine organische Nerven-krankheit, bei der es zu Entmarkungsherden in der weißen Substanz des ZNS kommt.

Epidemiologie:

Sie kommt vor allem in den gemäßigten Zonen der Erde (z.B. Mitteleuropa) vor. In Deutschland ca. 50 - 100 Fälle pro 100 000 Einwohner pro Jahr. Sie ist damit eine der häufigsten organischen Nervenkrankheiten. Erwachsene erkranken zwischen dem 20. - 45. Lebensjahr, Frauen häufiger als Männer. Familiäre Häufung.

Ätiologie:

ungeklärt. Diskutiert werden

a) Virusinfektion im Kindesalter („Slow virus).

b) Neuroallergie (autoimmun).

c) Genetische Disposition.

Klinik:

Aufgrund des regellosen Befalles zerebraler Strukturen ist nahezu jedes neurologische Sym-ptomenbild denkbar. Frühsymptome: Neuritis nervi optici („Arzt und Patient sehen nichts"), Doppelbilder (Augenmuskelparesen), Blasenentleerungsstörungen. Später Pyramidenbahn-zeichen, Lähmungen, Sensibilitätsstörungen, Kleinhirnstörungen (Koordination, Ataxie). Psy-chische Veränderungen wie Euphorie, Dysphorie, Depression.

Diagnose:

Liquoruntersuchung; später Computertomografie (CT), Kernspin oder Magnetresonanztomo-grafie.

Therapie:

symptomatische Behandlungsversuche mit immunsuppressiver Therapie (Glukokortikoide, Aza-thioprin, Interferone u. a).

Sinnvolle symptomatische Behandlungsmaßnahmen sind z.B. Krankengymnastik (!), antispasti-sche Medikamente, Logopädie (bei Sprachstörungen), Selbsthilfegruppen (falls Patient dies wünscht), engmaschige Urinkontrolle und ggf. konsequente (antibiotische) Therapie von Harn-wegsinfekten, Blasenkatheter bei Harnretention u.a.

Prognose:
20 Jahre nach Diagnosestellung leben noch 80 % der Patienten, ca. 65 % sind, wenn auch oft eingeschränkt, arbeitsfähig. Es werden vorwiegend schubförmig remittierende Verläufe (ca. 30 %) von zunächst remittierenden, dann chronisch progredienten Krankheitsbildern (ca. 50 %) unterschieden. Prognostisch am ungünstigsten sind primär chronisch fortschreitende (progrediente) Verläufe bei Patienten mit höherem Erkrankungsalter (ca. 20 %).

Antwort 13 𝟣𝟣𝟨𝟤 NP

Definition:
Die Gonorrhö (Synonym: Tripper) ist die häufigste Geschlechtskrankheit.

Erreger:
Bakterium Neisseria gonorrhoeae (Gonokokkus; unter dem Mikroskop „semmelförmiger" gramnegativer Diplokokkus).

Übertragungsweg:
Geschlechtsverkehr.

Inkubationszeit: ca. 1 - 10 Tage.

Klinik:
Beim Mann Beginn als akute eitrige Harnröhrenentzündung (Urethritis) mit zunächst serösem, später rahmig-eitrig, grün-gelblichem Ausfluss und Brennen beim Wasserlassen. Bei der Frau verläuft die Infektion oft asymptomatisch (!). Urethritis, Befall des Zervikalkanals, gelegentlich auch der Bartholin-Drüsen. Gonorrhoische Infektionen im Nasen-Rachen-Raum bei oralgenitalen Kontakten.

Diagnose:
Abstriche an verschiedenen Tagen aus der Harnröhre, Urethraleingang, Zervix. Methylenblaufärbung, Gram-Färbung (Diplokokken), Anzüchtung in speziellen Medien und Speziallaboratorien.

Therapie:
Intramuskuläres Penizillin-Depotpräparat.

Komplikationen:
Chronische Urethritis oder Prostatitis, Entzündung der Adnexe, Sterilität. (Mon)arthritis gonorrhoica.

Sonstiges: Credésche Prophylaxe beim Neugeborenen gegen Gonoblenorrhoea neonatorum: Behandlung der Augenbindehaut mit einem Tropfen 1 % $AgNO_3$ (Höllenstein) –Lösung (heute umstritten!).

Antwort 14
Die Monarthritis (als Begleitarthritis ohne Erregernachweis im Gelenk) ist eine typische Komplikation der Gonorrhö. Seltener ist eine eitrige Gonokokkenarthritis (mit Erregernachweis). Die Differenzialdiagnose arthritischer Beschwerden ist jedoch umfangreich:

- Rheumatoide Arthritis (R.A.; Synonym: chronische Polyarthritis cP) und Sonderformen:
  - Caplan-Syndrom (cP + Silikose),
  - Sjögren-Syndrom (cP + Keratokonjunktivitis sicca + Versiegen der Speicheldrüsensekretion),
  - Still-Krankheit (schwere atypische cP im Kindesalter),
  - Felty-Syndrom (schwere Verlaufsform der cP im Erwachsenenalter).
- Kollagenosen (z.b. systemischer Lupus erythematodes),
- akutes rheumatisches Fieber (Poststreptokokken-Erkrankung, ASL=Antistreptolysin-Titer erhöht),
- Morbus Bechterew,
- eitrige (septische) Arthritis (Erregernachweis im Gelenk),
- infektbedingte Arthritiden (ohne Erregernachweis im Gelenk):
  - Posturethritische reaktive Arthritis:
    - Chlamydieninfektion,
    - Morbus Reiter (Urethritis, Konjunktivitis, Arthritis).
  - Postdysenterische reaktive Arthritis:
    - (1-2 Wochen nach einer infektiösen Durchfallerkrankung durch Yersinien, Salmonellen, Shigellen, Brucellose oder Campylobacter).
  - Gonokokken (vgl. oben)
  - Borreliose oder Lyme-Arthritis (durch Zecken übertragene bakterielle Infektion mit Borrelia burgdorferi (Spirochäte).
- Arthritis bei Colitis ulcerosa und Morbus Crohn,
- Morbus Whipple (Männer mit chronischen Durchfällen, Polyarthritis, Malabsorption),
- Morbus Behçet (Iritis, Aphthen, Erythema nodosum),
- Arthritis urica („Gichtarthritis": Tophi, Hyperurikämie, Podagra),
- Degenerative Gelenkerkrankungen (z.b. Heberden-Arthrose),
- Polymyalgia rheumatica (Alte Menschen, hohe BSG, nächtlicher Schmerz im Schulter- und Hüftgürtel),
- Löfgren-Syndrom (akuter M. Boeck; Sarkoidose). Meist junge Frauen mit der Trias: (Sprunggelenks-)Arthritis, Erythema nodosum, Bihiläre Adenopathie (= beidseitige Hilumschwellung im Lungenröntgenbild).

Antwort 15

Perkussion Lunge:

Durch Beklopfen = Perkussion des Thorax kann die lufthaltige Lunge von nicht lufthaltigen umgebenden Organen und Geweben (Zwerchfell, Herz, Thoraxmuskulatur) abgegrenzt werden.

Der Untersucher beklopft das Mittelglied des linken, fest an die Thoraxwand gedrückten Mittelfingers (=Plessimeterfinger) mit dem Mittelfinger der rechten Hand (=Perkussionsfinger).

Pathologische Veränderungen des Lungengewebes oder der Pleura (Infiltrat, Pleuraschwarte, Emphysem, Pleuraerguss, Pneumothorax u.a.) können so erkannt werden.

Man unterscheidet über dem Lungengewebe den normalen = sonoren Lungenklopfschall von einem hypersonoren (über stark lufthaltigem Lungengewebe) bzw. einem gedämpften (= Schenkelschall; wenig Luft, viel Gewebe) Klopfschall.
Hypersonorer Klopfschall findet sich z.B. beim Emphysem und Pneumothorax, gedämpfter Klopfschall bei Pleuraschwarte, Pleuraerguss oder Pleuraempyem und Pneumonie. Seltene Befunde bei der Perkussion der Lunge sind ein tympanitischer Klopfschall (normalerweise über luftgefüllten Darmschlingen!), bei tuberkulösen Kavernen und der metallisch klingende amphorische Klopfschall ebenfalls über Lungenkavernen.
Vgl. Tabelle im Anhang Seite 349 f: Atemgeräusche und Atemnebengeräusche.

Antwort 16 ♡

Auskultation Herz: Auskultation ist das „Behorchen der im Körper entstehenden Schallzeichen". Die Auskultation wird heute mit dem Stethoskop durchgeführt. Typische Auskultationsstellen des Herzens (ICR = Intercostalraum; ps = parasternal = neben dem Brustbein gelegen):

- 2. ICR ps rechts = Aortenklappe,
- 2. ICR ps links = Pulmonalklappe,
- 3. ICR ps links = Erbscher Punkt   (Mitralstenose, Aorteninsuffizienz),
- 5. ICR links über Herzspitze (Mitralstenose, Mitralinsuffizienz),
- 5. Rippe (Ansatz) rechts = Trikuspidalis.

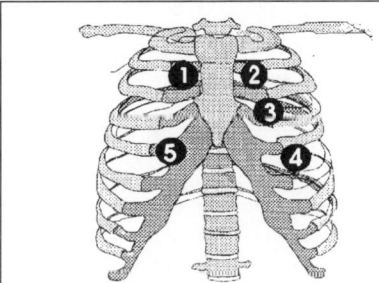

❶ 2. ICR parasternal rechts = Aortenklappe

❷ 2. ICR parasternal links = Pulmonalklappe

❸ 3. ICR links = Erb-Punkt

❹ 5.ICR links Herzspitze = Mitral-/Aortenfehler

❺ Ansatz 5. Rippe rechts = Trikuspidalfehler

Topografie der Auskultationsstellen am Herzen

MERKVERS: Anton **Pull**mann **tr**inkt **M**ilch um **22.45** und **erb**richt um **3**.
Anton = Aorta, Pullmann = Pulmonalis, trinkt = Trikuspidalis, Milch = Mitralis;
22.45: 2. ICR rechts: Aorta, 2. ICR links: Pulmonalis, 4. ICR rechts: Trikuspidalis, 5. ICR links: Mitralis, 3. ICR links: Erb-Punkt)

Auskultiert wird:

- Frequenz und Rhythmus,
- Differenzierung des ersten und zweiten Herztones (S1 und S2),
- Lautstärke der Töne,
- Spaltung der Herztöne oder zusätzliche Herztöne
- Geräusche während der Systole oder der Diastole (siehe unten).

Physiologisch sind zwei Herztöne (nicht gespalten) und keinerlei Geräusche zu hören.

Pathologische Auskultationsbefunde:

- Arrhythmien: (z.b. Tachyarrhythmie, Bradykardie, Tachykardie usw).
- Systolische Geräusche: (z. B: Mitral- oder Trikuspidalinsuffizienz; Aorten- oder Pulmonalstenose; Ventrikelseptumdefekt, Vorhofseptumdefekt, Aortenisthmusstenose.)
- Diastolische Geräusche: (z.B. Mitral- oder Trikuspidalstenose; Aorten- oder Pulmonalinsuffizienz
- 3. Herzton: (in der Diastole) beim Jugendlichen ohne Krankheitswert beim älteren Patienten bei Dilatation des linken Ventrikels (z.b. Mitralinsuffizienz).
- 4. Herzton: (in der Diastole, präsystolisch) bei Hypertonie und Aortenstenose
- Spaltung von Herztönen: bei jüngeren Patienten ist der 2. Herzton (HT) häufig physiologisch in der Inspirationsphase gespalten. Eine fixierte (= immer zu hörende) Spaltung ist pathologisch (z.b. Mitralinsuffizienz, Links-Rechts-Shunt, Aortenstenose, Links- und Rechtsschenkelblock u.a).

Systolische und diastolische Herzgeräusche (vereinfachendes Schema)		
GERÄUSCH	EINFLUSSBAHN (AV-Segelklappen)	AUSFLUSSBAHN (Taschenklappen)
systolisch	Insuffizienz der Mitral- u./o.Trikuspidalklappe	Stenose der Aorten- u./o. der Pulmonalklappe
diastolisch	Stenose von Mitral- u./o. Trikuspidalklappe	Insuffizienz der Aorten- u./o. der Pulmonalklappe

Systolische Geräusche finden sich auch bei Vorhof- und Ventrikelseptumdefekten, ein systolisch-diastolisches Maschinengeräusch charakterisiert den persistierenden Ductus arteriosus.

§ **Antwort 17**

Extrasystolen sind vorzeitig und unregelmäßig einfallende Extraschläge des Herzens, die spontan von einem pathologischen Reizbildungsherd des Herzens ausgehen. Sie unterbrechen den normalen Herzrhythmus. Je nach Ursprung werden sie als supraventrikulär oder ventrikulär (häufiger) bezeichnet,

Extrasystolen können zwischen zwei normalen Herzschlägen „interponiert" sein, oder es folgt der Extrasystole eine Verlängerung des diastolischen Intervalls „kompensatorische Pause".

Extrasystolen sind bei der Auskultation des Herzens als Extraschläge zu hören und bei der Pulskontrolle zu fühlen.

Antwort 18 ♡

Als peripheres Pulsdefizit bezeichnet man die Differenz zwischen der über dem Herzen auskultierten und gleichzeitig an der Arteria radialis palpierten Pulsfrequenz. Das Pulsdefizit kommt dadurch zustande, dass sich das Herz zwar kontrahiert, durch schlechte Füllung des linken Ventrikels (z.B. bei Tachyarrhythmia absoluta) oder mangelnde Kontraktionskraft des Herzens (Herzinsuffizienz) jedoch keine Pulskurve aufbauen kann.

Antwort 19 ♡

Die Inspektion des Brustkorbs über dem Herzen gestattet Rückschlüsse auf Herzkrankheiten:

- · Pulssynchrones Anheben mehrerer Zwischenrippenräume (Interkostalraum = ICR) links neben dem Brustbein bei Rechtshypertrophie des Herzens.
- Hebenden Herzspitzenstoß im fünften ICR in der Medioklavikularlinie bei Linkshypertrophie des Herzens.
- Sichtbare Pulsationen im 1. oder 2. ICR können für ein Aneurysma (Aussackung) der aufsteigenden Hauptschlagader (Aorta ascendens) oder eine Aorteninsuffizienz sprechen.
- Sichtbare Pulsationen im 2. und 3. ICR bei Pulmonalstenose (mit poststenotischer Erweiterung) und bei Vorhofseptumdefekt.
- Pulsationen über dem unteren Sternum und im 4./5. ICR links sind Zeichen einer Volumen- oder Druckbelastung des rechten Herzens.
- Eine Voussure, die Vorwölbung der Thoraxwand über dem Herzen, tritt bei angeborenen oder früh erworbenen Herzfehlern auf (hoher Anteil von Knorpel am kindlichen Thorax führt zu einer Herzvorwölbung, die später verknöchert).

Antwort 20

Rektale Untersuchung:

Indikation:

Die rektale Untersuchung sollte bei allen Patienten, die älter als vierzig Jahre sind, routinemäßig durchgeführt werden. („Krebsvorsorge": 33 % der Tumoren des Dickdarms sind durch die rektale Untersuchung zu erreichen!)

Ausnahme: Keine rektale Untersuchung bei frischem Herzinfarkt.

Weitere Indikationen sind (in jedem Alter):

- Beschwerden beim Wasserlassen (Miktionsbeschwerden),
- Schleim-, Blut- oder ungewollte Flüssigkeitsabgänge aus dem After,
- anorektale Beschwerden wie Juckreiz, Brennen, Schmerzen,
- jegliche Veränderung der normalen Stuhlgewohnheiten,
- Akutes Abdomen (z.B. Stoßpalpation mit Douglasschmerz bei Appendizitis),
- V.a. Magen/Darm-Blutung (z.B. Teerstuhl am Fingerling).

Durchführung:

In Knie-Ellenbogen-, Steinschnitt- oder Seitenlage sowie stehend über Stuhl, Liege oder Tisch vornüber gebeugt.

Es werden benötigt: Handschuh oder Fingerling, Vaseline und Testbriefchen (für Untersuchung des am Fingerling haftenden Stuhls auf „okkultes Blut" = Mikromelaena)

Klinische Befunde:

- Inspektion: Marisken (hypertrophe Analfalten) können Ursache eines Analekzems sein. Analfissuren (klaffende Läsionen der Analschleimhaut). Vorsicht: extrem schmerzhaft! Analfisteln (z.B. bei Morbus Crohn), Analabszesse, Darmprolaps.
- Palpation (bis maximal 12 cm): Analreflex (Zusammenziehen des Sphinkter ani beim Einführen des Fingers. Der Sphinktertonus ist häufig im Alter, beim Rektumkarzinom, bei Schleimhautvorfällen und Proktitis vermindert. Rektumkarzinom (derbe Platten, mit wallartigen Geschwürrändern und schüsselförmigen Einbuchtungen, blutend). Fibrome, Adenome (Polypen), Hämorrhoiden (multiple weiche, kaum schmerzhafte Knoten). „Ventrale Tumoren" (z.B. Scheidentampons, Ringpessare, tumoröse Veränderungen in gynäkologischem Gebiet). Zystozelen, Rektozelen.
- Bei der rektalen Untersuchung ist auch die Prostata mit entsprechenden pathologischen Befunden zu tasten.

Ursache eines Analekzems:

Marisken, Oxyuren (Madenwürmer), Analfissuren und Analfisteln, Hämorrhoiden. Seltenere Ursachen sind z.B. Kontaktekzeme durch Desinfektionsmittel am Fieberthermometer, allergische Reaktion auf „Hämorrhoiden"zäpfchen oder -salben, Arzneimittelunverträglichkeit bei Laxanzien.

Die Inspektion des Handschuhs:

Die Inspektion des Handschuhs muss erfolgen, um Blut am Fingerling als Hinweis für Tumor, Polyp, gastrointestinale Blutung usw. nicht zu übersehen und um aus der Farbe des Stuhls (Teerstuhl bei oberer gastrointestinaler Blutung, acholischer Stuhl bei Verschlussikterus usw.) klinische Schlüsse ziehen zu können.

Antwort 21

Eine starke Blutung durch den After ist ein Notfall. Vor weiterer Anamnese- und Befunderhebung sollte in diesem Fall der Notarzt informiert und ein venöser Verweilzugang (eventuell Infusion mit Ringer-Laktat) angelegt werden. Differenzialdiagnostisch ist zu denken an:

Obere gastrointestinale Blutung:

- Geschwüre oder Erosionen: Duodenum, Magen, Ösophagus,
- Varizen: (Ösophagus, Magenfundus),
- Mallory-Weiss-Syndrom: (Schleimhauteinrisse im Ösophagus/Kardia-Übergangsbereich bei heftigem Erbrechen),
- Magenkarzinom,
- Seltene Ursachen (z.B. M. Osler).

Dünndarmblutungen:

- Dünndarmtumoren (selten), ischämische Enteritis, Angiodysplasien (selten).

Untere gastrointestinale Blutung:

- Meckel-Divertikel,
- Colitis ulcerosa / Morbus Crohn,

- Polypen,
- Dickdarm-Divertikel,
- Angiodysplasien,
- Dickdarmkarzinom,
- Hämorrhoidalblutung,
- Seltene Ursachen (z.B. Morbus Osler).

MERKE:
Jeder Zweite hat Hämorrhoiden!
Mit dieser Diagnose darf man sich nie zufrieden geben!

Antwort 22
Die Normalwerte für die roten Blutkörperchen variieren von Labor zu Labor etwas:
Männer: 4,3 - 5,7 Millionen/mcl
Frauen: 3,9 - 5,3 Millionen/mcl

Antwort 23
Blut besteht aus Blutkörperchen und Plasma.
Der Hämatokrit ist der prozentuale Anteil der zellulären Bestandteile (der Blutkörperchen) am gesamten Blutvolumen.
(Der Hämatokrit entspricht im Prinzip dem Anteil der roten Blutkörperchen im Blut: Thrombozyten und Leukozyten sind volumenmäßig zu vernachlässigen).
Die Normalwerte für den Hämatokrit:
Männer: 0,4 - 0,52 (40 % - 52 %)
Frauen: 0,35- 0,47 (35 % - 47 %)
Wird der Hämatokrit größer als 60 % kommt es zu einem kritischen Anstieg der Blutviskosität (Viskosität = "Zähigkeit") mit der Gefahr thromboembolischer Komplikationen.
Dreierregel: Erythrozytenzahl x 3 = Hämoglobin, Hämoglobin x 3 = Hämatokrit.

Antwort 24
Die eosinophilen Granulozyten machen ca. 1-4 % der im Differenzialblutbild ausgezählten Leukozyten aus.

Antwort 25
Die BSG oder Blutkörperchensenkungsgeschwindigkeit ist ein unspezifischer Suchtest, der orientierend Hinweise auf das Bestehen einer Krankheit gibt.
Durchführung:
In eine 2 ml Spritze werden 0,4 ml 3,8 % Natriumzitratlösung (evtl. auch EDTA) als Gerinnungshemmer und anschließend 1,6 ml Venenblut aufgezogen und durch Kippen (kein Schütteln) gemischt.
Die Blutprobe wird in einem mit einer Millimetergraduierung versehenen Glas- oder Kunststoffröhrchen bis zur Höhe von 200 mm aufgezogen.

In senkrechter Position des Röhrchens wird die Sedimentation des Erythrozyten in mm / Std. nach einer und nach zwei Stunden abgelesen (Methode nach WESTERGREN).

Normalwerte:

Männer:	3 - 8 mm nach der 1. Stunde
	5 - 18 mm nach der 2. Stunde
Frauen:	6 - 11 mm nach der 1. Stunde
	6 - 20 mm nach der 2. Stunde

BSG-Erniedrigung findet sich bei:

• Polyglobulie,
• Polycythaemia vera,
• Sichelzellanämie.

BSG-Erhöhung findet sich bei:

a) Sehr stark beschleunigte BSG (über 100 mm nach der 1. Stunde):

• Plasmozytom,
• Rheumatisches Fieber,
• Hypernephrom,
• Kollagenosen,
• M. Hodgkin,
• Peritonitis,
• Sepsis, Makroglobulinämie Waldenström, Nephrotisches Syndrom u.a.

b) Stark beschleunigte BSG (über 50 mm nach der 1. Stunde):

• Nach Herz- und anderen Infarkten,
• Chronische Leberkrankheit,
• Primär chronische Polyarthritis,
• Malignome; Tumor mit Metastasen,
• Akute bakterielle Infektionen,
• Nekrosen,
• hämolytische Anämie.

c) Mäßig beschleunigte BSG (bis 50 mm nach der 1. Stunde):

• Entzündliche Erkrankungen wie Pyelonephritis, Cholezystitis, Lues, Tuberkulose und Thrombophlebitis,
• Myxödem,
• Akute Sarkoidose (Löfgren-Syndrom),
• Schwangerschaft nach der 8. Woche,
• postoperativ, Magengeschwür, Varikose u.a.

Merke: Das Verhalten der BSG ist ein Zusammenwirken verschiedener Serumbestandteile und wird mitbestimmt durch die Masse der Erythrozyten. Mit zunehmendem Lebensalter steigt ihr Wert an und liegt bei Frauen generell höher. Nicht selten finden sich pathologisch erhöhte (reversible) BSG-Werte, ohne dass ein klinisches Korrelat gefunden wird. Dies sollte bei der Beurteilung der Aussagekraft der BSG berücksichtigt werden.

Antwort 26

Dyspnoe (Atemnot) wird meist zunächst mit Lungenerkrankungen bzw. Herzerkrankungen in Zusammenhang gebracht. Die differenzialdiagnostischen Möglichkeiten sind jedoch umfangreich:

- Pulmonale Ursachen: Chronische Bronchitis, Asthma bronchiale, chronisch obstruktives Lungenemphysem, Lungenembolie, Bronchialkarzinom, Pneumonie, Tuberkulose, Bronchiektasie, Sarkoidose, Silikose, Zystische Fibrose (CF), Pneumothorax, Fibrose, Thoraxverletzungen oder -deformierungen, Pleuraerguss, Tracheal- und Bronchusstenose, Fremdkörper usw.
- Kardiale Ursachen: Herzinsuffizienz (Stauungslunge, Lungenödem), Herzklappenfehler, Perikarderguss, Kardiomyopathie usw.
- Endokrinopathie: Diabetes mellitus (Präkoma), Myxödem, Hyperthyreose
- Blutkrankheiten: Anämie, Polyzythämie, Methämoglobinämie.
- Krankheiten von ZNS und Muskulatur: Hirntumor, Enzephalitis, Gefäßprozesse, Polyneuritis und Poliomyelitis (Atemmuskulatur), Myasthenie.
- Physiologisch bei körperlicher Belastung und in großer Höhe.
- Mediastinalprozesse: Einflussstauung durch Morbus Hodgkin, retrosternale Struma, Aortenaneurysma, Mediastinalemphysem,
- Volumen im Abdomen: Aszites, Peritonealkarzinose, Ovarialkystom, Hiatushernie,
- Sonstiges: Pickwick-Syndrom, Adipositas, psychogen.

Eine inspiratorische Dyspnoe (= Atemnot beim Einatmen), meist mit inspiratorischem Stridor (Stridor = pfeifend-kratzendes Geräusch bei der Atmung). Ein Stridor tritt auf bei Einengung zwischen oberem Larynx und Hauptbronchus z.B. durch Fremdkörper, Entzündung oder Karzinom.

Antwort 27

Der Kehlkopf (Larynx) sitzt als röhrenförmiges Knorpelgerüst an der Vorderseite des Halses. Er besteht aus 5 Knorpeln, die zum Teil gelenkig miteinander verbunden sind und durch Bänder und Muskeln zusammengehalten werden.

Der Schildknorpel bildet mit seinen zwei vorn zusammengewachsenen Knorpelanteilen den „Adamsapfel". An seiner Innenseite ist der Kehldeckel (Epiglottis) befestigt. Er legt sich beim Schluckakt schützend vor den Kehlkopfeingang. Unter dem Schildknorpel folgt als Übergang zur Luftröhre der Ringknorpel. Schildknorpel und Ringknorpel sind durch Gelenke miteinander verbunden. Auf der Platte des Ringknorpels sitzen die beiden pyramidenförmigen Stellknorpel. Sie werden von kleinen Muskeln bewegt und sind für die Stellung und Spannung der Stimmbänder wichtig. Die Stimmbänder verlaufen unter der Schleimhaut von der Innenfläche des Schildknorpels zu den Stellknorpeln. Der zwischen den beiden Stimmbändern bestehende Spalt wird „Stimmritze" genannt.

Antwort 28
a) Nein. Formaldehyd entwickelt schleimhautreizende, gesundheitsgefährdende Dämpfe.
b) Als Mittel zur Hautdesinfektion verwendet man hauptsächlich steril filtrierte (= ohne Tetanus- und Gasbrandsporen) Alkohole wie z.b. Ethanol 80 % (Trinkbranntwein), Isopropylalkohol 70 %, Propanol 60 % sowie Phenole und Halogene.
Es kommen nur geprüfte und zugelassene Mittel zum Einsatz, die auf der jeweils aktuellen Liste des Robert-Koch-Instituts (zwingend bei behördlicher Desinfektion) oder der Deutschen Gesellschaft für Hygiene und Mikrobiologie (DGHM) aufgeführt sind. Sie werden nach Herstellerempfehlung und Gebrauchsanweisung angewendet. Zur Händedesinfektion sollten vornehmlich Mittel auf der Basis von Alkohol verwendet werden.

MERKE: Hände- und Hautdesinfektionsmittel sind nicht das Gleiche:
Händedesinfektionsmittel enthalten rückfettende Zusätze, die bei der Hautdesinfektion (z.B. vor chirurgischen Eingriffen) stören, weil sie die Haftung von Pflastern herabsetzen.
c) Hautdesinfektion bei kleineren (keine großen chirurgischen!) Eingriffen (i.v., i.m. Punktion, Blutentnahme, Blutkulturen usw.):
(Eventuell zunächst: Reinigen der Haut mit Desinfektionsmittel und sterilem Tupfer). Dann:
Auftragen des Desinfektionsmittels und Abwischen der Haut mit sterilem Tupfer.
Die für das Desinfektionsmittel vorgeschriebene Einwirkzeit (ca. 30 Sekunden bis 2 Minuten) abwarten. (Die Einwirkzeit bei alkoholischen Desinfektionsmitteln ist beendet, wenn der Feuchtglanz der Haut durch Verdunsten des Alkohols verschwunden ist).
d) Jod wird wegen der Gefährdung durch Jodallergie nur noch in Ausnahmefällen verwendet.

Antwort 29
In der Schulmedizin werden Pilzerkrankungen durch Präparate behandelt, die man als „Antimykotika" bezeichnet. Phytotherapeutisch wirken junge, frische Blätter der Walnuss (Juglans regia). Gegen Fußpilz helfen 20 % Eichenrinde-Bäder bzw. Bäder in 3 % Kochsalzlösung oder Kaliumpermanganat. Knoblauchöl innerlich und äußerlich und „Propolis", das Kittharz der Bienen, wirken pilzhemmend.

Antwort 30
Können sich Demenzkranke, psychisch Kranke oder auch geistig gesunde Menschen, z.B. nach einem schweren Unfall, nicht mehr selbst um ihre Angelegenheiten kümmern, so kann nach §1896 des Bürgerlichen Gesetzbuches (BGB) vom Vormundschaftsgericht eine gesetzliche Betreuung auf Zeit angeordnet werden:
"Für einen Volljährigen kann aufgrund einer psychischen Erkrankung, einer körperlichen, geistigen oder seelischen Behinderung eine Betreuung angeordnet werden, wenn er vorübergehend oder auf Dauer nicht mehr in der Lage ist, seine Angelegenheiten ganz oder teilweise selbst zu besorgen." (§ 1896 BGB)
Eine gesetzliche Betreuung darf nur dann angeordnet werden, wenn andere Hilfen nicht ausreichen und wenn nicht anderweitig Vorsorge getroffen wurde (z.B. durch eine Vorsorgevollmacht).

Die Betreuung ist eine vom Vormundschaftsgericht angeordnete gesetzliche Vertretung auf Zeit. Die Betreuerin oder der Betreuer haben festgelegte Aufgaben wie z.b. die Vermögenssorge oder die Gesundheitsfürsorge zu erledigen. Gesetzliche Betreuer unterstützen ihre Betreuten bei deren Entscheidungen und handeln für sie als gesetzliche Vertreter. Dabei versuchen sie, ihren Schutzbefohlenen ein selbst bestimmtes Leben soweit als möglich zu erhalten.

Antwort 31

Ein Unterbringungsgesetz regelt die Unterbringung psychisch Kranker in psychiatrischen Anstalten.

Die Unterbringung kann freiwillig oder auch zwangsweise (bei Eigen- oder Fremdgefährdung) erfolgen.

Es handelt sich um Landesrecht, deshalb sind die Unterbringungsgesetze in den einzelnen Bundesländern unterschiedlich (aber ähnlich). In den meisten Bundesländern sind sie inzwischen durch ein Psychisch-Kranken-Gesetz (PsychKG) ersetzt worden (in Baden-Württemberg, Saarland und Bayern noch „Unterbringungsgesetz").

Üblicherweise muss für eine zwangsweise Unterbringung von einem <u>Arzt</u> eine schwerwiegende psychische Störung diagnostiziert worden sein und eine Eigengefährdung (z.B. Suizidversuch oder -drohung) oder Fremdgefährdung (Bedrohung oder Schädigung von anderen) belegt sein.

Der Heilpraktiker kann eine zwangsweise Unterbringung <u>nicht</u> veranlassen.

In einigen Bundesländern (z.B. Bayern) ist bei Nichterreichbarkeit des Gesundheitsamtes auch eine Einlieferung durch die Polizei möglich.

Nach Zwangsaufnahme in eine Klinik muss innerhalb einer festgelegten Frist gerichtlich anhand der o.a. Angaben über die Unterbringung entschieden werden. Diese ist immer zeitlich begrenzt.

Für langfristige oder dauerhafte Unterbringung psychisch gestörter Straftäter im Rahmen gerichtlicher Verfahren gelten andere gesetzliche Regelungen.

Antwort 32
Die rechte Lunge hat 3 Lungenlappen.
Die linke Lunge hat 2 Lungenlappen.

Antwort 33
1) Emphysem (Atemgeräusch abgeschwächt)
2) Pneumothorax (Atemgeräusch abgeschwächt bis aufgehoben)
3) Atelektase (Atemgeräusch abgeschwächt bis aufgehoben)
4) Pleuraerguss und Pleuraempyem (Atemgeräusch abgeschwächt)
5) Pleuraschwarte (Atemgeräusch abgeschwächt)

Antwort 34
Die wichtigste Lungenerkrankung mit Eosinophilie ist das Allergische Asthma (Extrinsic asthma).
Selten ist das eosinophile Lungeninfiltrat bei der Lungenpassage von Larven des Spulwurms Ascaris lumbricoides. Bisweilen findet sich auch eine Eosinophilie beim akuten Morbus Boeck (Sarkoidose), dem sog. Löfgren-Syndrom (Trias: Arthritis, Erythema nodosum, Lymphknotenschwellung an beiden Lungenhili).

Antwort 35
Atmung
Inspiratorisch wirksam sind:
- Anspannung des Zwerchfells (Zwerchfell: ist der wichtigste Muskel der Einatmung in Ruhe).
- Hebung des Brustkorbs durch die Mm. scaleni („Treppenmuskeln") und der Mm. intercostales externi („äußere Zwischenrippenmuskeln").
- Atemhilfsmuskeln, z.B. M. pectoralis major und minor (großer und kleiner Brustmuskel), (bei forcierter Atmung, in Ruhe normalerweise nicht aktiv).

Exspiratorisch wirksam:
- Die Muskeln der Bauchdecke („Bauchpresse").
- Die Senkung des Brustkorbes (passiv; folgt der Eigenelastizität).
- Die Anspannung der Mm. intercostales interni („innere Zwischenrippenmuskeln").

Bei der Einatmung werden zur Erweiterung des Brustraumes die Rippen angehoben. Die Zwerchfellkuppe senkt sich durch die Kontraktion des Zwerchfells. Bei der Ausatmung werden die Rippen zur Verkleinerung des Brustraumes gesenkt, das Zwerchfell erschlafft und wird von den Muskeln der „Bauchpresse" nach oben gedrängt.

Antwort 36

Bei akuter Bronchitis finden folgende schleimhaltige Phytotherapeutika Verwendung:

- Eibisch,
- Stockrose,
- wilde Malve,
- Huflattich (Tussilago farfara),
- Königskerze (Verbascum densiflorum),
- Spitzwegerich (Plantago lanceolata),
- Isländisch Moos (Lichen islandicus)

Bei chronischer Bronchitis helfen Saponindrogen:

- Primelwurzel (Schlüsselblume, Primula veris und Primula elatior),
- Veilchenwurzel (Viola odorata),
- Anis (Pimpinella anisum),
- Seifenkraut (Saponaria officinalis),
- Lungenkraut (Pulmonaria officinalis).

Bei krampfartigem Husten, Keuchhusten haben Heilwirkungen:

- Thymian (Thymus vulgaris),
- Sonnentau (Drosera rotundifolia,
- Efeu (Hedera helix),
- Pestwurz (Petasites officinalis).

Antwort 37

1. Nach dem Infektionsschutzgesetz (IfSG §2,3) ist eine übertragbare Krankheit *„eine durch Krankheitserreger oder deren toxische Produkte, die unmittelbar oder mittelbar auf den Menschen übertragen werden, verursachte Krankheit".*

Antwort 38 ♡

Die wichtigsten Leitsymptome von Herzkrankheiten, nach denen gefragt werden sollte, sind:

- Atemnot (Dyspnoe),
- Herzklopfen (Herzpalpitation),
- Herzstolpern,
- Herzjagen,
- Herzschmerzen (präkordiale oder substernale Schmerzen),
- nächtliches Wasserlassen (Nykturie),
- abendliche „Knöchelödeme",
- plötzliche Ohnmacht („Synkope"),
- Zyanose.

Antwort 39 𝒱

Herzinfarkt (Myokardinfarkt):

- Klinik:

  Intensiver, lang anhaltender Angina-pectoris-Schmerz (beklemmender Brustschmerz, „Brust wie in einem Schraubstock"), der durch körperliche Ruhe und Nitroglyzerin nicht beeinflussbar ist. Im typischen Fall Ausstrahlung der Schmerzen in den linken Arm (kleinfingerwärts). Kaltschweiß, Todesangst, Rhythmusstörungen, oft Blutdruckabfall, evtl. Symptome einer Linksherzinsuffizienz.

- Pathophysiologie:

  Irreversible Myokardnekrose durch Sauerstoffunterversorgung des Myokards. Meist bedingt durch Koronarstenose bzw. Koronarthrombose auf dem Boden einer Koronararteriosklerose.

Herzrhythmusstörungen:

- Klinik: Herzklopfen (bei Tachykardie, Tachyarrhythmie), Herzstolpern (bei ventrikulären oder supraventrikulären Extrasystolen). Synkopen („Ohnmachten") z.b. beim Adams-Stokes-Anfall. Im Extremfall auch kardiogener Schock oder Kreislaufstillstand (z.b. Kammerflimmern, Asystolie).

- Pathophysiologie:

  Störungen im Reizleitungs- bzw. Reizbildungssystem durch Sauerstoffminderversorgung (z.b. koronare Herzkrankheit, Myokardinfarkt); Volumen- oder Druckbelastungen des Herzens (z.b. Herzklappenfehler, Hypertonie), extrakardiale Ursachen wie: Elektrolytstörungen, Hyperthyreose, Medikamente usw.

Linksherzinsuffizienz:

Klinik:

Atemnot, Asthma cardiale (nächtlicher Husten), Lungenödem, Zyanose, Nykturie, oft Tachykardie, Herzvergrößerung. Leistungsminderung, zerebrale Funktionsstörungen.

Rechtsherzinsuffizienz:

- Klinik:

  Sichtbare Venenstauung (Halsvenen, Venen am Zungengrund), Gewichtszunahme und Ödeme (Knöchel, Unterschenkel; bei liegenden Patienten am Kreuzbein = tiefster Körperpunkt), Stauungsergüsse (Aszites, Pleuraerguss), Stauungsleber, Stauungsgastritis, Stauungsnieren mit Proteinurie). Nykturie, Tachykardie, Herzvergrößerung.

- Pathophysiologie (Rechts- und Linksherzinsuffizienz):

  - Ventrikelkontraktionsschwäche: bei Kardiomyopathie, Myokarditis, koronarer Herzkrankheit (KHK).
  - Erhöhte Volumenbelastung: Herzklappeninsuffizienz, Shuntverbindungen.
  - Erhöhte Druckbelastung: Klappenverengungen (Stenosen), arterielle Hypertonie, pulmonale Hypertonie.
  - Behinderung der Ventrikelfüllung: Herzbeuteltamponade, konstriktive Myokarditis, restriktive Kardiomyopathie.
  - Herzrhythmusstörungen: Bradykardien, Tachykardien unterschiedlicher Ätiologie.

Antwort 40

Die Palpation des Thorax dient der Beurteilung der Symmetrie und des Ausmaßes der Atemexkursionen (verändert z.B. bei Rippenserienfraktur, Pleuritis, Pneumothorax usw.), dem Auffinden schmerzhafter Bereiche (Tumor, Fraktur, Osteomyelitis, Knochenmetastase) und der Prüfung des Stimmfremitus.

Stimmfremitus: der Patient sagt bei auf dem Thorax aufliegenden Untersucherhänden, laut mit tiefer Stimme, das Wort „neunundneunzig". Die Vibration unter den palpierenden Händen gibt Aufschluss über die Leitfähigkeit des Gewebes im Thorax.

Der Stimmfremitus ist abgeschwächt bei Pleuraerguss, Pleuraschwarte oder Pneumothorax. Er ist verstärkt z.B. bei Pneumonie.

Am Thorax palpiert man außerdem Lymphknoten und Brust (Mamma) (z.B. Veränderungen der Brust und tastbare axilläre Lymphknoten beim Brustkrebs).

Antwort 41

Mit der Herzperkussion lassen sich typische Herzformen, z.B. das vergrößerte, hypertrophierte Herz, die Herzkonfiguration bei Mitral- oder Aortenfehler bzw. eine Herzdilatation erkennen. Eine vergrößerte Fläche bei der absoluten Herzdämpfung spricht für ein vergrößertes, hypertrophiertes Herz.

Nicht verwertbar sind die Ergebnisse der Perkussion bei Emphysem, Thoraxfehlbildungen, ausgeprägter Adipositas und Pleuraergüssen.

Antwort 42

Technik der Herzperkussion:

1. Feststellung der Lungen-Lebergrenze rechts in der Medioklavikularlinie **(1),**
2. Übertragung des Zwerchfellstandes nach links **(2),**
3. radiäre Perkussion in den Zwischenrippenräumen links rechtwinklig auf die erwartete Herzgrenze zu **(3 - 7),**
4. Perkussion in den Zwischenrippenräumen rechts auf die rechte Herzgrenze zu **(8 - 11).**

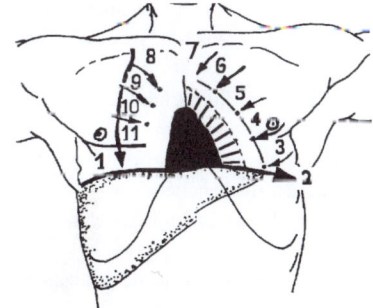

■   absolute Herzdämpfung

/// relative Herzdämpfung

Die durch laute Perkussion gewonnene, außen gelegene Grenze des Schallwechsels, wird als relative Herzdämpfung (das Herz ist hier noch von Lungengewebe bedeckt), die innere, mit leiser Perkussion festgelegte, als absolute Herzdämpfung bezeichnet (das Herz liegt hier der Thoraxwand direkt an).

Antwort 43

Die perkutorisch nachweisbaren krankhaften Veränderungen der Herzgestalt haben folgende Ursachen:

1) Hypertrophie (Vergrößerung),

2) Dilatation (Erweiterung),

3) Erguss.

Bei Volumen- oder Druckbelastung (Shunts, Herzklappenfehlern, arterieller oder pulmonaler Hochdruck usw.) vergrößert sich das Herz, es hypertrophiert.

Einige typische krankhafte Formveränderungen des Herzens:

- Aortenklappenfehler: Herzvergrößerung mit typischer „Holzschuhform" des Herzens,
- Mitralfehler: Verstreichen der sog. „Herztaille". (Die Herztaille ist eine Einbuchtung der Herzsilhouette zwischen linker Kammer und Pulmonalbogen. Wird auf dem Röntgenbild oder bei der Herzperkussion eine verstrichene Herztaille erkannt, kann man auf eine Vergrößerung des linken Vorhofes schließen).
- Herzdilatation (z.B. dilatative Kardiomyopathie): „Kugelform" des Herzens,
- Herzbeutelerguss: „Dreieckform" bzw. „Bocksbeutelform" des Herzens.

Antwort 44 √

Auskultation Abdomen:

Bei der Auskultation des Bauchraumes hört man physiologische Darmgeräusche (5-10 pro Minute).

Häufige, verstärkte Darmgeräusche, spritzend, „hoch gestellt" und metallisch klingend, sind Zeichen für eine Enge (Stenose) oder einen mechanischen Darmverschluss (Ileus).

Hört man keinerlei Darmgeräusche („Totenstille über dem Abdomen") und - eventuell - das Pulsieren der Hauptschlagader (Aorta) im Hintergrund („Ticken der Totenuhr"), so spricht dies für einen paralytischen Darmverschluss (Ileus).

Eine Nierenarterienstenose, eine der Ursachen des renal bedingten Bluthochdrucks, kann zu einem über dem Abdomen auskultierbaren, hohen systolischen Geräusch führen.

Gefäßgeräusche finden sich auch über einem Aneurysma (Gefäßaussackung) der Hauptschlagader (Aortenaneurysma) bzw. über arteriosklerotisch veränderten Beckenarterien.

Selten ist ein Reibegeräusch über einer durch Metastasen veränderten Leberoberfläche oder über dem linken Oberbauch bei Milzinfarkt.

Zur Untersuchung der Lebergrenzen – oberer und unterer Leberrand – dient die Kratzauskultation:

Das Stethoskop wird in den epigastrischen Winkel gelegt. Mit dem Fingernagel oder einem Holzspatel wird von oben nach unten in der rechten Medioklavikularlinie auf den Leberrand zugekratzt.

Eine veränderte Geräuschqualität durch den kratzenden Finger am Unterrand des rechten Rippenbogens spricht für eine Änderung des Gewebes, über dem man kratzt (= unterer Leberrand). Nun legt man das Stethoskop auf eine Stelle sicherer Leberdämpfung und kratzt von oben auf den oberen Leberrand zu. Auch dieser wird durch eine hörbare Änderung der Geräuschqualität markiert.

Antwort 45
Die Symptome dieser Patientin sind typisch für das Krankheitsbild einer Schilddrüsenüberfunktion, einer Hyperthyreose.

Antwort 46
Definition:
Eine Hyperthyreose ist eine Überfunktion der Schilddrüse.
Die Schilddrüsenhormone T3 und T4 werden vermehrt gebildet.

Klinik der Hyperthyreosen:

* Struma („Kropf": 70-90 % der Patienten); aufgrund der starken Durchblutung ist auskultatorisch über der Schilddrüse sog. „Nonnensausen" (altdeutsch: Nonne = Kreisel) zu hören,
* psychomotorische Unruhe mit gesteigerter nervaler Erregbarkeit: z.b. feinschlägiger Tremor der Hände (Feinzittrigkeit der Hände), lebhafte Reflexe, Schlaflosigkeit, Nervosität,
* warme und feuchte Haut (Händedruck!), weiches dünnes Haar,
* Wärmeunverträglichkeit, Schweißausbrüche, subfebrile Temperatur,
* Tachykardie, Rhythmusstörungen, große Blutdruckamplitude,
* Gewichtsverlust (trotz Heißhungers!).

Aufgrund des Gewichtsverlustes werden häufig unter der Verdachtsdiagnose Tumor umfangreiche diagnostische Maßnahmen eingeleitet. Jodhaltige Kontrastmittel zur Diagnostik bei der Tumorsuche können hier zum lebensgefährlichen Bild einer sog. thyreotoxischen Krise führen. Vor Jodgabe oder Gabe eines jodhaltigen Kontrastmittels ist eine Hyperthyreose unbedingt auszuschließen! Bei Gewichtsverlust immer auch an Hyperthyreose denken!

* Durchfall,
* negative Kalziumbilanz mit Hyperkalzämie und Knochenbrüchigkeit, Fettleber,
* evtl. Hyperglykämie oder pathologische Glukosetoleranz.

Klassischer Befund bei immunogener Hyperthyreose (M. Basedow) ist die „Merseburger Trias":

* Struma,
* Tachykardie (gesteigerte Herzfrequenz),
* Exophthalmus (Vordrängen beider Augäpfel). Endokrine Augensymptome (Orbitopathie mit Exophthalmus) entstehen durch Einlagerung von Glukosaminoglykanen (Gag) in das periorbitale Gewebe und die äußeren Augenmuskeln (ca. 70 % der Fälle von M. Basedow). (In ca. 5 % der Fälle finden sich Einlagerungen auch vor dem Schienbein als prätibiales Myxödem.)

Endokrine Augensymptome: Schwellung der lateralen Partie der Augenbrauen. Doppelbilder, Lichtscheu, Fremdkörpergefühl, schmerzhafter Druck hinter den Augen sowie 3 klassische Zeichen:

* Graefe-Zeichen: Zurückbleiben des Oberlids bei Blicksenkung, sodass die Sklera sichtbar bleibt.
* Stellwag-Zeichen: langsamer, seltener Lidschlag bei endokriner Orbitopathie.
* Moebius-Zeichen: Schwäche der Konvergenzbewegung der Augen bei Basedow-Hyperthyreose mit endokriner Orbitopathie. (Lässt man den Patienten erst zur Decke, dann auf seine Nasenspitze sehen, so tritt nur das eine Auge in Konvergenzstellung, das andere weicht nach außen ab.)
* Dalrymple-Zeichen: Das Sklerenweiß ist beim Blick geradeaus bei 12 h am Hornhautrand sichtbar.

• Komplikation: Eine lebensbedrohliche Verschlimmerung einer Hyperthyreose stellt die thyreotoxische Krise dar. Sie kann infolge Absetzen einer thyrostatischen Therapie bei Hyperthyreose, aber auch durch zusätzliche Belastungen wie z.b. Zweiterkrankungen, schwere Infektionen, Unfälle oder Narkosen, auftreten. Die häufigste Ursache einer thyreotoxischen Krise ist eine vorangegangene Jodgabe, z.b. die Gabe von Röntgenkontrastmitteln oder jodhaltigen Medikamenten, bei einer bestehenden, aber bis dahin unbekannten Hyperthyreose.

Klinisch werden drei Stadien der Hyperthyreose unterschieden:

Stadium I:
− Tachykardie (> 150/min) oder Tachyarrhythmie bei Vorhofflimmern,
− Fieber bis 41 °C, Schwitzen, Exsikkose,
− Psychomotorische Unruhe, Tremor, Angst,
− Erbrechen, Durchfälle,
− Muskelschwäche, Adynamie.

Stadium II:
Zusätzlich Bewusstseinsstörungen, Somnolenz, psychotische Zustände, Desorientiertheit.

Stadium III:
Zusätzlich Koma, evtl. mit Nebenniereninsuffizienz und Kreislaufversagen.

Diagnose:
Anamnese, Klinik, Labor (TRH, TSH, T3/T4, Nachweis von TRAK = TSH-Rezeptorautoantikörper bei immunogener Hyperthyreose Basedow), Sonografie, Szintigrafie.

Therapie:
• Medikamente: Thyreostatika (schilddrüsenblockierende Medikamente),
• Operation: bei großer Struma, Verdrängungserscheinungen und jugendlichem Alter,
• Radiojodtherapie bei Hyperthyreoserezidiv, Autonomie, kleiner Struma, endokriner Orbitopathie (Gabe von radioaktivem Jod, das, da es in der Schilddrüse 200x stärker gespeichert wird als in anderen Körpergeweben, eine lokale Strahlentherapie darstellt).

Antwort 47
Ätiologische Einteilung der Hyperthyreosen:

• Immunogene Hyperthyreose (Morbus Basedow):
Systemische Autoimmunerkrankung. Sie wird verursacht durch Autoantikörper (TRAK = TSH-R-Ak = TSH-Rezeptor-Autoantikörper), die die Schilddrüse zur Produktion von Schilddrüsenhormon anregen. Drei Erscheinungsformen:

o Ohne Struma,
o mit diffuser Struma,
o mit Knotenstruma.

Die immunogene Hyperthyreose ist in ca. 40 % d. F. mit klassischen Augensymptomen, der sog. endokrinen Orbitopathie (Exophthalmus: „Glotzauge, Glanzauge"), verbunden.
Ätiologie: Genetische Disposition (familiäre Häufung) und ein nicht genau bekannter auslösender Faktor (bakterielle oder virale Antigene?) führen zu einer fehlgeleiteten Immunantwort.

- Hyperthyreose bei Schilddrüsenautonomie:
  Bei Schilddrüsenautonomie existieren in der Schilddrüse autonome Areale, die sich der Regelkreissteuerung durch Hypothalamus und Hypophyse entziehen. Manifestation der Erkrankung meist in höherem Lebensalter. Je nach Verteilung dieser autonomen Schilddrüsenbezirke (Szintigrafie!) werden 3 Formen unterschieden:
  o Unifokale Autonomie (früher: autonomes Adenom),
  o multifokale Autonomie,
  o disseminierte Autonomie.
  Ätiologie: Die häufigste Ursache der Schilddrüsenautonomie ist die Jodmangelstruma.

- Seltenere Formen der Hyperthyreose:
  o Vorübergehend bei subakuter Schilddrüsenentzündung (Thyroiditis),
  o bei Schilddrüsenkarzinom, paraneoplastisch (im Rahmen anderer Tumoren; sehr selten),
  o iatrogen durch Überdosierung von Schilddrüsenhormonen,
  o zentrale Hyperthyreose (z.b. TSH-Produktion durch Hypophysenadenom; sehr selten).

Antwort 48
Phytotherapeutisch finden Verwendung (allein oder in Kombination):
Wolfstrapp (Lycopus europaeus) und Herzgespann (Leonurus cardiaca).

Antwort 49
Ein kleinschrittiger „trippelnder oder tippelnder" Gang ist das typische Gangbild beim Morbus Parkinson (Paralysis agitans). Zudem haben die Patienten Schwierigkeiten beim Starten und Abbremsen der Gangbewegungen.

Antwort 50
Die Lähmung des Nervus peroneus (profundus) bewirkt den Ausfall der Extensoren (Strecker) von Fuß und Zehen. Es kommt zu einem „Fallfuß". Der Patient muss den Fuß bei jedem Schritt stark anheben, damit beim Vorwärtsschwingen der Fuß nicht am Boden schleift. Dieses Gangbild nennt man „Steppergang".

Antwort 51
Die häufigste Ursache einer Peroneuslähmung ist eine Schädigung im Bereich des Fibulaköpfchens (z.B. falsch gepolsterte Unterschenkelgipse bzw. hohe Fibulafrakturen).

Antwort 52
Ataxie bezeichnet ein Krankheitsbild, bei dem nicht mehr alle Muskeln zugleich und harmonisch aufeinander abgestimmt auf die Erreichung eines motorischen Zieles hinarbeiten. Man findet eine Ataxie u.a. bei Kleinhirnerkrankungen, beim Tabes dorsalis (einer Form der Neurolues) und beim erblichen Krankheitsbild der Friedreich-Ataxie (rezessiv vererbte, spinozerebellare Heredoataxie).

Antwort 53

Nach einem Schlaganfall mit vollständiger Lähmung einer Körperhälfte kommt es durch Kontrakturen zu einer fixierten Haltungsanomalie der gelähmten Extremitäten. Der gelähmte Arm wird in Beugestellung des Unterarms, der Hand und der Finger an den Körper angelegt und das im Kniegelenk gestreckte Bein wird mit nach unten gerichteten (plantarflektiertem) Fuß beim Gehen seitlich halbkreisförmig um das Standbein herumgeführt (zirkumduziert).

Diese Haltungs- und Bewegungsanomalien werden als Wernicke-Mann-Prädilektionstyp bzw. als Wernicke-Mann-Lähmung bezeichnet.

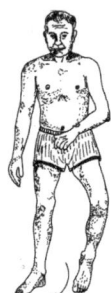

Wernicke-Mann-Prädilektionstyp

Antwort 54

Urinsediment: Was kann man sehen:

- Zellen:

  o Erythrozyten,

  o Leukozyten,

  o Epithelzellen,

  o ovale Fettkörper.

- Zylinder:

  o Hyaline Zylinder,

  o Epithelzylinder,

  o Wachszylinder,

  o Granulierte Zylinder,

  o Erythrozytenzylinder,

  o Hämoglobinzylinder,

  o Leukozytenzylinder,

  o gemischte zelluläre Zylinder,

  o Fett-Zylinder.

- Sonstige Bestandteile:

  o Fett,

  o Schleim,

  o Harnkristalle,

  o Hefe,

o Bakterien,

o Spermien,

o Trichomonaden.

Antwort 55

- Erythrozyten: Normalbefund: 0-3 Erythrozyten /µl. (entspricht 1 Erythrozyten pro Gesichts-feld bei 400-facher Vergrößerung). Mehr Erythrozyten pro Gesichtsfeld finden sich bei einer Vielzahl von Erkrankungen z.b.: Blasenentzündung, Blasenpapillom, Nieren- und Harnleiter-steine, Glomerulonephritis, Pyelonephritis, Glomerulosklerose, Tumoren der Niere und ablei-tenden Harnwege. Auch bei Herzinsuffizienz. (Merke: durch Verunreinigung auch häufig bei Menstruation!)
- Leukozyten: (Normalbefund 1-2 Leukozyten pro Gesichtsfeld). Vermehrung bei ent-zündlichen Prozessen z.b. Zystitis, Urethritis, Harnwegsinfekt, Pyelitis, Pyelonephritis, Prostatitis, chronische Nephrolithiasis, Nieren- und Blasentuberkulose. Merke: auch bei Ap-pendizitis sind eventuell Leukozyten und Erythrozyten im Urin!
- Bakterien: Kommen im normalen Urin nicht vor (Urin ist steril). Deuten auf Verunreinigung bei der Probenentnahme bzw. auf einen Harnwegsinfekt, eine Pyelitis, Nephritis oder Pyelo-nephritis hin.
- Trichomonaden: Kommen in normalem Urin nicht vor. (Protozoenerkrankung);
- Leukozytenzylinder und
- Erythrozytenzylinder bei Pyelonephritis;
- Epithelzylinder bei Pyelonephritis, akuter Niereninsuffizienz und Nephritiden;
- Hyaline Zylinder vermehrt bei Herzinsuffizienz, Fieber, Nierenerkrankungen;
- Granulierte Zylinder bei Nierenerkrankungen, Fieber und Herzinsuffizienz;
- Nierenepithelien bei Nephritis, Pyelonephritis, Amyloidose, nephrotischem Syndrom und akuter Niereninsuffizienz.

Antwort 56
Vgl. Antwort zu Frage **115**.

Antwort 57
Man unterscheidet folgende Bakterienformen:

- Runde, kugelige Bakterien, so genannte Kokken (z.B. Staphylokokken, Streptokokken, Meningokokken, Pneumokokken),
- stäbchenförmige Bakterien (z.B. Corynebacterium diphtheriae, Mycobacterium tuberculosis),
- spiralförmige Bakterien (z.B. Treponema pallidum),
- Vibrionen (Teil einer Spirale; z.B. Vibrio cholerae).

Antwort 58

Die Leukozyten werden in folgende Untergruppen unterteilt:

- Granulozyten:
  - Neutrophile Granulozyten:
    - Stabkernige Neutrophile
    - Segmentkernige Neutrophile
    - Übersegmentierte Neutrophile
  - Eosinophile Granulozyten
  - Basophile Granulozyten (Mastzellen)
- Monozyten
- Lymphozyten

Die Granulozyten spielen eine Rolle bei der unspezifischen Abwehr.

Sie enthalten unter dem Mikroskop sichtbare Körnchen = Granula in den Zellen. Aufgrund des Färbeverhaltens der Granula werden sie in

- neutrophile,
- eosinophile (rote) und
- basophile (dunkelblaue) Granulozyten unterteilt.

Bei den neutrophilen Granulozyten werden verschiedene Reifestadien unterschieden:
  - Stabkernige (jugendliche = Frühformen),
  - segmentkernige und
  - übersegmentierte ("überalterte") neutrophile Granulozyten.

Die neutrophilen Granulozyten phagozytieren ("fressen") virusinfizierte Zellen, Tumorzellen und körperfremde Antigene und spielen eine entscheidende Rolle bei der Abwehr von Mikroorganismen und bei bakteriellen und abakteriellen Entzündungsprozessen. Eosinophile Granulozyten sind beteiligt bei der Abwehr von Würmern und anderen Parasiten sowie an allergischen Überempfindlichkeitsreaktionen. Basophile Granulozyten sind möglicherweise von Bedeutung bei der Abwehr von Parasiten und spielen ebenfalls eine Rolle bei Überempfindlichkeitsreaktionen (Allergie).

Die Monozyten sind große Fresszellen (Makrophagen). Sie sind wichtige Zellen der Abwehr in allen Phasen von Entzündungen und geben wesentliche Informationen an andere Abwehrzellen (vor allem Lymphozyten) weiter.

Die Lymphozyten (B- und T-Lymphozyten) sind die Träger der spezifischen Abwehr, der zellulären (T-Lymphozyten) und humoralen (B-Lymphozyten) Immunität.

Antwort 59

Das Differenzialblutbild (auch: Blutausstrich, gefärbter Blutausstrich, Differenzierung der Leukozyten) zeigt die Morphologie der Blutkörperchen und macht Phänomene sichtbar, die nicht allein durch Zählung oder Messung quantitativ erfassbar sind.

So kommen Formvarianten der Erythrozyten ("Sichelzellen", "Kugelzellen" usw.) und Besonderheiten der Thrombozyten zur Darstellung.

Im Vordergrund stehen jedoch die Leukozyten, welche in ihren Eigenarten differenzierbar werden und deren zahlenmäßige Anteile ermittelt werden können.
Leukozytenarten und Reifestadien lassen sich daraus bestimmen (siehe unten).
Die prozentualen Anteile dieser Leukozytenarten (Granulozyten, Lymphozyten, Monozyten) und verschiedene Reifestadien der neutrophilen Granulozyten helfen, Krankheiten zu differenzieren, zu definieren und prognostisch zu werten.

Normwerte der weißen Blutkörperchen im Differenzialblutbild

- Granulozyten
  - o neutrophile   55-70 %
    - – stabkernige   3- 5 %
    - – segmentkernige   50-70 %
    - – übersegmentierte   Einzelne
  - o eosinophile   2-4 %
  - o basophile   0-1 %
- Lymphozyten   25-40 %
- Monozyten   2-6 %

Antwort 60
Der Normalwert für die Gesamtleukozytenzahl liegt je nach Labor ca. zwischen 3000-10 000 /µl.

Antwort 61
Wenn man die verschiedenen Reifestadien der neutrophilen Granulozyten tabellarisch auf der Abszisse und die Häufigkeit des Vorkommens auf der Ordinate anordnet, so ergibt sich beim Gesunden eine „Normalverteilung", eine Normalkurve der Häufigkeitsverteilung.
Von einer Linksverschiebung spricht man, wenn Frühformen der neutrophilen Granulozyten (Stabkernige u.a.) im Differenzialblutbild verstärkt auftreten. (Die Normkurve der Häufigkeitsverteilung verschiebt sich nach links).
Finden sich unreife neutrophile Granulozyten (Myeloblast, Promyelozyt, Myelozyt) des Knochenmarks im Blut, spricht man von einer pathologischen Linksverschiebung des Differenzialblutbildes (z.B. bei Leukämien).
Finden sich vermehrt stabkernige, jugendliche Formen oder Metamyelozyten, spricht man von reaktiver Linksverschiebung (z.B. vielen Infektionskrankheiten, Entzündungen und Eiterungen).

Neutrophile Granulozyten (Häufigkeitsverteilung im Blutausstrich)

	Unreife neutrophile Granulozyten				Reife neutrophile Granulozyten		
Leukozytentypen	Myeloblast	Promyelozyt	Myelozyt	Metamyelozyt	Stabkerniger	Segmentkerniger	Übersegmentierter
●	0	0	0	0	0-3 %	60-70 %	vereinzelt

Verteilungskurven

60 %
50 %
40 %
30 %
20 %
10 %

Reaktive Linksverschiebung
Rechtsverschiebung
Pathologische Linksverschiebung
Normalkurve

● prozentuale Verteilung im normalen Blutausstrich

Antwort 62

Masern (auch: Morbilli)

Erreger:
Masernvirus (RNS-Virus; Paramyxoviren).

Reservoir:
Kranker Mensch.

Übertragungsmodus
Tröpfcheninfektion;
Ansteckung: vom 5. Tag der Inkubationszeit bis zum 4. Tage nach Beginn des Exanthems.

Inkubationszeit:
10 (8-13) Tage

Klinik:

*   Verheult, verrotzt, verschwollen,
*   Beginn: Rhinitis, Konjunktivitis, Tracheobronchitis, bellender Husten, Lichtscheu, gedunsenes Gesicht, Kopfschmerzen,
*   am 12.-13. Tag: Typisches Enanthem am Gaumen und Koplik-Flecken (weiße Flecken in den Wangentaschen gegenüber den Mahlzähnen), Fieber,
*   am 14.-15. Tag: Exanthem beginnt hinter den Ohren, breitet sich von dort über den ganzen Körper aus, ist großfleckig-zusammenlaufend („makulopapulös-konfluierend"), später feine Schuppung,
*   Halslymphknotenschwellung, Resistenzminderung,
*   Leukozyten ↓, Lymphozyten ↓, Eosinophilen ↓.

Komplikationen:

*   Pneumonie, Masernkrupp (akute verengende Laryngotracheitis), Mittelohrentzündung,
*   Gehirnentzündung (Enzephalitis) (gefürchtet! 20 % tödlich, bei weiteren 30 % bleibende neurologische Schäden),
*   SSPE (subakute, sklerosierende Panenzephalitis: sehr selten: ca. 7 Fälle auf eine Million an Masern erkrankter Patienten, immer tödlich!),
*   Abwehrschwäche (mit Kreislaufversagen),
*   psychische Entwicklungsstörungen.

Differenzialdiagnose:
Röteln und Scharlach.

Diagnose:
Anamnese, Klinik;
Labor: 4facher Titeranstieg in der KBR (Komplementbindungsreaktion) und Nachweis von IgM-Antikörpern im Serum sind beweisend.

Therapie:
Symptomatisch, Isolierung der Kinder, solange das Exanthem besteht.

Prognose:
Bei unkomplizierten Masern ist die Prognose gut, lebenslange Immunität. Noch immer gefürchtet und mit schlechter Prognose: Masernenzephalitis. Die tödliche SSPE ist eine Rarität.

Prophylaxe:
a) Passive Immunisierung mit Masern-Immunglobulin,
b) aktive Immunisierung (Impfung mit abgeschwächtem Lebendimpfstoff).

Antwort 63
Für das Krankheitsbild der Masern hat der Heilpraktiker Meldepflicht und Behandlungsverbot (§ 6 bzw. § 24 des Infektionsschutzgesetzes). Die Behandlung der Masern ist Ärzten vorbehalten. Sie behandeln die Masern also überhaupt nicht, verweisen den Patienten an einen Arzt und melden die Erkrankung (bzw. schon den Verdacht) an das zuständige Gesundheitsamt.

Antwort 64
Bei der Mehrzahl der akuten Pyelonephritiden handelt es sich um aufsteigende Monoinfektionen mit Escherichia coli. Bei chronischen Pyelonephritiden sind Mischinfektionen etwas häufiger.

Erregerspektrum:

- Escherichia coli,
- Klebsiella,
- Proteus,
- Enterokokken,
- Pseudomonas,
- Staphylokokken.

Denke auch an:

- Mycobacterium tuberculosis.

Antwort 65
Vgl. Antwort zu Frage 25.

Antwort 66
Man unterscheidet:

- Händeschnelldesinfektion: Normale Händedesinfektion z.B. beim Wechsel von einem zum anderen Patienten. Es werden 3 - 5 ml eines geeigneten Desinfektionsmittels gleichmäßig während 1 - 2 min in die Hände eingerieben. Nägel und Handgelenke werden mit berücksichtigt.
- Händedesinfektion nach sichtbarer Verschmutzung: Verschmutzung wird mit Alkoholtupfer entfernt, danach Händeschnelldesinfektion, dann Hände waschen und abtrocknen, erneute Händedesinfektion.
- Chirurgische Händedesinfektion: Grundsätzlich vor allen Eingriffen in den menschlichen Körper. Hände und Unterarme werden bis zum Ellenbogen mit warmem Wasser und Seife mindestens 3 - 5 min gründlich gereinigt (zuvor mechanische Reinigung der Fingernägel und Kürzen derselben).

Trocknen mittels eines sterilen Handtuches, Einreiben der Unterarme mit 70 % sterilfiltriertem Alkohol (enthält keine Clostridien-Sporen) über 5 Minuten, Anziehen steriler Handschuhe.

Man verwendet zur Händedesinfektion Alkohole (Ethanol 80 %, Isopropylalkohol 70 %, Propanol 60 %) und Phenole bzw. Phenolderivate.

Merke: Das Reinigen der Haut mit Seife und Bürste ist nicht zu empfehlen. Es scheint mehr zu schaden als zu nützen.

Antwort 67

Bei Fragen zur Konzentration, Anwendung und Einwirkzeit von Desinfektionsmitteln gilt die Liste der vom Robert-Koch-Institut geprüften und anerkannten Desinfektionsmittel als maßgebend.

Für Phenole und Phenolderivate wird meist eine Einwirkzeit von 2 Minuten angegeben. Sporen lassen sich nicht abtöten, Pilze nur teilweise.

Alkohole haben eine Einwirkzeit von 1 bis 2 Minuten, dann sind Bakterien abgetötet, Sporen werden nicht abgetötet, Viren nur bei längerer Einwirkzeit.

Antwort 68

Vgl. Antwort zu Frage **36**.

Antwort 69

Nach dem Austritt aus der Leber (Leberpforte) beginnen die äußeren Gallenwege mit dem rechten (dexter) und dem linken (sinister) Lebergang (Ductus hepaticus dexter et sinister), die sich zum gemeinsamen Lebergang (Ductus hepaticus communis) vereinigen. Vom gemeinsamen Lebergang geht der Gallenblasengang (Ductus cysticus) ab, der zur Gallenblase führt. Nach dem Abgang des Gallenblasenganges nennt man den gemeinsamen Lebergang dann Gallengang (Ductus choledochus). Der Gallengang mündet (meist zusammen mit dem Ausführgang der Bauchspeicheldrüse) in der so genannten Papille (Papilla Vateri) in den Zwölffingerdarm.

Die Gallenblase (Vesica fellea), in die der Gallenblasengang mündet, ist ein etwa 10 cm langer, birnenförmiger Sack, an dem man einen Hals (collum), einen Körper (corpus) und einen Grund (fundus) unterscheidet.

Anatomie der ableitenden Gallenwege

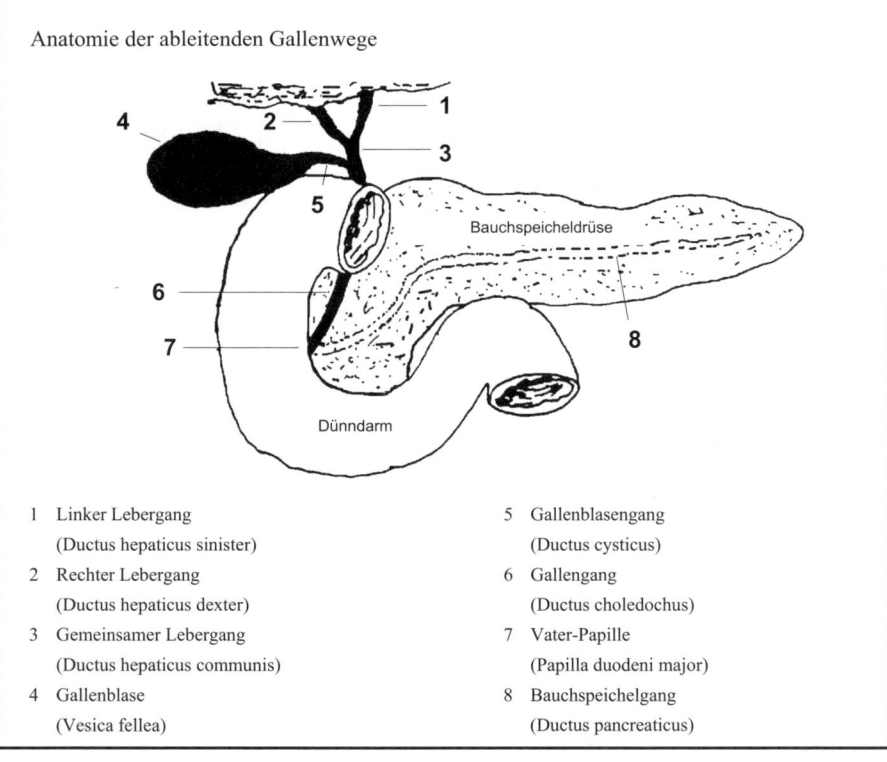

Anatomie der ableitenden Gallenwege

1 Linker Lebergang	5 Gallenblasengang
(Ductus hepaticus sinister)	(Ductus cysticus)
2 Rechter Lebergang	6 Gallengang
(Ductus hepaticus dexter)	(Ductus choledochus)
3 Gemeinsamer Lebergang	7 Vater-Papille
(Ductus hepaticus communis)	(Papilla duodeni major)
4 Gallenblase	8 Bauchspeichelgang
(Vesica fellea)	(Ductus pancreaticus)

Antwort 70

Der histologische Aufbau des Dünndarms von innen nach außen:

- Tunica mucosa (Schleimhaut),
- Tela submucosa,
- Tunica muscularis (Muskelhaut),
- Tunica serosa (Bauchfell, Peritoneum).

Die Tunica mucosa (Schleimhaut) besteht aus drei Schichten:

- Schleimhautepithelschicht,
- Schleimhautbindegewebe,
- Schleimhautmuskelschicht.

Durch einige Besonderheiten wird die Resorptionsfläche des Dünndarms weiter vergrößert:
In den Dünndarm ragen ring- bis spiralförmig verlaufende Schleimhautfalten: Kerckring-Falten.
Auf den Kerckring-Falten sitzen dicht gereiht ca. 1 mm hohe Zotten, welche die Dünndarmoberfläche nochmals um etwa das Zehnfache vergrößern.
Eine weitere Vergrößerung der Resorptionsoberfläche wird dann durch die Mikrovilli (Stäbchensaum) der resorbierenden Epithelzellen erreicht. (Durch diese Besonderheiten wird die resorbierende Fläche des Dünndarms von 0,33 qm auf 200 qm vergrößert).

Antwort 71

In der Schleimhautepithelschicht des Magens produzieren die Belegzellen die Salzsäure und den „Intrinsic Faktor", die Hauptzellen das Pepsinogen und die Nebenzellen den Magenschleim.
Im Bereich des Antrums gibt es noch einen vierten Zelltyp, die enterochromaffinen Zellen. Diese bilden u.a. Gastrin.

Antwort 72

Gewichtabnahme, Müdigkeit und mangelnde Belastbarkeit („Leistungsknick") müssen immer an ein Karzinom denken lassen.
Müdigkeit, mangelnde Belastbarkeit, Blässe und schneller Puls können Hinweise auf eine Blutarmut (Anämie) sein.
Zunächst denkt man also differenzialdiagnostisch an einen (bösartigen) Tumor, der mit einer Anämie einhergeht.
Nach einer eingehenden Anamnese- und Befunderhebung wären zunächst laborchemische Untersuchungen richtungsweisend:
Vorschlag:
Blutkörperchensenkungsgeschwindigkeit (BSG), rote und weiße Blutkörperchen, Retikulozyten, Blutplättchen, Hämatokrit, Hämoglobin, Erythrozytenindizes (MCV, MCHC, MCH = HB_E), Stuhl auf okkultes (verstecktes Blut), Urinstatus.
Je nach Ergebnis weitere Untersuchungen: z.B. Eisen, Ferritin, Vitamin B12, Folsäure, Haptoglobin, LDH; Sonografie (Tumorsuche, Lebermetastasen? usw.), Beckenkammpunktion (Gewinnung von Knochenmark zur zytologischen und histopathologischen Abklärung der Anämie) usw.

Antwort 73

Klinik der Nebenniereninsuffizienz (M. Addison):
Anfänglich kann jegliche Symptomatik fehlen.

Leitsymptome der primären NNR-Insuffizienz :

* Schwäche und rasche Ermüdbarkeit,
* Hyperpigmentierung von Haut- und Schleimhäuten,
* Gewichtsverlust und Wassermangel (Dehydratation durch Mangel an Aldosteron),
* arterielle Hypotonie (niedriger arterieller Blutdruck),
* evtl. Abdominalschmerzen, Übelkeit, Erbrechen,
* Verlust der Sekundärbehaarung bei Frauen (durch Androgenmangel),
* Hyperkaliämie und Hyponatriämie (Aldosteronmangel), Hyperkalzämie.

Klinik der Addison-Krise neben den oben genannten Symptomen kann es unter Belastungen zum Vollbild einer Addison-Krise kommen:

* Austrocknung (Exsikkose), Blutdruckabfall, Schock, Oligurie (Urin $\downarrow$),
* Pseudoperitonitis (abdominelle Symptomatik wie bei einer Bauchfellentzündung),
* evtl. Durchfälle und Erbrechen,
* Hypoglykämie (Kortisol - Gegenspieler von Insulin - vermindert $\Rightarrow$ Insulin $\uparrow$, Blutzucker $\downarrow$), metabolische Azidose,
* anfangs unternormale Temperatur, später Exsikkose-Fieber, Delir, Koma.

Antwort 74

* Bei feuchtem Ekzem: Feuchte Umschläge zum Beispiel mit Eichenrinde (Cortex quercus), Wilde Malve (Malva silvestris), Kamille (Chamomilla officinalis).
* Bei subakutem Ekzem: Schüttelpinselung mit Lotio alba aquosa.

Anregung des Hautstoffwechsels mit: Bittersüß (bittersüßer Nachtschatten, Solanum dulcamara), Bohnenschalen (Legumina phaseoli), Sandsegge (Carex arenaria), wildes Stiefmütterchen (viola tricolor), Walnuss (Juglans regia), Nachtkerzenöl (Oenothera biennis)

Antwort 75

Die Berufs- und Tätigkeitseinschränkungen des Heilpraktikers lassen sich in einer Negativliste zusammenfassen. Für den Heilpraktiker besteht Missbrauchsprinzip, kein Verbotsprinzip: Nach dem Missbrauchsprinzip kann er alle Tätigkeiten ausüben, die ihm nicht ausdrücklich verboten sind.
Vgl. zur Liste der wichtigsten Tätigkeitsverbote für Heilpraktiker die Antwort zu Frage **6**.

Antwort 76

Für den Heilpraktiker besteht (lt. §8) eine Meldepflicht nur für diese im Paragraphen 6, Absatz (1), Satz 1 bis 5 genannten Krankheiten und Vorfälle. Beachte: Die Meldepflicht besteht bereits bei Verdacht (Ausnahme: Tuberkulose):

§ 6 Meldepflichtige Krankheiten

(1) Namentlich ist zu melden:

1. der Krankheitsverdacht, die Erkrankung sowie der Tod an

* *Aviärer Influenza (seit 2007 meldepflichtig)*
* *„Schweine-Grippe" (seit Mai 2009 meldepflichtig; zunächst bis Mai 2010)*

a) Botulismus
b) Cholera
c) Diphtherie
d) humaner spongiformer Enzephalopathie, außer familiär-hereditärer Formen
e) akute Virushepatitis
f) enteropathischem hämolytisch-urämischen Syndrom (HUS)
g) virusbedingtem hämorrhagischen Fieber
h) Masern
i) Meningokokken-Meningitis oder –Sepsis
j) Milzbrand
k) Poliomyelitis (als Verdacht gilt jede akute schlaffe Lähmung, außer wenn traumatisch bedingt)
l) Pest
m) Tollwut
n) Typhus abdominalis/Paratyphus

sowie die Erkrankung und der Tod an einer behandlungsbedürftigen Tuberkulose, auch wenn ein bakteriologischer Nachweis nicht vorliegt.

2. der Verdacht auf und die Erkrankung an einer mikrobiell bedingten Lebensmittelvergiftung oder an einer akuten infektiösen Gastroenteritis, wenn

  a) eine Person betroffen ist, die eine Tätigkeit im Sinne des § 42 Abs. 1 ausübt,

  b) zwei oder mehr gleichartige Erkrankungen auftreten, bei denen ein epidemischer Zusammenhang wahrscheinlich ist oder vermutet wird,

  3. der Verdacht einer über das übliche Ausmaß einer Impfreaktion hinausgehenden gesundheitlichen Schädigung,

  4. die Verletzung eines Menschen durch ein tollwutkrankes, -verdächtiges oder – ansteckungsverdächtiges Tier sowie die Berührung eines solchen Tieres oder Tierkörpers,

5. soweit nicht nach den Nummern 1 bis 4 meldepflichtig, das Auftreten

  a) einer bedrohlichen Krankheit

  b) von zwei oder mehr gleichartigen Erkrankungen, bei denen ein epidemiologischer Zusammenhang wahrscheinlich ist oder vermutet wird,

    wenn dies auf eine schwerwiegende Gefahr für die Allgemeinheit hinweist und Krankheitserreger als Ursache in Betracht kommen, die nicht in § 7 genannt sind.

Für die im Paragraph 6 erwähnten Erkrankungen hat der Heilpraktiker Behandlungsverbot (Paragraph 24 des Infektionsschutzgesetzes; vgl. Antwort zu Frage **11**).

Antwort 77

Für die im Paragraph 7 erwähnten Erreger ist entweder namentlich (Paragraph 7,1) oder nicht-namentlich (Paragraph 7,3) „*der direkte oder indirekte Nachweis des Erregers zu melden, soweit die Nachweise auf eine akute Infektion hinweisen.*"

Der Heilpraktiker hat für den Erregernachweis nach §7 des Infektionsschutzgesetzes (IfSG) keine Meldepflicht.

Die Meldepflicht für die in §7 erwähnten Erreger betrifft nicht die Behandler, sondern hauptsächlich die (ärztlichen) Leiter von Untersuchungslaboren (§8 IfSG):

§ 8 Zur Meldung verpflichtete Personen

(1) Zur Meldung oder Mitteilung sind verpflichtet

...

2. im Falle des § 7 die Leiter von Medizinaluntersuchungsämtern und sonstigen privaten o-der öffentlichen Untersuchungsstellen einschließlich der Krankenhauslaboratorien,

3. im Falle der §§ 6 und 7 die Leiter von Einrichtungen der pathologisch-anatomischen Diagnostik, wenn ein Befund erhoben wird, der sicher oder mit hoher Wahrscheinlichkeit auf das Vorliegen einer meldepflichtigen Erkrankung oder Infektion durch einen meldepflichtigen Krankheitserreger schließen lässt,

4. im Falle des § 6 Abs. 1 Nr. 4 und im Falle des § 7 Abs. 1 Nr. 36 bei Tieren, mit denen Menschen Kontakt gehabt haben, auch der Tierarzt ...

Im Paragraph 7 des Infektionsschutzgesetzes sind die Erreger sämtlicher meldepflichtiger Infektionskrankheiten nach §6 ein zweites Mal aufgeführt (mit Ausnahme des Erregers der humanen spongiformen Enzephalopathie).

Darüber hinaus wurden durch §7 (1) ca. 15 weitere Erregernachweise namentlich meldepflichtig gemacht; dazu kommen 6 Erregernachweise nach §7 (3), die nichtnamentlich gemeldet werden müssen:

§ 7 Meldepflichtige Nachweise von Krankheitserregern

(1) Namentlich ist bei folgenden Krankheitserregern, soweit nicht anders bestimmt, der direkte oder indirekte Nachweis zu melden, soweit die Nachweise auf eine akute Infektion hinweisen:

1. Adenoviren; Meldepflicht für den direkten Nachweis im Konjunktivalabstrich
2. Bacillus anthracis
3. Borrelia recurrentis
4. Brucella sp.
5. Campylobacter sp., darmpathogen
6. Chlamydia psittaci
7. Clostridium botulinum oder Toxinnachweis
8. Corynebacterium diphtheriae, Toxin bildend
9. Coxiella burneti
10. Cryptosporidium parvum
11. Ebolavirus
12. a) Escherichia coli, enterohämorrhagische Stämme (EHEC)
   b) Escherichia coli, sonstige darmpathogene Stämme
13. Francisella tularensis

14. *FSME-Virus*
15. *Gelbfiebervirus*
16. *Giardia lamblia*
17. *Haemophilus influenzae; Meldepflicht nur für den direkten Nachweis aus Liquor oder Blut*
18. *Hantaviren*
19. *Hepatitis-A-Virus*
20. *Hepatitis-B-Virus*
21. *Hepatitis-C-Virus*
22. *Hepatitis-D-Virus*
23. *Hepatitis-E-Virus*
24. *Influenzaviren; Meldepflicht nur für den direkten Nachweis*
25. *Lassavirus*
26. *Legionella sp.*
27. *Leptospira interrogans*
28. *Listeria monocytogenes; Meldepflicht nur für den direkten Nachweis aus Blut, Liquor, oder anderen normalerweise sterilen Substraten sowie aus Abstrichen von Neugeborenen*
29. *Marburgvirus*
30. *Masernvirus*
31. *Mycobacterium leprae*
32. *Mycobacterium tuberculosis/africanum, Mycobacterium bovis; Meldepflicht für den direkten Erregernachweis sowie nachfolgend für das Ergebnis der Resistenzbestimmung; vorab auch für den Nachweis säurefester Stäbchen im Sputum*
33. *Neisseria meningitidis; Meldepflicht nur für den direkten Nachweis aus Liquor, Blut, hämorrhagischen Hautinfiltraten oder anderen normalerweise sterilen Substraten.*
34. *Norwalk-ähnliches Virus; Meldepflicht nur für den direkten Nachweis aus Stuhl*
35. *Poliovirus*
36. *Rabiesvirus*
37. *Rickettsia prowazekii*
38. *Rotavirus*
39. *Salmonella Paratyphi; Meldepflicht für alle direkten Nachweise*
40. *Salmonella Typhi; Meldepflicht für alle direkten Nachweise*
41. *Salmonella, sonstige*
42. *Shigella sp.*
43. *Trichinella spiralis*
44. *Vibrio cholerae O 1 und O 139*
45. *Yersinia enterocolitica, darmpathogen*
46. *Yersinia pestis*
47. *andere Erreger hämorrhagischer Fieber.*
MRSA (Methicillinresistente Stämme von Staphylococcus aureus): Meldepflicht seit 1.7.2009 nach Labormeldepflicht-Anpassungsverordnung – LabMeldAnpV v. 26. Mai 2009)
...
(2) Namentlich sind in dieser Vorschrift nicht genannte Krankheitserreger zu melden, soweit deren örtliche und zeitliche Häufung auf eine schwerwiegende Gefahr für die Allgemeinheit hinweist ...

(3) Nichtnamentlich ist bei folgenden Krankheitserregern der direkte oder indirekte Nachweis zu melden:

1. *Treponema pallidum*
2. *HIV*
3. *Echinococcus sp.*
4. *Plasmodium sp.*
5. *Rubellavirus; Meldepflicht nur bei konnatalen Infektionen*
6. *Toxoplasma gondii; Meldepflicht nur bei konnatalen Infektionen.*
...

Antwort 78

Einen Verdacht auf eine im Paragraph 6 des Infektionsschutzgesetzes erwähnte Erkrankung melden Sie unverzüglich, spätestens innerhalb von 24 Stunden nach erlangter Kenntnis, dem dafür zuständigen Gesundheitsamt. Der Gesetzestext lautet (Paragraph 9,3 des Infektionsschutzgesetzes):

(3) „Die namentliche Meldung muss unverzüglich, spätestens innerhalb von 24 Stunden nach erlangter Kenntnis gegenüber dem für den Aufenthalt des Betroffenen zuständigen Gesundheitsamt, im Falle des Absatzes 2 gegenüber dem für den Einsender zuständigen Gesundheitsamt erfolgen. Eine Meldung darf wegen einzelner fehlender Angaben nicht verzögert werden. Die Nachmeldung oder Korrektur von Angaben hat unverzüglich nach deren Vorliegen zu erfolgen. Liegt die Hauptwohnung oder der gewöhnliche Aufenthaltsort der betroffenen Person im Bereich eines anderen Gesundheitsamtes, so hat das unterrichtete Gesundheitsamt das für die Hauptwohnung, bei mehreren Wohnungen das für den gewöhnlichen Aufenthaltsort des Betroffenen zuständige Gesundheitsamt unverzüglich zu benachrichtigen."

Antwort 79

Inspektion Mund- und Rachenraum:

* Lippen:

    Zyanose (bei Herz-, Lungen- und Bluterkrankungen), strichförmige Lippen bei Sklerodermie, Pigmentpunkte bei Peutz-Jeghers-Polypose, Teleangiektasien („rote Punkte") bei M. Osler, Mundwinkelrhagaden bei Vitaminmangelschäden und Zahnstellungsanomalien, Bläschen bei Herpes labialis.

In der Mundhöhle untersucht man das Vestibulum oris (Wangenschleimhaut, Ausführgänge der Ohrspeicheldrüsen), Zähne, Zahnfleisch, Zunge, Tonsillen und Rachenhinterwand:

* Vestibulum oris:

    Leukoplakie (weißliche Schleimhautwucherungen, Krebsvorstufe = Präkanzerose); Candida albicans (Pilzbefall bei Abwehrschwäche, z.B. Aids oder Chemotherapie); Koplik-Flecken bei Masern (bläulich-weiße ca. 0,5 mm große Flecken jeweils im Mittelpunkt einer ca. 3 mm großen Rötung der Wangenschleimhaut). Ausführgang des Ductus parotideus: Mündung gegenüber dem zweiten Backenzahn oben unter einer kleinen Schleimhauterhebung.

* Zahnfleisch (Gingiva):

    Verfärbung (z.B. bräunlich bei Morbus Addison; blau-schwarz bei Bleivergiftung), Hyperplasie („Zahnfleischwucherung") bei Einnahme des Medikaments Hydantoin (bei Epilepsie) oder des Immunsuppressivums Cyclosporin A.

* Zähne:

    Streuherd (focus) von Bakterien (z.B. Fieber unklarer Genese, Endokarditis usw). „Tonnenform" bei angeborener Lues. Allgemeine Hinweise auf Einstellung des Patienten zu sich und zu Krankheiten (Indolenz, Angst vor Arztbesuch usw).

* Zunge:

    Vergrößerung bei Myxödem und Akromegalie. Atrophie bei Hypoglossuslähmung und Vitaminmangel. Zungenbiss nach epileptischen Anfällen. Himbeerzunge bei Scharlach. Lackzunge bei Leberzirrhose. Stark gerötete Zunge bei Eisenmangel oder Perniziöser Anämie. Trockene Zunge bei Exsikkose („Austrocknung") des Patienten.

- Tonsillen:
  Eitrige Beläge bei bakteriellen Entzündungen (z.B. Angina tonsillaris), weißliche Beläge (Mononukleose, Diphtherie, Candida albicans u.a.), Geschwüre, Tumoren.

- Rachenhinterwand:
  Schleim- oder Eiterstraßen sprechen für Nebenhöhlenvereiterungen, Asymmetrie des Gaumensegels spricht für Schädigungen im Bereich der Hirnnerven IX und / oder X.

Antwort 80
Seitenvergleichende Palpation Lunge:
Beide Handflächen werden zunächst von vorne, im Liegen, (ventral) auf den Thorax gelegt.
Beide Daumen kommen in der Mitte des Brustbeins zu liegen, die Fingerspitzen reichen bis unter die Schlüsselbeine. So kann die seitengleiche Beatmung am Heben und Senken des Brustkorbs beurteilt werden.
Dann die Daumen schräg im Rippenverlauf in den epigastrischen Winkel (unter dem Brustbein), die Finger tasten die Rippen nach außen (lateral).
Beurteilt wird erneut seitenvergleichend das Heben und Senken des Brustkorbes.
Nach Aufsetzen des Patienten Wiederholung der Untersuchung von dorsal (hinten) mit paravertebral (neben den Wirbelkörpern) aufgelegten Daumen und nach schräg oben außen zeigenden Fingern.

Palpation des Stimmfremitus:
Als Stimmfremitus wird das tastbare Vibrieren (Schwirren) der Brustwand bezeichnet, welches der Untersucher seitenvergleichend mit aufgelegten Händen am aufrecht sitzenden Patienten palpiert, während der Patient mit tiefer Stimme '99' sagt.
Der Fremitus ist ein Zeichen für die Leitfähigkeit des Gewebes im Thorax. Diese ändert sich bei Erkrankungen der Lunge.
Da Gewebe besser leitet als Luft, ist der Stimmfremitus immer dann erhöht, wenn es in den Alveolen zu einer verstärkten Gewebeneubildung oder -ansammlung kommt (z.B. bei Pneumonie).
Beim Pleuraerguss, Emphysem und Pneumothorax („mehr Luft, weniger Gewebe") ist der Stimmfremitus und das Atemgeräusch abgeschwächt.

Antwort 81
Der Stimmfremitus ist immer dann verstärkt, wenn das Lungengewebe zwischen Bronchien und Thoraxaußenwand dichter wird (Zunahme von Gewebe vermehrt die tastbaren Vibrationen, Zunahme von Luft vermindert die tastbaren Vibrationen).
Ein verstärkter Stimmfremitus findet sich z.B. bei Lungenentzündungen.
Der Stimmfremitus ist abgeschwächt bei Pneumothorax, Pleuraschwarte, Emphysem und Pleuraerguss u. a.

Antwort 82

Symptomatik der Rechtsherzinsuffizienz:

* Sichtbare Venenstauung (Halsvenen, Venen am Zungengrund),
* Gewichtszunahme und Ödeme (Knöchel, Unterschenkel; bei liegenden Patienten am Kreuzbein = tiefster Körperpunkt),
* Stauungsergüsse (Aszites, Pleuraerguss),
* Stauungsleber,
* Stauungsgastritis,
* Stauungsnieren mit Proteinurie,
* Nykturie (nächtliches Wasserlassen),
* Tachykardie,
* Herzvergrößerung.

Antwort 83

Der Patient leidet an einem mechanischen Ileus (Darmverschluss).

Ein Ileus ist ein inkompletter oder kompletter Stopp der Darmpassage infolge eines mechanischen Verschlusses (mechanischer Ileus) oder aufgrund einer funktionellen Störung der Dynamik (paralytischer Ileus).

Stuhl- und Windverhalt gehören zur Definition des Ileus. Krampfartige Bauchschmerzen sind typisch für die mechanische Form des Ileus. Durch Rückstau von Nahrungsbrei und Stuhl kommt es zum Erbrechen. Zunächst wird Mageninhalt, Galle usw. erbrochen, später, im Endstadium, Stuhl („Miserere").

Antwort 84

Klinik des mechanischen Ileus:

Allmählich zunehmender Schmerz oder die plötzlich auftretende, auskultatorisch lokalisierbare, peristaltiksynchrone Kolik mit basalem Dauerschmerz.

Aufstoßen, Erbrechen, Stuhl- und Windverhalt, Tachykardie, reflektorische Abwehrspannung, Meteorismus mit aufgetriebenem Abdomen, Hyper- und Widerstandsperistaltik (klingendes, spritzendes Pressstrahlgeräusch), Oligurie, später Koterbrechen.

Klinik des paralytischen Ileus:

Meteorismus, Stille über dem Abdomen, aufgetriebene, aber weiche Bauchdecke. Tachykardie, Blutdruckabfall (Schock), Singultus, Stuhl- und Windverhalt mit Überlauferbrechen. Auskultation „Totenstille über dem Abdomen". Das „Ticken der Totenuhr" (Puls der Aorta) ist gelegentlich zu hören.

Laborchemische Zeichen bei Ileus:

Leukozytose, Anstieg des Hämatokrits (Hämokonzentration), Kaliumabfall, Wasser- und Elektrolytentgleisung.

Röntgenbild:

„Klassisches" Röntgenbild mit geblähten Darmschlingen und typischen „Spiegelbildungen" im Dünn- u./o. Dickdarmbereich.

Antwort 85

Der Normwert der Monozyten beträgt 2-8 % der weißen Blutkörperchen im Differenzialblutbild. Erniedrigt (Monozytopenie) sind die Monozyten beim malignen Verlauf von Infektionskrankheiten (z.b. Miliar-Tbc) und bei lymphatischer Leukämie.

Eine erhöhte Monozytenzahl (Monozytose) findet sich bei vielen Infektionskrankheiten (z.b. Mononukleose, akute Virushepatitis, Mumps, Listeriose, Windpocken, Rückfallfieber, Lues, Tbc, Endocarditis lenta, Brucellose, Malaria, Paratyphus u.a.), beim M. Hodgkin, bei Agranulozytose und als reaktive Veränderung bei Entzündungen:

Bei Entzündungen unterscheidet man eine neutrophile „Kampfphase", eine monozytäre „Überwindungsphase" und eine lymphozytär-eosinophile „Heilphase".

Antwort 86

Der Normwert des spezifischen Uringewichts liegt zwischen 1015 und 1025.

Nach 12-stündigem Dursten sollte das spezifische Gewicht mindestens 1026 betragen.

Wird dieser Wert nicht erreicht, so kann die Niere nicht mehr ausreichend konzentrieren.

Eine solche Einschränkung der Konzentrationsfähigkeit findet sich bei allen fortgeschrittenen Nephropathien, vor allem bei Pyelonephritis, interstitieller Nephritis, beim Diabetes insipidus und in der polyurischen Phase des akuten Nierenversagens.

Eine Glukosurie (z.B. beim Diabetes mellitus) führt zum Ansteigen des spezifischen Gewichts, sodass hier eine Niereninsuffizienz verschleiert werden kann. Ein hohes spezifisches Gewicht, trotz heller Harnfarbe und Polyurie, ist ein Hinweis für Diabetes mellitus.

Antwort 87

Zur Desinfektion eines Tisches im Untersuchungszimmer eignen sich Formaldehyd- und/oder sonstige Aldehyde bzw. Derivate, Phenol- und Chlorderivate (Wisch- oder Sprühdesinfektion).

Bezüglich Verdünnung und Einwirkzeit halten Sie sich streng an die jeweilige Gebrauchsanweisung sowie an die Liste der vom Robert-Koch-Institut in Berlin, geprüften und anerkannten Desinfektionsmittel.

(Download unter *http://www.kreuwi.de/downloads/heilpraktiker-informationen.html* oder *www.rki.de*)

Die Verdünnungen der Lösungen schwanken zwischen 2 bis 10 %, die Einwirkzeiten schwanken zwischen 2 -6 Stunden.

Warnsignale, die auf eine bösartige Neubildung („Krebs") hindeuten:

Anamnese:
- Leistungsknick, Gewichtsabnahme, Fieber,
- Stuhlunregelmäßigkeiten: z.B. "Bleistiftstühle", Blut im Stuhl, Durchfall abwechselnd mit Verstopfung (paradoxe Diarrhö), Teerstuhl, unwillkürlicher Stuhlabgang (falscher Freund),
- Veränderungen beim Wasserlassen,
- Übelkeit, Erbrechen, Schluckbeschwerden,
- Husten, Heiserkeit (länger als 4 Wochen),
- Blutungen (wo auch immer: urogenital, rektal; Bluterbrechen, blutiges Sputum usw.),
- ungewöhnliche Absonderungen (z.b. rektaler/vaginaler Ausfluss, Sekretion der Mamille),
- Kopfschmerzen (vor allem in Kombination mit morgendlichem Erbrechen).

Klinik:
- Blässe („Blutungsanämie"),
- nicht heilende Wunden,
- sichtbare Veränderungen einer Warze oder eines Muttermals,
- Knoten, Schwellungen, vergrößerte Lymphknoten (oft schmerzlos!),
- Sensibilitätsausfälle und Lähmungen.

Sollten die oben erwähnten anamnestischen oder klinischen Befunde auftauchen, empfiehlt es sich, eine eingehende Diagnostik zu empfehlen und in die Wege zu leiten. Es gilt das Motto: Diese Befunde „sind solange karzinomverdächtig, bis das Gegenteil bewiesen ist".

Die Frühformen vieler bösartiger Karzinome haben heute eine gute Prognose. Werden Frühsymptome übersehen oder nicht richtig gedeutet, vergeht wertvolle Zeit bis zur Diagnose und Therapie. Verlieren Sie keine Zeit mit Behandlungsversuchen ohne Diagnose!

Als Screening-Untersuchungen sollte Ihnen der Stuhltest auf „Mikromelaena", auf minimale Spuren von Blut im Stuhl („okkultes Blut im Stuhl") geläufig sein.

PSA, das prostataspezifische Antigen, ein aus dem Blut bestimmter Laborwert („Tumormarker") wird zur Früherkennung des Prostatakarzinoms eingesetzt.

Blut aus dem Urogenitaltrakt zeigt sich in der Urinuntersuchung („Stix"). Eine Erhöhung der Blutsenkung (BSG) mit den oben erwähnten anamnestischen und klinischen Zeichen sollte Sie aufmerksam werden lassen. Verweisen Sie solche Patienten lieber einmal mehr zur invasiven Diagnostik (z.B. Gastroskopie = ÖGD = Magenspiegelung oder Koloskopie = Darmspiegelung usw).

Im Verlauf vieler mündlicher oder schriftlicher Prüfungen wird vom Prüfling die Fähigkeit erwartet, schwer wiegende bzw. lebensbedrohliche schulmedizinische Krankheitsbilder zu erkennen und die nötigen Schritte zur Diagnostik und Früherkennung (in der Regel: Überweisung zu einem approbierten Arzt oder Facharzt) in die Wege zu leiten.

Sollten in der Prüfung die oben erwähnten anamnestischen oder klinischen Befunde auftauchen, empfiehlt es sich (und das gilt nicht nur für die Prüfung), eine eingehende schulmedizinische Diagnostik zu empfehlen und in die Wege zu leiten. Es gilt hier das Motto: Diese Befunde „sind solange karzinomverdächtig, bis das Gegenteil bewiesen ist".

Antwort 88

Die Leber ist aus ca. 500 000 Leberläppchen aufgebaut. Die Leberläppchen (Lobuli hepatis) haben einen Durchmesser von ca. 1,5 mm und sehen unter dem Mikroskop nahezu sechseckig aus. An den Stellen, an denen die Kanten verschiedener Leberläppchen zusammenstoßen, finden sich dreieckige, bindegewebige Felder (Periportalfelder = Portalkanäle = Glisson-Dreiecke). In einem Portalkanal laufen jeweils ein Ast der Leberarterie, ein Ast der Pfortader und ein Gallengang gemeinsam als Lebertrias. In der Mitte des sechseckigen Läppchens läuft die Zentralvene. Das Blut aus den Gefäßästen durchströmt das Leberläppchen von außen nach innen. Dabei fließt es in den weitlumigen Leberkapillaren (Sinusoiden) - vorbei an den balkenförmig angeordneten Leberzellen - zur Zentralvene hin.

Histologie der Leber

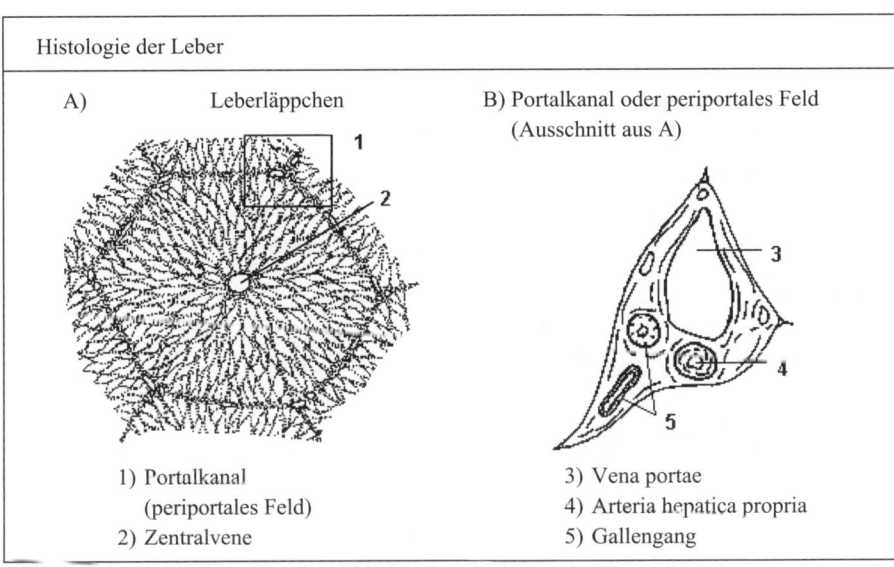

A)   Leberläppchen

B) Portalkanal oder periportales Feld
(Ausschnitt aus A)

1) Portalkanal
(periportales Feld)
2) Zentralvene

3) Vena portae
4) Arteria hepatica propria
5) Gallengang

Antwort 89

Die Nebennierenrinde bildet:

- In der äußersten Schicht (Zona glomerulosa) werden Mineralokortikoide gebildet. Das wichtigste Mineralokortikoid ist das Aldosteron.
- In der mittleren Schicht (Zona fasciculata) werden Glukokortikoide gebildet. Das wichtigste Glukokortikoid ist das Kortisol.
- In der innersten Schicht (Zona reticularis) werden Androgene gebildet. Das wichtigste Androgen ist das Dehydroepiandrosteron.

(Merke: Adrenalin und Noradrenalin werden im Nebennierenmark gebildet).
Merkvers für die Schichtenfolge der Nebenniere von innen nach außen: **G**erman **F**ederal **R**epublik (**g**lomerulosa – **f**asciculata – **re**ticularis).

Antwort 90
Es handelt sich hier um die typischen Beschwerden einer Gallenkolik bei Gallensteinleiden (Cholezystolithiasis). Vgl. zum Krankheitsbild die Antwort zu Frage **4**.
Vorsicht: Schmerzen in der „Herzgegend" sind für das Krankheitsbild der Cholezystolithiasis nicht ganz typisch. Bis zum sicheren Ausschluss eines (zusätzlichen) Myokardinfarktes durch EKG (Elektrokardiogramm) und Blutabnahme zur Bestimmung der Herzenzyme (CK, CKMB, Troponin) müssen Sie von einem lebensgefährlichen akuten Krankheitsbild ausgehen und den Notarzt alarmieren.

Antwort 91
Die Kolik wird verursacht durch die Steineinklemmung in den ableitenden Gallenwegen mit einem Spasmus (Krampf) der glatten Muskulatur.

Antwort 92
Eine eindeutige Diagnose eines Ulcus duodeni (Zwölffingerdarmgeschwür) ist aufgrund der klinischen Beschwerden häufig nicht möglich. Folgende Symptome sind jedoch typisch:
- Anamnestisch vorangegangene Episoden von Zwölffingerdarmgeschwüren (das Ulcus duodeni neigt zu periodischen Rezidiven),
- Spät-, Nacht- und Nüchternschmerz im Oberbauch (Epigastrium). Druckschmerz zwischen Nabel und rechtem Rippenbogen.

Akut und häufig ohne Vorboten treten bei Ulkuspatienten auch Komplikationen ihres Leidens symptomatisch in den Vordergrund:
- Blutung (Bluterbrechen, Teerstuhl),
- Perforation (unter dem Bild eines „akuten Abdomens"),
- Penetration (z.B. Vordringen in das Pankreas mit Rückenschmerzen, Pankreatitis usw).

Antwort 93
Im typischen Fall besteht bei Ulcus ventriculi (Magengeschwür) ein Sofortschmerz bei Nahrungsaufnahme oder nahrungsunabhängige Schmerzen.
Beim Ulcus duodeni besteht Spät-, Nacht- und Nüchternschmerz im Oberbauch.
Der Druckschmerz findet sich beim Ulcus ventriculi zwischen Nabel und dem Processus xiphoideus des Brustbeins (weiter medial als beim Ulcus duodeni).

Antwort 94
Phytotherapeutika bei venöser Stauung:
- Rosskastanie (Aesculus hippocastanum)
- Steinklee (auch Honigklee, Mottenklee u.a: Melilotus officinalis)

- (Weinraute: Ruta graveolens)
- (Buchweizen: Fagopyrum aesculentum)

Antwort 95
Vgl. Antwort zu Frage **6**.

Antwort 96
Nach dem Infektionsschutzgesetz §2,6 ist ein Ausscheider *„eine Person, die Krankheitserreger ausscheidet und dadurch eine Ansteckungsquelle für die Allgemeinheit sein kann, ohne krank oder krankheitsverdächtig zu sein"*
Ausscheider finden sich z.b. bei Hepatitis-Viren, Salmonellen (Typhus und Paratyphus) und Shigellen.

Antwort 97
Ein Impfschaden ist die *„die gesundheitliche und wirtschaftliche Folge einer über das übliche Ausmaß einer Impfreaktion hinausgehenden gesundheitlichen Schädigung durch die Schutzimpfung; ein Impfschaden liegt auch vor, wenn mit vermehrungsfähigen Erregern geimpft wurde und eine andere als die geimpfte Person geschädigt wurde"* (§2,11 Infektionsschutzgesetz).

Antwort 98
Die Untersuchung erfolgt mit *„zarter und ruhiger Hand unter vorheriger Aufklärung des Patienten"*: Nur so können Abwehrspannung und Würgereiz vermieden werden.
Bei der allgemeinärztlichen Untersuchung wird ein Mundspatel zwischen Daumen und Zeigefinger in die linke Hand genommen. (Daumen an der Unterseite des Instrumentes, die übrigen Finger der Hand nach oben).
Es ist nicht erlaubt, das Ende des Spatels an der Handinnenfläche abzustützen - bei einer unvorhergesehenen Bewegung des Patienten kann man sonst nicht „ausweichen".
Im Idealfall wird als Lichtquelle die HNO-ärztliche Stirnlampe benutzt (dadurch bleibt die rechte Hand frei für einen weiteren Spatel bzw. für Instrumente).
Im Normalfall wird die Untersuchungslampe in der rechten Hand gehalten. Es folgt das Betrachten der Lippen, die Inspektion des Mundvorhofes, Oberlippe, Unterlippe, Wangentaschen, Ausführgang der Ohrspeicheldrüse, Zahnfleisch, Zähne. Inspektion der Mundhöhle (Mund weit öffnen, Zunge nicht herausstrecken). Anheben der Zungenspitze mit dem Mundspatel (Inspektion der submandibulären Speicheldrüsen).
Den Abschluss bildet die Untersuchung der Tonsillenregion und des Mesopharynx (Schlundes). Hierzu wird der in der linken Hand gehaltene Spatel unter Seitwärtsdrängung des rechten Mundwinkels aus seitlicher Richtung in die Mundhöhle eingeführt, bis sein vorderes (distales) Ende etwa die Gegend des Überganges vom mittleren zum hinteren Drittel der Zunge erreicht hat. Nun wird die Zunge langsam, aber konsequent in den Mundboden gedrückt, bis sich der vordere Gaumenbogen spannt und die Tonsillen sichtbar werden.
Vgl. zu den zu erhebenden Befunden die Antwort zu Frage **79**.

Antwort 99

Stomatitiden (Mundschleimhautentzündungen) und nekrotisierende, geschwürig zerfallende Prozesse in der Mundhöhle finden sich z.b. bei Agranulozytose (allergisch nach Medikamenten; als Therapiefolge bei Chemotherapie), bei (myeloischen) Leukämien, bei Panmyelophthise („Knochenmarkschwund" = völliges Versagen des blutbildenden Gewebes) und bei Quecksilbervergiftungen.

Mundschleimhautgeschwüre sind also ein Symptom schwer wiegender, oft bösartiger Erkrankungen mit Ausfall einzelner oder aller Reihen der Blutzellbildung.

Oft tritt diese Störung der Blutzellbildung mit Agranulozytose auch als Komplikation nach der Chemotherapie bösartiger Tumoren auf.

(Merke: Bei Patienten mit bösartigen Tumoren und Patienten unter Zytostase = Chemotherapie muss unbedingt die Mundhöhle inspiziert werden)!

Antwort 100

a) Als Enanthem bezeichnet man Effloreszenzen („Ausschlag", „Hautblüten") im Bereich der Schleimhäute.

b) Ein typisches und charakteristisches Enanthem findet sich bei Masern: 1-3 Tage vor dem eigentlichen Masernexanthem zeigen sich bläulich-weiße, leicht erhabene Fleckchen von 0,2 bis 0,6 mm Durchmesser im Mittelpunkt einer ca. 0,5 - 0,7 cm großen Schleimhautrötung in den Wangentaschen. Dieses Enanthem hat den Eigennamen „Koplik-Flecken".

Antwort 101

a) Die verminderte Speicheldrüsensekretion (Xerostomie oder Siccasyndrom) ist ein überaus quälendes Syndrom. Es kann durch zentrale Affektionen des autonomen Nervensystems der Speicheldrüsen, durch Speicheldrüsenerkrankungen, bei Dehydratation („Austrocknung", z.B. durch Diarrhö und Erbrechen), nach Bestrahlungen und bei Systemerkrankungen, z.B. bei dem zu den Kollagenosen gerechneten Sjögren-Syndrom auftreten.

b) Die vermehrte Speicheldrüsensekretion (Sialorrhö) findet sich bei Mundschleimhaut- und Zungenerkrankungen aller Art und bei Zahnung. Es kann auch psychogen bedingt sein.

Antwort 102

Zur Untersuchung der Leber und zur Feststellung der Lebergröße bei der klinischen Untersuchung stehen zur Verfügung:

1) Die Palpation der Leber:

Mit beiden Händen unterhalb des rechten Rippenbogens in der Medioklavikularlinie. Bei leichtem Druck der flachen Finger lässt man den Patienten tief einatmen. Der darunter gleitende Leberrand hebt die Finger leicht an. Oder / und:

Bei der Gleitpalpation bewegen sich die tief palpierenden Finger, die die Bauchhaut mitnehmen, der inspiratorisch tiefer tretenden Leber entgegen.

2) Die Perkussion der Leber:

Man perkutiert in der rechten Medioklavikularlinie von oben nach unten (kranial nach kaudal) den oberen und unteren Leberrand. Dabei unterscheidet sich der gedämpfte Leberschall vom

sonoren Lungenschall und vom tympanitischen Klopfschall über den luftgefüllten Darmschlingen.

3) Die Kratzauskultation der Leber:
Das Stethoskop wird in den epigastrischen Winkel gelegt und dann wird mit dem Fingernagel
von oben nach unten in der rechten Medioklavikularlinie auf den Leberrand zu gekratzt.
Eine veränderte Geräuschqualität durch den kratzenden Finger am Unterrand des rechten Rippenbogens spricht für eine Änderung des Gewebes über dem man kratzt = unterer Leberrand.
Nun legt man das Stethoskop auf eine Stelle sicherer Leberdämpfung und kratzt von oben auf
den oberen Leberrand zu. Auch dieser wird durch eine deutlich hörbare Änderung der Geräuschqualität markiert.

Antwort 103

a) Unter Courvoisier-Zeichen versteht man eine vergrößerte, oft durch die Bauchdecke sichtbare,
nicht druckdolente Gallenblase. Gleichzeitig besteht ein „schmerzloser" (keine Koliken) Ikterus.
Das Courvoisier-Zeichen spricht für eine Obstruktion (einen Verschluss) der ableitenden Gallenwege durch einen Tumor (meist Pankreaskopf-Tumor).

b) Ein positives Murphy-Zeichen spricht für eine Cholezystitis.
Zur Prüfung dieses Zeichens liegt der Patient in Linksseitenlage. Der Untersucher steht hinter
dem Patienten und greift mit der rechten Hand bei tiefer Exspiration (Ausatmung) unter den
rechten Rippenbogen. Ist die Gallenblasenregion druckempfindlich, so wird bei tiefer Inspiration
(Einatmung) des Patienten die Atmung plötzlich unterbrochen und die Mimik des Patienten zeigt
Schmerz an.
Alternativ palpiert der Untersucher in Rückenlage des Patienten bei Exspiration mit beiden
Daumen tief in Richtung des Gallenblasenbettes in der Medioklavikularlinie unter dem rechten
Rippenbogen. Schmerzäußerung und Stopp der Atmung bei Inspiration definieren ein positives
Murphy-Zeichen.

Antwort 104

a) Eine Porzellangallenblase ist eine im Rahmen einer chronischen Gallenblasenentzündung
verdickte, oft völlig verschwielte und verhärtete, funktionslose (nicht kontraktionsfähige)
Schrumpfgallenblase.

b) „Hydrops" bedeutet Wassersucht, Ödem, „Höhlenwassersucht". Im engeren Sinne ist ein
Hydrops eine vermehrte Flüssigkeitsansammlung in einer vorgebildeten Höhle (z.B. in der Gal
lenblase: Gallenblasenhydrops).

Antwort 105

a) Eine schmerzhafte Palpation der Leber findet sich z.B. bei akuter Hepatitis, bei Rechtsherzinsuffizienz (Kapselspannung durch akuten Blutstau), bei Leberabszessen und bei auf die Leber
übergreifenden Gallenblasenentzündungen. b) Bei der Palpation der Leber stellt man fest:
• Den unteren Leberrand (zur Größenbestimmung).

- Die Beschaffenheit des unteren Leberrandes:
  - o Grobe Höcker bei Narbenleber, Leberzirrhose, Metastasen, Gummen, Echinokokkuszysten,
  - o kleinere Höcker bei posthepatischer Zirrhose,
  - o Scharfer Leberrand bei Amyloidose und Zirrhose,
  - o abgerundet bei Herzinsuffizienz, akuter Hepatitis und Fettleber,
  - o knotig verändert bei grobhöckeriger Zirrhose und Lebermetastasen.
- Die Konsistenz der Leber:
  - o Weich bei Hepatitis; fest bei chronischer Hepatitis,
  - o hart bei Zirrhose,
  - o teigig bei Fettleber,
  - o steinhart bei Metastasen.
- Pulsationen als Zeichen einer Trikuspidalinsuffizienz.

Antwort 106
Eine vergrößerte Leber (Hepatomegalie) findet sich bei:
- Fettleber (Alkoholabusus, Adipositas),
- Stauungsleber (z.b. Rechtsherzinsuffizienz, Budd-Chiari-Syndrom),
- Leberzellkarzinom oder Metastasenleber,
- bestimmten Formen der Leberzirrhose,
- Leberinfektionen (z.b. Hepatitis),
- Stoffwechselkrankheiten (Diabetes mellitus),
- Blutkrankheiten (z.B. M. Hodgkin, Leukosen),
- Speicherkrankheiten (M. Gaucher, Amyloidose, Hämochromatose, Glykogenspeicherkrankheit).

Antwort 107
a) Zirrhose: Bei toxischer Zirrhose ist der Leberrand feinhöckerig; bei posthepatischer Zirrhose finden sich kleinere Knoten; bei einigen Zirrhoseformen ist der Leberrand auch grobhöckerig.
a) Die Konsistenz der Leber bei Zirrhose ist hart.
b) Akute Hepatitis: weiche Konsistenz, abgerundeter Leberunterrand.
c) Metastasenleber: knotiger Leberunterrand, steinharte Konsistenz der Leber.
d) Leberkarzinom: grobe Knoten, harte Konsistenz,
e) Fettleber: abgerundeter Leberrand, weiche Konsistenz.

Antwort 108
a) Bei der Auskultation des Abdomens wird der Bauchraum mit dem Stethoskop in allen vier Quadranten abgehört.
b) Man achtet auf Darmgeräusche, Gefäßgeräusche (Aorta, Nierenarterie) und bestimmt die Lebergröße mittels Kratzauskultation der Leber.
c) Vgl. Antwort zu Frage **44**.

Antwort 109

Vgl. Antwort zu Frage **42** und **43**.

Antwort 110

Gasbrand:

Definition und Ätiologie:

Eine durch anaerobe Bakterien (Clostridien: Clostridium perfringens, Clostridium novyi und Clostridium septicum) hervorgerufene Infektion, die ausgedehnte Gewebszerstörungen der Weichteile verursacht, mit zum Teil auch schweren Systemmanifestationen.

Meldepflicht:

Eine Meldepflicht nach dem Infektionsschutzgesetz besteht nicht.

Epidemiologie:

In den letzten großen Kriegen trat Gasbrand bei 0,5 - 1 % aller Verletzen auf. Bei Unfall-verletzten (mit optimaler chirurgischer Versorgung) kommt das Krankheitsbild nur sehr selten vor. Verbreitung überall (ubiquitär) über den ganzen Globus in Erde, Staub, Schmutz, aber auch im menschlichen Darm.

Inkubationszeit:

Meist 24 - 48 Stunden.

Beschrieben sind auch sehr viel kürzere Zeiten mit wenigen Stunden und längere mit 3-5 Tagen, ja bis zu 30 Tagen.

Pathophysiologie:

Durch die ubiquitäre Verbreitung der Erreger kommt es häufig zur Kontamination von Wunden. Die Kontamination führt jedoch nicht zwangsläufig zum Gasbrand. Gasbrand entwickelt sich nur unter anaeroben Verhältnissen (also unter Luftabschluss), z.B. in stark zerfetzten, minderdurch-bluteten Wundtaschen unter Sauerstoffabschluss. Die Erreger bilden Endotoxine, die zu Gewebs-einschmelzungen führen, die durch Gase ausgefüllt werden, die aus dem Stoffwechsel der Clos-tridien stammen („Knisterphänomen"). Die Toxine können auch zu einer Allgemeinintoxikation führen, die dann meist rasch zum Tode führt.

Klinik:

Plötzlich starke Schmerzen im Bereich der Verletzung. Entwicklung eines starken lokalen Ödems. Die distalen (vom Rumpf weiter entfernten) Abschnitte der verletzten Gliedmaßen wer-den kalt und ödematös. Es bildet sich ein wässrig braunes, süßlich riechendes Wundsekret. Durch Gasbildung kommt es im weiteren Verlauf zum „Hautknistern" bei Palpation. Die be-troffenen Muskeln werden dunkelrot bis schwarz. Die Gangrän, als gefürchtete Komplikation führt in einem hohen Prozentsatz zum Tode. Bei Systemmanifestation sind die Patienten schwach, bleich, antriebslos jedoch - bis zum Tode - bei vollem Bewusstsein. Körpertemperatur meist um 38 Grad Celsius.

Diagnose:

Die Diagnose wird primär klinisch gestellt. Der Ausstrich zeigt große, gram-positive Stäbchen. (Merke: Clostridien sind häufig in Wundabstrichen zu finden, ohne dass sich ein Gasbrand entwickelt!). Es besteht meist eine Leukozytose, in 50 % auch eine Thrombozytopenie. Der radiologische Nachweis von Gaseinschlüssen in Muskel und Gewebe ist diagnoseweisend. (Merke: auch andere Bakterien können Gase bilden!).

Therapie:

Wichtigste Maßnahme ist die chirurgische Intervention mit großzügiger Abtragung der betroffenen Gewebsteile, offene Drainage, kein Wundverschluss, evtl. Amputation. Sauerstoffüberdruckbehandlung. Antibiotische Therapie mit Penizillin. Antitoxine sind von zweifelhaftem Wert.

Antwort 111

Es sollte sich hier (trotz der etwas von der Lehrmeinung abweichenden Schilderung der Klinik) um eine Multiple Sklerose handeln. Vgl. Antwort zu Frage 12.

Antwort 112

a) Eine Leukozytose findet sich bei folgenden Krankheitsbildern:

- Akute Infektionen,
- Gewebszerfall (z.B. Herzinfarkt, Tumorzerfall),
- komatöse Zustände,
- Vergiftungen (Pilze, CO),
- nach Milzexstirpation,
- als Reaktion auf Reize (Stress, nach körperlicher Belastung usw.),
- bei Leukosen (Leukämien).

b) Eine Leukopenie findet sich bei folgenden Krankheitsbildern:

- Bestimmte bakterielle Infektionskrankheiten: (Para)Typhus, Brucellose, Miliartuberkulose,
- bei Viruserkrankungen: Grippe, Masern, Röteln, Mumps, Poliomyelitis,
- nach Zytostatika und Röntgenbestrahlung,
- toxische oder allergische Knochenmarkschädigung durch verschiedene Krankheiten (Sepsis, Peritonitis, Tuberkulose, Pneumonie, Diphtherie oder als Medikamentennebenwirkung),
- als Begleitsymptom bei Eisen-, Vitamin-B12- oder Folsäure-Mangelanämie.

Antwort 113

a) Eine Eosinopenie findet sich:

- Bei prognostisch ungünstig verlaufenden Krankheiten,
- auf dem Höhepunkt schwerer Infektionen.

b) Eine Eosinophilie findet sich bei:

- Wurmbefall,
- Allergischen Krankheitsbildern (Heuschnupfen, Asthma),
- anaphylaktischen Zuständen,
- Scharlach,
- Lymphogranulomatose (M. Hodgkin),
- nach überstandenem Infekt („Morgenröte der Genesung"),
- nach bestimmten Medikamenten.

Antwort 114
Vgl. Antworten zu Frage **25**.

Antwort 115
Zur Untersuchung des Harnsediments wird nur frischer Harn verwendet.
Es werden ca. 10 ml Harn mindestens 3 Minuten bei 1000-3000 Umdrehungen pro Minute zentrifugiert.
Der Überstand wird bis auf einen geringen Rest („Bodensatz" des Zentrifugenröhrchens) verworfen. Ein Tropfen des „Bodensatzes" wird auf einem Objektträger mit einem Deckglas bedeckt.
Es wird zunächst mit 80facher Übersicht, dann mit 400facher Vergrößerung mikroskopiert.
Die halbquantitativen Angaben beziehen sich auf Zahlen von Zellen (z.B. Erythrozyten, Leukozyten) pro 10 Gesichtsfelder. Es sollten mindestens 20 Gesichtsfelder betrachtet werden.

Zu Befunden und Aussagekraft:
Im Harnsediment kann man unter dem Mikroskop Zellen, Zellformationen, Bakterien, Trichomonaden und Kristalle (Salze) differenzieren. Aufgrund der großen Fortschritte in der Trockenchemie (Urinstix) gerät das Harnsediment mehr und mehr ins Hintertreffen.

• Plattenepithelien finden sich bei Entzündungen im Bereich der Blase.
• Nierenepithelien finden sich bei Nephritis, Pyelonephritis und beim nephrotischen Syndrom.
• Erythrozyten finden sich bei allen Blutungen im Urogenitaltrakt (Papillom, Tumor, Trauma, Nieren- oder Harnleitersteine, Glomerulonephritiden usw).
• Leukozyten finden sich bei Entzündungen im Urogenitaltrakt (Urethritis, Pyelitis, Pyelonephritis, Prostatitis, Tumoren usw).
• Bakterien finden sich bei Infektionen, falscher Harngewinnungstechnik und verschmutzten Transportgefäßen.
• Trichomonaden (Protozoeninfektion; Klinik wie Urethritis oder Zystitis, bisweilen symptomlos).
• Zylinder bestehen aus Proteinen, die in den Nierentubuli bzw. Sammelrohren ausgefallen sind. In einem Zylinder können Zellen bzw. Zellreste eingelagert sein. Sie haben walzen- bzw. bandförmiges Aussehen. Man findet sie in erster Linie (aber nicht ausschließlich) bei entzündlichen Erkrankungen im Bereich der Niere (Nephritis, Pyelonephritis, Glomerulonephritis). Man unterscheidet hyaline Zylinder, granulierte Zylinder, Erythrozyten-, Hämoglobin-, Leukozyten-, Epithel- und Wachszylinder. Kristalle sind im Wesentlichen ohne größere Bedeutung.

Antwort 116
Die unterschiedlichen Urin-Teststreifen enthalten bis zu 12 unterschiedliche Testfelder.
Der Trockenchemie-Teststreifen wird kurz (maximal 1 sec) in den Harn eingetaucht. Nach 30-60 sec vergleicht man die Testfelder mit einer genormten Farbskala des Herstellers.
Mit den Urin-Teststreifen bekommt man Auskunft über das Vorkommen folgender Substanzen im Urin:

- Nitrit,
- pH,
- Eiweiß (Proteinurie),
- Glukose (Glukosurie),
- Keton (Ketonurie),
- Urobilinogen (Urobilinogenurie),
- Bilirubin (Bilirubinurie),
- Blut:
  - Erythrozyten (Erythrozyturie),
  - Hämoglobin (Hämoglobinurie), Myoglobin (Myoglobinurie).
- Leukozyten (Leukozyturie),
- Ascorbinsäure (Vitamin C),
- Spezifisches Gewicht.

Krankheiten vieler Organsysteme lassen sich durch diese äußerst einfach und kostengünstig durchzuführende Untersuchung feststellen:

- Bei Erkrankungen der Niere und des Urogenitaltraktes finden sich Nitrit, Leukozyten, eventuell Eiweiß und eine Verschiebung des pH-Wertes im Urin.
- Bei Diabetes mellitus finden sich Glukose und eventuell Keton im Urin (ketoazidotisches Koma).
- Bei Erkrankungen der Leber sind Urobilinogen und Bilirubin nachweisbar.
- Erythrozyten und Hämoglobin finden sich bei Blutungen im Urogenitaltrakt (z.b. Nierentumor, Blasenpapillom, Nierensteine u. a).

Antwort 117
Finden sich im Urin 100 000 Keime pro ml so liegt mit Sicherheit ein pathologischer Urinbefund vor.
(1-10 000 Keime pro ml: Verunreinigung; 10 000-100 000 Keime pro ml: Grenzwert).

Antwort 118
Ein Reflex ist die stereotype (ständig gleich wiederkehrende), unwillkürliche Reaktion des Nervensystems auf einen Reiz. Zum Reflex gehört ein genau definierter Reflexbogen: Der Rezeptor nimmt den Reiz auf, leitet ihn über die afferente (zuführende) Nervenbahn über eine oder mehrere Schaltstelle(n) = Synapse(n) (monosynaptisch oder polysynaptisch) auf eine efferente (wegführende) Nervenbahn, die zum Erfolgsorgan führt. Klinisch sind drei Reflextypen von Bedeutung: Eigenreflexe, Fremdreflexe, pathologische Reflexe.

- Bei Muskeleigenreflexen (MER; auch: Muskeldehnungsreflex) ist Reizort (Rezeptor) und Erfolgsorgan, welches auf den Reiz antwortet, derselbe Muskel. Der Reflex wird auf Rückenmarks- oder Stammhirnhöhe nur einmal umgeschaltet (= monosynaptischer Reflexbogen). Es besteht keine (oder nur sehr geringe) Ermüdbarkeit.

Wichtige Eigenreflexe sind:
o Bizepssehnenreflex (BSR),
o Radiusperiostreflex (RPR; Brachioradialreflex),
o Trizepssehnenreflex (TSR),
o Quadrizepssehnenreflex (PSR),
o Triceps-surae-Reflex (ASR, Achillessehnenreflex).

- Bei <u>Fremdreflexen</u> liegt der <u>Reizort</u> (Rezeptor) meistens in der Haut. Die Erfolgsorgane sind meist die benachbarte Muskulatur. Der Reflex wird auf Rückenmark- oder Stammhirnhöhe mehrmals umgeschaltet (= polysynaptischer Reflexbogen) und umgreift mehrere Rückenmarksegmente. Fremdreflexe zeigen eine deutliche Ermüdbarkeit.

Einige wichtige Fremdreflexe:
o Pupillenreflex,
o Kornealreflex,
o Würgereflex,
o Bauchhautreflex.

- <u>Pathologische Reflexe</u> sind Fremdreflexe, die normalerweise fehlen und nur bei Pyramidenbahnschädigungen vorkommen. Die Pyramidenbahn ist die wichtigste motorische Hirnbahn, die die motorischen Impulse der Hirnrinde (vordere Zentralwindung, Gyrus praecentralis) zu den motorischen Vorderhornzellen im Rückenmark leitet. Der wichtigste pathologische Reflex ist der Babinski-Reflex: Beim Bestreichen des äußeren Fußsohlenrandes kommt es zur Dorsalextension der Großzehe („Großzehe geht in Richtung Nase") bei gleichzeitigem Verharren aller anderen Zehen in Ausgangsstellung (die Zehen 2-5 können sich dabei auch fächerförmig spreizen). Das gleiche Phänomen zeigt sich auch beim kräftigen Bestreichen der Tibiakante (Oppenheim-Reflex) bzw. beim Kneten der Wadenmuskulatur (Gordon-Reflex).

Die wichtigsten pathologischen Fremdreflexe (Pyramidenbahnzeichen)

Babinski-Reflex	Oppenheim-Reflex	Gordon-Reflex

Antwort 119

Die Pyramidenbahn ist die wichtigste motorische Hirnbahn (1. Motoneuron), die die motorischen Bewegungsimpulse der Hirnrinde (vordere Zentralwindung, Gyrus precentralis) zu den motorischen Vorderhornzellen im Rückenmark leitet.

Bei ihrer Schädigung kann es zur Hyperreflexie (gesteigerte Reflexe), zu spastischen Lähmungen und zum Auftreten pathologischer Reflexe kommen.

Ursachen u.a: Apoplexie (Hirnschlag), Hirnblutungen, Vergiftungen, Verletzungen, Meningoenzephalitiden, frühkindliche Hirnschäden, Hirntumoren, Hirndrucksteigerungen usw.

Antwort 120

Die Sterilisation ist die Abtötung aller lebenden Substanzen einschließlich der Bakteriensporen. (Das Freimachen eines Gegenstandes von vermehrungsfähigen Organismen; völlige Keimfreiheit). Die Desinfektion ist die Ausschaltung der Erreger übertragbarer Krankheiten (Abtötung aller Infektionskeime). Es können jedoch noch vermehrungsfähige Organismen, z.b. Sporen, vorhanden sein.

Antwort 121

Phytotherapeutika zur Anregung der Galletätigkeit:

- Wermut (Artemisia absinthium),
- Gelbwurzel (Curcuma longa und domestica),
- Schöllkraut (Chelidonium majus),
- Artischoke (Cynara scolymus),
- Erdrauch (Fumaria officinalis),
- Schafgarbe (Achillea millefolium),
- Löwenzahn (Taraxacum officinale),
- Lavendel (Lavandula angustifolia),
- Pfefferminze (Mentha piperita).

Antwort 122

Die Leber ist abgegrenzt:

Nach oben : Zwerchfell, Pleura, Lunge,

nach hinten: Zwerchfell, Pleura und Rippen,

nach unten : Gallenblase, Abdominalorgane (Duodenum, Querkolon, Niere, Magen),

nach vorne : Zwerchfell, Pleura, Rippen.

Antwort 123

Feinaufbau des Pankreas:

Die Bauchspeicheldrüse besitzt eine Bindegewebskapsel und ein bindegewebiges Stützgerüst, das die azinösen (= beerenförmigen) Drüseneinheiten zu kleinen Drüsenläppchen zusammenschließt. Das Sekret dieser Drüsenläppchen fließt durch ein weit verzweigtes System von Ausführungsgängen in den großen Hauptausführgang (Ductus pancreaticus).

Neben diesem exkretorischen Drüsenepithel, das sein Sekret ins Duodenum abgibt, enthält die Bauchspeicheldrüse, als zweites Funktionssystem, hormonbereitende Zellen, die in den sog. Langerhans-Inseln zusammengelagert sind (inkretorischer Anteil der Bauchspeicheldrüse). Sie geben ihre Hormone direkt ins Blut ab. Die Langerhans-Inseln liegen verstreut im exkretorischen Gewebe der Bauchspeicheldrüse. Ihre Anzahl schwankt zwischen 1 bis 2 Millionen. Ihre Gesamtmasse macht nur 2 % des Pankreas aus. Sie bestehen aus drei unterschiedlichen Zelltypen (A, B, D-Zellen), die Insulin, Glukagon und Somatostatin produzieren.

- A-Zellen, 25 % der Inselzellen, produzieren Glukagon,
- B Zellen, 60 % der Inselzellen, produzieren Insulin,
- D-Zellen, 15 % der Inselzellen, produzieren Somatostatin.

Antwort 124

Ca. 25-40 % der Leukozyten sind Lymphozyten (bei Kleinkindern 50-70 %). Sie finden sich in den Lymphknoten und sie zirkulieren im Blutstrom. Wichtigste Aufgabe ist die immunologische Abwehr bakterieller und viraler Infektionen. Es werden B- und T-Lymphozyten unterschieden:

B-Lymphozyten:

Sind „sesshaft" im lymphatischen Gewebe (Lymphknoten, Milz, RES). Jeder B-Lymphozyt stellt einen einzigen spezifischen Antikörper her („Spezifität"). Nach Kontakt mit ihrem Antigen („Feind") wandeln sich B-Lymphozyten zu Plasmazellen und Gedächtniszellen um.

Als Plasmazelle produzieren sie Immunglobuline (Ig), sog. Antikörper. Diese Immunglobuline sind Träger der sog. humoralen Abwehr.

Untergruppen der Immunglobuline:

- IgA: Schutz der Schleimhäute (Magen-Darm- und Respirationstrakt). IgA-Immunglobuline finden sich in allen Körpersekreten.
- IgD: finden sich auf Membranoberflächen von B-Lymphozyten.

- IgE: an Mastzellen (und basophile Granulozyten) gebunden, setzen bei Kontakt mit allergisierendem Antigen aus der Mastzelle Histamin frei (allergische Reaktion Typ I).
- IgG: Hauptanteil der Immunglobuline. Sie lösen nach 2-4 Wochen als sog. Spätantikörper die frühen Antikörper vom Typ IgM ab.
- IgM: als Frühreaktion der Immunantwort treten diese Immunglobuline nach Antigenkontakt zuerst auf. IgM-Antikörpern weisen auf eine frische Infektion („Frühantikörper") hin.

Während der Immunantwort gebildete Gedächtniszellen „erinnern" sich bei späterem Kontakt an ihr Antigen und produzieren innerhalb weniger Tage große Mengen Antikörper => schnelle Immunabwehr, Grundlage der Immunität.

T-Lymphozyten:
Erhalten im Thymus ihre Immunkompetenz („der Thymus ist die Schule der T-Lymphozyten"). T-Lymphozyten sind Träger der sog. zellulären Abwehr. Sie spielen eine wichtige Rolle

- bei der Abwehr von Infektionen, besonders von Pilzen, Viren, Tuberkuloseerregern,
- bei der Tumorabwehr,
- bei der Typ IV-Immunreaktion (vom verzögerten Typ; siehe unten),
- bei der Transplantatabstoßung,
- bei der Stimulation der Immunabwehr durch Produktion von sog. Zytokinen (Interleukine, Interferone). Diese haben regulierende Wirkung auf Zellwachstum und –differenzierung.

Im Thymus entstehen verschiedene Unterformen der T-Lymphozyten (aufgrund ihrer CD-Oberflächenrezeptoren):

- T-Helferzellen (CD4-Zellen): Zytokinproduktion, aktivieren B-Lymphozyten und bestimmen, welche Immunglobulin-Klasse gebildet wird,
- T-Killerzellen (CD8-Zellen): zerstören infizierte und veränderte Körperzellen,
- Suppressorzellen (CD8-Zellen): kontrollieren und bremsen Heftigkeit der T- und B-Lymphozytenabwehr.

Gedächtniszellen: Bildung nach Erregerkontakt.

Antwort 125
Aller Wahrscheinlichkeit nach handelt es sich beim beschriebenen Krankheitsbild um eine Lobärpneumonie.

Klinik der typischen bakteriellen Lobärpneumonie (heute selten! Erreger: z.B. Pneumokokken):

- Plötzlicher Beginn, schweres Krankheitsgefühl, hohes Fieber (Kontinua über ca. 1 Woche), Schüttelfrost,
- Husten, Atemnot, „Nasenflügeln" (bei Kindern), Herpes labialis (Abwehrschwäche),
- rotbraunes Sputum („pflaumenkompottartig", ab dem 2. Tag),
- Schmerzen im Brustkorb (nur bei Beteiligung der Pleura), evtl. fortgeleitet in den Oberbauch bzw. (bei Kindern!) sogar in den Unterbauch,
- „kritische Entfieberung" 7.-9. Tag mit evtl. lebensbedrohlicher Herz-Kreislauf-Belastung,
- körperliche Untersuchung: Stimmfremitus verstärkt, Bronchialatmen, positive Bronchophonie, klingende feinblasige Rasselgeräusche (diskontinuierliche Nebengeräusche: feines

Rasseln); merke: Perkussion und Auskultation dringen nur ca. 5 cm in die Tiefe. Die klinische Untersuchung kann eine Pneumonie nicht ausschließen! Im Zweifelsfall: röntgen.

• Röntgen: Verschattung, Lab.: BSG und CRP erhöht, Leukozytose, Linksverschiebung, Eosino- und Lymphopenie.

Antwort 126

Definition:

Zyklothymien sind unmotivierte, gewöhnlich mehrfach während des Lebens auftretende Verstimmungen depressiv-gehemmter oder manisch-erregter Art, die phasenhaft, das heißt zeitlich abgrenzbar (episodisch), innerhalb einer vorher und nachher normalen, ausgeglichenen Verfassung auftreten.

Leitsymptome der depressiven Phase:

• Depressive Verstimmung: Selbstentwertungstendenz, Traurigkeit, „Gefühl der Gefühllosigkeit", erstarrter Gesichtsausdruck, schlaffe Haltung, eintönige, leise, verlangsamte Sprache.

• Denkhemmung: Das Denken ist verlangsamt und einfallsarm, kreist um wenige Themen. Der Patient ist im Gespräch unproduktiv.

• Psychomotorische Hemmung: Verlangsamung der Bewegungsabläufe, Minderung der Entschluss- und Handlungsfähigkeit.

• Vitalstörungen: Druck, Schwere- oder Schmerzempfindungen in Herz-, Brust-, Magen- und/ oder Kopfregion. Schweregefühl in Körper und Gliedmaßen. Taubheits-, Steifigkeits-, Fremdheitsempfindung. Entfremdungserlebnisse „abnorme Leibgefühle".

• Depressive Wahngedanken: Schuld und Versündigung, Verarmungswahn, Hypochrondrie.

• Körperlich-vegetative Symptome: Schlaf-, Appetit-, Verdauungsstörungen.

Leitsymptome der manischen Phase:

• Manische Verstimmung: grundlose Heiterkeit, gehobene, übermütige, strahlend optimistische, in vielen Fällen natürlich und ansteckend wirkende Stimmungslage mit gesteigertem Selbstvertrauen, Selbstüberschätzung und Fehlen jeglicher Lebensangst.

• Ideenflucht: flüchtiges, erregtes, einfallsreiches Denken bei erhöhter Ablenkbarkeit durch Außeneindrücke und darauf folgendem, ständigem Wechsel des Denkziels.

• Psychomotorische Erregung: gesteigerter Rede-, Bewegungs- und Betätigungsdrang. Entschlüsse und Handlungen, Gedanken und Antriebe werden ohne besonnene Überlegung umgesetzt.

• Gehobenheit der Vitalgefühle: Maniker fühlen sich meist ausgesprochen gesund und leistungsfähig.

• Manischer Wahn: Ideen der Selbstüberschätzung und Gefühlsüberschwang. Was wahrnehmungs- und denkmäßig auftaucht, erhält das Kennzeichen der Größe.

• Körperliche Symptome: Der Maniker schläft nicht (wenig), empfindet dies jedoch nicht als störend. Er kennt kein Ermüdungsgefühl, fühlt sich frisch und leistungsfähig. Die Libido ist gesteigert.

Antwort 127

Heilpflanzen bei Herzschwäche und zur Steigerung der Herzkraft:

- Weißdorn (Crataegus oxyacantha) bessert die Koronardurchblutung, steigert die Herzkraft, senkt den Blutdruck und wirkt antiarrhythmisch.
- Maiglöckchen (Convallaria majalis)
- Oleander (Nerium oleander)
- Adonisröschen (Adonis vernalis)
- Meerzwiebel

Bei Herzrhythmusstörungen findet Besenginster (Sarothamnus scoparius) Anwendung. (Keine Therapie ohne elektrokardiografische Abklärung der Rhythmusstörung!).

Antwort 128

Vgl. Antwort zu Frage **6**.

Antwort 129

Die Berufs- und Tätigkeitsbeschränkungen des Heilpraktikers lassen sich in einer Negativliste zusammenfassen.

Ihre einzelnen Punkte werden den verschiedenen Gesetzen und Verordnungen entnommen (vgl. Antwort zu Frage **6**).

Für den Heilpraktiker besteht Missbrauchsprinzip, kein Verbotsprinzip. Das heißt, er kann alle Tätigkeiten ausüben, die nicht ausdrücklich verboten sind.

Antwort 130

- Angina tonsillaris (betahämolysierende Streptokokken der Gruppe A),
- Scharlach (betahämolysierende Streptokokken, die Scharlach-Toxin bilden),
- Diphtherie (Corynebacterium diphtheriae),
- Mononukleose (Epstein-Barr-Virusinfektion, auch: Pfeiffer-Drüsenfieber oder „Kissing disease"),
- Angina Plaut-Vincenti (einseitige Tonsillitis; Erreger: Spirochäten in Kombination mit fusiformen Stäbchen),
- Soor (Pilzinfektion mit Candida albicans bei Abwehrgeschwächten, z.B. Aids-Patienten),
- Syphilis (Infektion mit Treponema pallidum an untypischer Stelle),
- eine Vielzahl viraler Entzündungen im Rachenbereich.

Antwort 131

Streptokokken-Angina

Definition und Ätiologie:

Infektion der Rachenmandeln und des Organismus mit betahämolysierenden Streptokokken der Gruppe A.

Allgemeinerkrankung mit besonderer Ausprägung an den lymphoepithelialen Organen.

Klinik:
Meist Kinder mit starkem subjektivem Krankheitsgefühl, hohe Temperaturen, bisweilen auch mit Schüttelfrost, Rachenbrennen, Rachenschmerzen. Schluckschmerzen, Mundöffnen oft erschwert und schmerzhaft, belegte Zunge, Mundgeruch, kloßige Sprache, beide Gaumenmandeln hochrot geschwollen, oft gelbe „Eiterstippchen" auf den Tonsillen, vermehrter Speichelfluss, Nahrungsaufnahme erschwert.

Diagnose:
Klinik, Tonsillenabstrich

Differenzialdiagnosen: Vgl. Antwort zu Frage **130**.

Komplikationen:
Atemnot durch Larynxödem, Mittelohrentzündung, Rheumatisches Fieber, Glomerulonephritis.

Therapie:
Bettruhe, Schmerzmittel, weiche oder flüssige Kost, Eis, feuchte Halswickel; bei schweren Fällen: hoch dosierte, systemische (keine lokale!) Antibiotika-Therapie (wird heute jedoch nicht mehr prinzipiell empfohlen).

Antwort 132
Ca. 10-20 Tage nach einer Erkrankung mit betahämolysierenden Streptokokken der Gruppe A können - als Zweiterkrankungen - ein rheumatisches Fieber oder eine Glomerulonephritis auftreten.

Es handelt sich hierbei um streptokokkenallergische entzündliche Systemerkrankungen, bedingt durch eine Allergie vom verzögerten Typ gegen Streptokokkenantigene.

Rheumatisches Fieber:
Das rheumatische Fieber (RF) ist eine streptokokkenallergische entzündliche Systemerkrankung, die sich an Haut, Herz (als rheumatische Karditis), ZNS (als Chorea minor) und Gelenken (als akute Polyarthritis) manifestiert (Antikörper gegen Erregerantigene reagieren mit bzw. „kreuzreagieren" mit körpereigenen Strukturen. Ferner kommt es zu einer pathologischen Immunkomplexbildung); Erkrankungsgipfel zwischen 5-15 Jahren.

Klinik:
Das rheumatische Fieber beginnt ca. 10-20 Tage nach einer Infektion mit betahämolysierenden Streptokokken der Gruppe A (meist Infektionen der oberen Atemwege: z.B. Pharyngitis, Tonsillitis). Es „leckt die Gelenke und beißt das Herz".

- Allgemeinerscheinungen: Fieber, Kopfschmerzen, Schwitzen,
- akute wandernde Polyarthritis: Sie bevorzugt große Gelenke und springt von Gelenk zu Gelenk. Die betroffenen Gelenke sind oft überwärmt, geschwollen und stark schmerzhaft.
- Hauterscheinungen:
  o Erythema anulare rheumaticum (marginatum): rosarote, rundliche Flecken am Stamm (besonders im Gebiet des Nabels),
  o subkutane Knötchen,
  o Erythema nodosum (seltener): rötlich-blaue, druckschmerzhafte Knoten, meist an den Streckseiten der Unterschenkel.

- Karditis als: Endo-, Myo- und Perikarditis lebensbedrohlich! Klappenveränderungen, Rhythmus- oder Erregungsleitungsstörungen usw.
- Chorea minor („Veitstanz"): neurologische Störung mit unkontrollierten Bewegungen der Hände und Ungeschicklichkeit der erkrankten Kinder (verschütten Suppe, zerbrechen Geschirr).
- Pleuritis (selten).

Diagnose:

Anamnese, Klinik, Labor: BSG und CRP (C-reaktives Protein) erhöht, Nachweis von Antikörpern gegen Streptokokken-Antigene: Antistreptolysin O (= ASO oder ASL; besonders bei rheumatischem Fieber), Antidesoxyribonukleidase B (ADB oder Anti-DNAse B; besonders bei Glomerulonephritis).

Jones-Kriterien der AHA (American Heart Association)

Hauptkriterien		Nebenkriterien	
1	Karditis	1	Fieber
2	Polyarthritis	2	Arthralgie
3	Chorea minor	3	BSG u./o. CRP erhöht
4	Subkutane Knötchen	4	Verlängerte PQ-Zeit (im EKG)
5	Erythema marginatum oder anulare	5	Rheumatisches Fieber oder rheumatische Karditis in der Anamnese

Die Diagnose „Rheumatisches Fieber" ist wahrscheinlich:
1) Wenn ein Streptokokkeninfekt vorausging,
2) wenn 2 Hauptkriterien oder 1 Hauptkriterium und 2 Nebenkriterien erfüllt sind.

Therapie:

- Antibiose (Penizillin),
- Ggf. Rezidivprophylaxe („Endokarditisprophylaxe"),
- Entzündungshemmende Medikamente (z.B. Acetylsalicylsäure, Glukokortikoid),
- Tonsillektomie (Entfernung der Gaumenmandeln), evtl. Zahnsanierung („Fokalsanierung").

Prognose:
Sie wird durch den Verlauf der Endokarditis bestimmt! Je früher die Penicillintherapie einsetzt, umso besser die Prognose.

Glomerulonephritis:

Klinik:
Nach einen beschwerdefreien Intervall von 1-2 Wochen nach einem Streptokokkeninfekt (Pharyngitis, Otitis media, Angina, Scharlach, Erysipel, Phlegmone) wird der Patient erneut krank:

- Obligat: Mikrohämaturie (evtl. auch sichtbare Erythrozyturie), Proteinurie (< 3 g/24h),
- fakultativ: Ödeme (morgendliche Lidödeme), Hypertonie, Makrohämaturie, Kopf- und Glie-
derschmerzen, Fieber, Lendenschmerz (Nierenkapselspannung), epileptische Anfälle und
Schläfrigkeit (Hirnödem) u. a.

Diagnose:
Anamnese, Klinik, Labor: Urinbefund: Hämaturie, Proteinurie; Blut: BSG und CRP (C-reaktives
Protein) erhöht, Nachweis von Antikörpern gegen Streptokokken-Antigene: Antistreptolysin O
(= ASO oder ASL; besonders bei rheumatischem Fieber), Antidesoxyribonukleidase B (ADB
oder Anti-DNAse B; besonders bei Glomerulonephritis), evtl. Kreatinin und Harnstoff erhöht.

Therapie:
Bettruhe, körperliche Schonung, salz- und eiweißarme Kost, engmaschige Gewichts-, Blutdruck-
und Laborkontrollen, antibiotische Therapie eines Streptokokkeninfektes, ggf. Tonsillektomie
(Entfernung der Gaumenmandeln), Behandlung von Komplikationen (Lungenstauung, Hirnödem, Hypertonie, Oligurie, Ödeme).

Prognose:
Ausheilung: Kinder > 90 %, Erwachsene ca. 50 % (evtl. Übergang in chronisches Stadium).

Antwort 133
Plaut-Vincent-Angina (Angina ulceromembranacea)

Definition und Ätiologie:
Einseitige Tonsillitis durch Spirillen (Spirochäten) und fusiforme Stäbchen (zwei Erreger!)

Klinik:
Meist einseitige Schluckbeschwerden, gleichseitige Schwellung der Kieferwinkellymphknoten,
(oft tiefes) Geschwür auf einer Tonsille mit weißlichem Belag, Fremdkörpergefühl im Rachen,
Mundgeruch,. Belag meist abwischbar. Der massive Lokalbefund kontrastiert mit geringen sub-
jektiven Beschwerden.

Diagnose:
Anamnese, Klinik, Rachenabstrich (Bakterien?)

Therapie:
Penizillin für 3-6 Tage, evtl. lokale Therapie mit Wasserstoffperoxid u. Ä.

Antwort 134
Definition:
Bakterielle Angina tonsillaris mit Vergiftung (Intoxikation) des Körpers durch Exotoxinbildung
des Erregers.

Besonderheit:
Als lokale Infektion oder systemische Intoxikation (Vergiftung), früher relativ häufig (Würg-
engel der Kinder!), heute selten, Auftreten von Epidemien in Zeitabständen von ca. 30 Jahren.

Meldepflicht:
Nach §6,1 Meldepflicht bei Verdacht, Erkrankung und Tod und Behandlungsverbot für den Heilpraktiker. Nach § 7 ist der Nachweis von toxinbildenden *C. diphtheriae* zu melden (namentliche Meldepflicht). Für die Leiter von Gemeinschaftseinrichtungen besteht gemäß § 34 IfSG die Pflicht, das zuständige Gesundheitsamt unverzüglich über das zur Kenntnis gelangte Auftreten zu benachrichtigen und dazu krankheits- und personenbezogene Angaben zu machen.

Erreger:
Corynebacterium diphtheriae (grampositives Stäbchenbakterium).

Reservoir:
Mensch, gesunde Keimträger in Epidemiezeiten bis 7 %.

Übertragungsweg:
Durch Tröpfcheninfektion oder durch direkten Kontakt, indirekt durch Kontakt mit Gegenständen und Flächen, die mit infektiösem Nasen-Rachen-Sekret verunreinigt sind (selten), Kontagionsindex 0,1 bis 0,2 (10-20 %).

Inkubationszeit:
2-5 Tage (1-7 Tage).

Pathogenese:
Die Diphtheriebakterien siedeln sich zunächst auf der Schleimhaut von Mund, Rachen und Kehlkopf an. Sie bilden ein Gift (Ektotoxin A), welches zur Nekrose der Epithelzellen führt. Dies führt zur Bildung von sog. Pseudomembranen (diphthera, griech. Haut, Membran). Die besonders giftigen Bakterienstämme sind mit einem beta-Phagen (Virus) infiziert und bilden noch ein Ektotoxin B, das eine Gefäß- und Zellpermeabilitätssteigerung bewirkt. Es kommt zur Einschwemmung der Gifte ins Blut mit Gefahr des Schocks und mit Schädigung von Herz, Nerven und Nebennieren. Entscheidend für die Gefährlichkeit des Erregers ist sein Giftbildungsvermögen.

Klinik:
- Entzündung der Mandeln (Tonsillitis) mit weißlich-grauen, fest haftenden Belägen, die auf den Nasenrachenraum übergreifen und beim Abstreifen bluten (Pseudomembranen),
- süßlicher Geruch, blutiger Schnupfen (Nasendiphtherie bei Säuglingen),
- Temperatur um 38°C, oft sehr schneller Puls,
- stark geschwollene, druckschmerzhafte Kieferwinkellymphknoten,
- „Cäsarenhals": starkes periglanduläres Halsödem bei primärtoxischer Diphtherie,
- systemische Intoxikation: Myokarditis, Gewebeuntergang in Herzmuskel, Leber, Nieren und Nebennieren, Polyneuritis, Lähmungen im Bereich der motorischen Kopfnerven. Oft treten die toxischen Schäden erst nach Abklingen der akuten Lokalinfektion als Spätschäden zutage.

Diagnose:
Anamnese, Klinik, kultureller Nachweis der Erreger in lokalen Infektionsherden, Immunfluoreszenzmikroskopie, Toxinnachweis.

Therapie:
Isolierung von Verdachts- und Krankheitsfällen. Möglichst früh Diphtherie-Antitoxin (Gegengift in Form neutralisierender Antikörper) und Penizillin, Halswickel, Bettruhe.

Prognose:
Die Letalität der Diphtherie liegt heute bei 5-10 %, unter ungünstigen Verhältnissen steigt sie bis zu 25 %. Der Tod tritt als Folge einer Atemwegsobstruktion oder eines Herzversagens ein.

Vorbeugung:
Eine aktive Immunisierung mit Diphtherietoxoid ist möglich (generell empfohlene Impfung). Kranke müssen so lange isoliert werden, bis zwei im Abstand von nicht weniger als 24 Stunden durchgeführte kulturelle Untersuchungen negativ sind. Enge Kontaktpersonen müssen isoliert werden, bis sie aufgrund kultureller Befunde als Keimträger auszuschließen sind. Nach der Erkrankung tritt keine sichere Immunität auf.

Antwort 135
Zum Krankheitsbild der Tuberkulose:
a) Der erste Kontakt mit dem Erreger (Mycobacterium tuberculosis) erzeugt nach einer Latenz von 5-6 Wochen den Primärkomplex, dessen Klinik meist stumm ist. Macht der Primärkomplex ausnahmsweise Komplikationen, handelt es sich um eine Primärtuberkulose: Hier können sich folgende Symptome finden:

* Subfebrile Temperaturen, Husten, Nachtschweiß, Appetitverlust;
* Erythema nodosum, Pleuritis.
* Selten: Komplikationen am Auge:
* Keratokonjunktivitis, Periphlebitis.

b) Zum Primärkomplex vgl. auch a). Dieser erste Parenchymherd kann überall in der Lunge liegen. Selten findet sich der Primärkomplex extrapulmonal (Rachenhinterwand, Wangenschleimhaut, Tonsillen, Intestinaltrakt).

c) Nach einer Infektion mit Tuberkelbakterien bildet sich zunächst der Primärkomplex. Die Klinik ist meist stumm. (Macht der Primärkomplex Komplikationen, handelt es sich – wie schon erwähnt - um eine Primärtuberkulose.

Als Komplikation der Primärtuberkulose gelten:

* Käsige Pneumonie: Prognose ohne Therapie sehr schlecht („galoppierende Schwindsucht").
* Typhobazillose Landouzy: Septische Komplikation bei fehlender Immunabwehr, meist innerhalb weniger Tage tödlich.
* Eine weitere Komplikation des Primärkomplexes ist die
* Hiluslymphknoten-Tbc, die nicht vom Lungenparenchym, sondern von den Hiluslymphknoten ausgeht.

Gefürchtet ist ferner

* die Miliar-Tbc: Hier kommt es zu einer hämatogenen Streuung in andere Organe (Lunge, Leber, Meningen, Milz u.a.). Ein häufiges Krankheitsbild der Tbc ist auch die
* Pleuritis exsudativa und der Pleuraerguss.

Alte Herde können wieder aufflackern:

* postprimäre Tuberkulose.

Eine Komplikation, sei es im Rahmen der Reaktivierung oder im Rahmen des Primärkomplexes, ist die

* kavernöse Lungentuberkulose.

d) Die Tuberkulose befällt bevorzugt Lunge, Haut, Gastrointestinaltrakt. Im Rahmen einer hämatogenen Streuung kann auch jedes andere Organ befallen werden.

e) Bevorzugt werden Patienten höherer Altersstufen, typisch ist jedoch auch das Auftreten der Tbc bei jüngeren Menschen in Problemsituationen. Gefährdet sind abwehrgeschwächte Patienten: Aids-Kranke, Alte, Alleinstehende, Alkoholiker und Ausländer (AAAA). In vielen Ländern ist die Durchseuchungsrate mit Tuberkulose um ein vielfaches höher als in Deutschland.

Antwort 136
Vgl. Antwort zu Frage **42**.

Antwort 137
Vgl. Antwort zu Frage **44**

Antwort 138
Mechanischer Ileus:

* Ursachen für einen mechanischen Ileus sind Einengung der Darmlichtung von innen oder außen, z.B. durch

  o Verwachsungen, Briden,
  o Brüche (Hernien),
  o Tumore,
  o Strikturen,
  o Gallensteine,
  o Fremdkörper,
  o Kotsteine,
  o Volvulus,
  o Invagination.

* Anzeichen für einen mechanischen Ileus sind:

  o allmählich zunehmender Schmerz oder die plötzlich auftretende, auskultatorisch lokalisierbare, peristaltiksynchrone Kolik mit basalem Dauerschmerz,
  o Stuhl- und Windverhalt
  o Aufstoßen,
  o Erbrechen,
  o Pulsanstieg,
  o reflektorische Abwehrspannung,
  o Meteorismus,

- o auskultierbare Hyper- und Widerstandsperistaltik (Pressstrahlgeräusch),
- o Überlauferbrechen („Miserere") u.a.

Paralytischer Ileus:

- Ursachen für einen paralytischen Ileus:
  - o Toxisch-infektiös: Peritonitis, Pneumonie, Urämie, Diabetes, Morphin,
  - o reflektorisch: postoperativer Stress, Gallen- oder Nierenkolik, Pankreatitis, Myokardinfarkt u.a.,
  - o neurogen: Syringomyelie, Tabes dorsalis, Herpes zoster, Rückenmarkstrauma,
  - o myogen: durch Avitaminosen, Hypoproteinämie, Hypokaliämie, Hypomagnesiämie,
  - o vaskulär: portale Hypertension, kardiale Stauung, lokale Ischämie infolge Mesenterialinfarkt oder -thrombose.

- Symptome für einen paralytischen Ileus:
  - o Stuhl- und Windverhalt,
  - o Meteorismus,
  - o Stille über dem Abdomen und aufgetriebene, aber weiche Bauchdecken,
  - o Schock,
  - o Singultus,
  - o Überlauferbrechen.

Antwort 139

Schilderungen eines Patienten mit Miktionsbeschwerden (Beschwerden beim Wasserlassen):
Er müsse

- sehr viel Wasser lassen: Polyurie,
- häufig und wenig Wasser lassen: Pollakisurie,
- weniger als 500 ml pro Tag Wasser lassen: Oligurie,
- kein oder weniger als 200 (100) ml Wasser lassen: Anurie, akuter Harnverhalt.

Er habe

- Schmerzen beim Wasserlassen: Dysurie oder Strangurie,
- Blut im Urin bemerkt: Makrohämaturie.

Antwort 140

Zu a) Vgl. Antworten zu Frage **20**.
Zu b: Die Vor- und Nachteile der unterschiedlichen Untersuchungspositionen sind Ansichtssache: In der Klinik, beim im Bett liegenden Patienten, wird man die Seitenlage bevorzugen. In der Praxis kann man Zeit dadurch sparen, dass sich der Patient vornübergebeugt (wird von manchen Patienten als unangenehm empfunden) usw. Eine dritte Möglichkeit wäre die Steinschnittlage (Rückenlage des Pat. mit gespreizten und im Hüft- und Kniegelenk gebeugten Beinen. Eine „beste Lösung" kann hier nicht angegeben werden.

Antwort 141

a) Ursachen für eine Erythrozyturie:

- Harnröhrenpolyp,
- Prostataadenom oder -karzinom,
- Blasenkatheter (oder anderer Fremdkörper),
- Verunreinigung durch Menstruation,
- Papillom,
- Zystitis,
- Nierenstein,
- akute Glomerulonephritis,
- Ureter- oder Nierenstein,
- chronische Nephritis,
- Nephrosklerose,
- Nierenkarzinom,
- Nierentrauma,
- Niereninfarkt,
- hämorrhagische Diathese,
- subakute bakterielle Endokarditis, Appendizitis u.a.

b) Eine Erythrozyturie ist immer ein sehr ernst zu nehmender Befund. Die Ursachen sind zwar vielfältig, es gilt jedoch: Jede Blutung muss solange als Symptom eines Blasen-, Prostata-, Ureter- oder Nierenkarzinoms gewertet werden, bis das Gegenteil bewiesen ist.

c)

- Anamnese,
- 2-Gläser-Probe: Urin wird beim Wasserlassen (Miktion) in zwei Gläsern aufgefangen: Wenn nur die erste Probe blutig ist, spricht dies für einen blutenden Befund in der Harnröhre, anderenfalls muss die Blutung in der Blase oder oberhalb (kranial) der Blase liegen (Unterscheidung einer initialen, terminalen oder totalen Hämaturie).
- Mikroskopische Sedimentanalyse: Welche anderen geformten Elemente finden sich außer den Erythrozyten noch im Urin?
- Gleichzeitige Zylindrurie spricht für Nephritis, fehlende Zylinder, aber reichlich Leukozyten und saurer pH sind verdächtig auf Tuberkulose.
- Gerinnungsstatus (Quick, Thrombozyten: Hinweis für hämorrhagische Diathese?),
- Urethro-Zystoskopie (Aufschlussreichste Einzeluntersuchung: Harnröhrenläsion, Polyp, Blasentumor, -steine, -divertikel, Seitendiagnose bei prävesikaler Blutungsquelle),
- Sonografie (Nierentumor, Aufstau, Stein, Zystennieren),
- Röntgenuntersuchungen, Ausscheidungsurogramm: (Konkrement, Tumor, Tbc, Papillennekrose, Zystennieren, Abflussverhältnisse),
- Retrogrades Urogramm,
- Nierenangiografie (DD: Tumor, Zyste, Gefäßprozess),
- Nierenbiopsie,
- operative Freilegung.

Antwort 142

Schafgarbe (Achilles millefolium) wirkt:

- Entzündungshemmend (antiphlogistisch),
- appetitanregend (Bittermittel) und Gallesekretion fördernd,
- blähungstreibend und verdauungsfördernd,
- krampflösend.

Schafgarbe findet Anwendung bei Galleleiden und bei Frauenkrankheiten (z.B. spastische Zustände im kleinen Becken), bei Verdauungsbeschwerden, zur Appetitanregung und zur Entzündungshemmung.

Antwort 143

Vgl. zu a) und b) die Antwort zu Frage **79**.

c) (?) Am Ende der Untersuchung veranlasst man den Patienten zum „A-Sagen" und achtet dabei auf eine seitengleiche Innervation der Gaumenbögen (symmetrisches Anheben der Gaumenbögen).

Antwort 144

Heilpflanzen zur Verbesserung der Durchblutung:
Knoblauch (Allium sativum) und Ginkgobaum (Ginkgo biloba).

Antwort 145

Vgl. Antwort zu Frage **6**.

Antwort 146

Es gibt eine Vielzahl von Erkrankungen, die durch Infektionen des Gastrointestinaltraktes hervorgerufen werden: Erreger sind z.B.

- Viren (Noro- oder Norwalk-like-Viren, Rotaviren u.a.),
- Bakterien (Escherichia coli, Staphylokokken, Shigellen, Salmonellen, Campylobacter, Vibrio cholerae, Yersinien),
- Protozoen (Entamoeba histolytica, Giardia lamblia).

Krankheitsbilder sind z.b. die Ruhr (Shigellenruhr: Erreger Shigellen; Amöbenruhr: Erreger Entamoeba histolytica), Typhus, Paratyphus und Salmonellosen (Erreger: Salmonella Typhi, Salmonella Paratyphi und andere), Cholera (Erreger: Vibrio cholerae).

Antwort 147

HIV und AIDS:

Das HIV (human immunodeficiency virus), ein Retrovirus, ist der Erreger des erworbenen Immundefektsyndroms (AIDS: acquired immune deficiency syndrome). Infolge einer durch die Infektion ausgelösten Immunschwäche treten bei den Erkrankten Infektionen mit opportunistischen Keimen und Tumoren auf. Das Endstadium der durch HIV verursachten Erkrankung wird AIDS (acquired immune deficiency syndrom = erworbenes Immundefektsyndrom) genannt.

Allgemeines:

Ende des Jahres 2003 waren weltweit über 45 Millionen Menschen mit dem HI-Virus infiziert ca. 3 Millionen Menschen sind 2003 weltweit an der Krankheit verstorben. > 90 % der Infizierten leben in den Entwicklungsländern, > 42 % sind Frauen. Weltweit wird von > 8500 Neuinfektionen pro Tag ausgegangen. In Deutschland rechnet man mit ca. 43 000 Infizierten (ca. 80 % Männer, ca. 20 % Frauen, ca. 1 % Kinder) und 2000 bis 2500 Neuinfektionen pro Jahr. Zurzeit explosionsartige Ausbreitung in Osteuropa. AIDS ist das Spät- oder Endstadium des durch Infektion mit dem HI-Virus hervorgerufen Krankheitsbildes und zählt zu den 5 häufigsten infektiösen Todesursachen weltweit (infektiöse Durchfallerkrankungen, Pneumonien, Tuberkulose, AIDS, Malaria).

Erreger:

2 Typen des Retrovirus:

* HIV-1 (häufigster Typ weltweit, in drei Hauptgruppen unterteilt: M, N, O),
* HIV-2 (Ursprung Westafrika, jetzt weltweit, 6 Subtypen A-F).

Übertragungsweg:

Geschlechtsverkehr, Blut und Blutprodukte, vor und während der Geburt, Muttermilch; nicht (!) nachgewiesen ist eine Infektion durch Speichel und Insektenstiche.

Epidemiologie, Risikogruppen:

Erste sporadische AIDS-Fälle wurden bereits in den 70er-Jahren beobachtet. Seit 1980 stetiger, beängstigender Anstieg von HIV-infizierten Patienten. Während in Afrika und Asien Männer und Frauen nahezu gleich häufig erkranken (heterosexueller Übertragungsweg: wichtigster Infektionsweg sind Prostituierte), erkrankten in Europa anfangs überwiegend Männer (m:w = 10:1) aus den Risikogruppen männliche Homosexuelle und i.v. Drogenabhängige.

(Merke: Die Infektionsrate von Patienten in Nicht-Risikogruppen steigt zurzeit kontinuierlich an! Der heterosexuelle - „normale" - Übertragungsweg wird immer häufiger. Anstelle der Risikogruppe gewinnt das Risikoverhalten an Bedeutung.)

Risikoverhalten:

* Sexualität: Homo- und Bisexuelle mit häufig wechselndem, ungeschütztem (= keine Kondome) Geschlechtsverkehr und deren Sexualpartner; zunehmend Heterosexuelle,
* Kontakt mit infiziertem Blut oder Blutprodukten:
  - Fixer,
  - Neugeborene infizierter Mütter,
  - Patienten, die infiziertes Blut erhalten.

Vor der Einführung eines HIV-Labortests wurden viele Patienten durch Blutprodukte, hauptsächlich durch Gerinnungsfaktorenkonzentrate (Hämophilie A, Hämophilie B), in seltenen Fällen auch durch Blutkonserven, infiziert.

Wer im medizinischen Bereich arbeitet, ist durch Nadelstichverletzungen (nach Blutabnahme bei Infizierten) gefährdet.

Inkubationszeit:

Nur bei einem Teil der Infizierten kommt es nach einigen Tagen bis mehreren Wochen zu einem akuten Krankheitsbild, welches am ehesten einer Mononukleose entspricht. Andere Patienten bleiben nach der Infektion - oft über Jahre - symptomlos. Andere entwickeln nach unterschiedlichen Zeitspannen AIDS-Vorstadien oder erkranken ohne Vorstadien an AIDS.

Die mittlere Zeit zwischen Infektion und Auftreten von HIV-Antikörpern (Serokonversion) beträgt ca. 2 Monate. Nach 6 Monaten sind bei ca. 95 % der Infizierten Antikörper (HIV-Ak) nachweisbar, der Rest jedoch erst zu einem noch späteren Zeitpunkt.

Pathogenese:

Zielzellen sind hauptsächlich die für das Immunsystem so wichtigen T-Lymphozyten (die HI-Viren benötigen zum „andocken" zwei Rezeptoren dieser Zellen: den $CD4^+$-Rezeptor und den Chemokin-Rezeptor „CCR-5"). Auch Monozyten und Zellen im ZNS werden infiziert. Sofort nach Infektion mit dem Virus kommt es - schon in den asymptomatischen Phasen der Erkrankung - zu einem erbitterten „Krieg" zwischen HI-Viren und T-Lymphozyten. Täglich werden 10 bis 15 Milliarden HI-Viren (ca. 50 % der im Plasma zirkulierenden Viren) und mehrere Milliarden CD4-(T-Helfer)-Lymphozyten abgebaut und wieder neu gebildet. Langfristig kommt es zur Schädigung des Immunsystems und zur Schädigung des ZNS.

KLASSIFIKATION

Die HIV-Infektion verläuft in Stadien. Nach der CDC-(Center for Disease Control, Atlanta) Klassifikation werden die Stadien der HIV-Infektion z. Zt. - aufgrund des $CD4^+$-Lymphozytenbefundes bzw. aufgrund der klinischen Kriterien - in 2 Kategorien mit jeweils drei Unterkategorien eingeteilt. Der Verlauf der Erkrankung ist stationär bis progressiv, eine Rückbildung im erreichten Stadium oder ein Rückschritt auf ein vorhergegangenes Stadium gibt es nicht.

Klassifikation der HIV-Infektion (Center of Disease Control, Atlanta, USA, 1993) bei Personen ≥ 13 Jahre nach Nachweis einer HIV-Infektion:

- Drei Kategorien aufgrund des $CD4^+$-T –Lymphozytenbefundes:

    1. > 500 $CD4^+$-T-Lymphozyten/µl oder CD4-Anteil > 29 %,
    2. 200-499 $CD4^+$-T -Lymphozyten/µl oder CD4-Anteil 14-28 %,
    3. < 200 $CD4^+$-T -Lymphozyten/µl oder CD4-Anteil < 14 %.

- Drei Kategorien aufgrund der klinischen Kriterien:

    A) Akute primäre HIV-Infektion, asymptomatische HIV-Infektion, generalisierte Lymphadenopathie (= LAS oder PGL),
    B) alle unter „Syndrome bei mäßiger Immundefizienz" aufgeführten Syndrome (ohne LAS),
    C) die im Abschnitt AIDS aufgeführten Syndrome.

KLINISCHE ERSCHEINUNGSBILDER DER HIV-INFEKTION

Kategorie A: Frühphase der Infektion

Akute HIV-Krankheit (= Akutes retrovirales Syndrom)

Ca. 30 % der Infizierten erkranken 3-6 Wochen nach der Infektion an einem Mononukleose- oder Grippe- ähnlichen Krankheitsbild (in ca. 50 % mit Hautausschlag):

- Fieber, Schwitzen,
- Schwäche und Schlappheit,
- Muskelschmerzen (Myalgien),
- Übelkeit, Appetitlosigkeit, Durchfall,
- Pharyngitis,
- Exantheme, neurologische Symptome, Lymphknotenschwellungen.

Asymptomatische Infektion

Die Patienten sind klinisch gesunde, ansteckungsfähige Virusträger. (Das Stadium kann Monate bis Jahre dauern!)

Persistierende generalisierte Lymphadenopathie (PGL) oder Lymphadenopathiesyndrom (LAS)

(Lymphknotenschwellung) = Lymphadenopathie-Syndrom (LAS), auch: persistierende generalisierende Lymphadenopathie (PGL):

Ca. 40 % der HIV-positiven Patienten durchlaufen dieses Stadium, gekennzeichnet durch:

- Positive Serologie (Antikörper gegen HIV nachweisbar),
- generalisierte Lymphknotenschwellung (länger als 3 Monate an mindestens 2 extrainguinalen Stellen),
- Fehlen von Allgemeinsymptomen
- 30 % der Patienten entwickeln eine seborrhoische Dermatitis.

Merke: Bei jeder Lymphknotenschwellung an HIV (und Lymphome) denken.

Kategorie B: Syndrome bei mäßiger IMMUNDEFIZIENZ

Nicht-AIDS-definierende Infektionen und Erkrankungen:

Erkrankungen, die durch einen Immundefekt begünstigt werden, aber nicht der Kategorie C zuzuordnen sind.

- Subfebrile Temperaturen oder eine chronische Diarrhö (> 1 Monat),
- Listeriose,
- Bazilläre Angiomatose (Angiom = Neubildung von Gefäßgewebe),
- Entzündungen des weiblichen Beckens: Gebärmutterhals-(Zervix)-Dysplasie oder zervikales Carcinoma in situ,
- periphere Neuropathien (ca. 40 % der HIV-Patienten),
- Kandidosen in Mund und Rachen oder vulvovaginal,
- Herpes zoster (oft Befall mehrerer Dermatome),
- orale Haarleukoplakie (weißliche nicht abstreifbare Beläge am Zungenrand, verursacht durch Epstein-Barr-Virus).

Kategorie C:

AIDS-definierende Krankheiten (AIDS-Indikatorkrankheiten):

Klinische Symptomatik in der letzten Phase der HIV-Infektion (= AIDS):

- Auftreten sekundäre Infektionskrankheiten mit meist opportunistischen Erregern,
- Tumorerkrankungen,
- Erkrankungen des zentralen und des peripheren Nervensystems,
- Syndrome unklarer Genese.

HIV-Assoziierte Enzephalopathie = HAE

Konzentrations-, Gedächtnisstörungen, motorische Verlangsamung, psychische Veränderungen, Demenz u.a.

Opportunistische Infektionen, die Aids definieren

Das HIV-Endstadium AIDS manifestiert sich in 80 % d. F. durch opportunistische Infektionen.

Viren

- Herpes-simplex-Virus (Reaktivierung latenter Infektionen): Geschwüre an Haut und Schleimhäuten die länger als einen Monat persistieren),
- Zytomegalie-Virus: normalerweise häufig symptomlos, Reaktivierung latenter Infektionen führt bei AIDS-Kranken u. U. zu schweren Organschäden wie Pneumonie, Gastroenteritis, Enzephalitis (Todesursache),
- Varicella-Zoster-Virus führt reaktiviert zu Herpes zoster ,
- Epstein-Barr-Virus: Nachweis in bösartigen Burkitt-Lymphomen AIDS-Kranker,
- JC-Virus (weltweit verbreitet, normalerweise symptomlos; Reaktivierung bei AIDS-Kranken führt zur tödlichen subakuten demyelisierenden Erkrankung des Zentralnervensystems (progressive multifokale Leukoenzephalopathie).

Bakterien

- Mycobacterium avium: normalerweise ungefährlich. Bei schwer abwehrgeschwächten AIDS-Patienten persistierende Bakteriämie mit Absiedlung der Erreger in Knochenmark, Leber, Lymphknoten, Darm, Milz, Lunge, Nieren, Haut, Hirn u. a.,
- Mycobacterium tuberculosis: Tuberkulose-Infektionen,
- andere: Streptokokken, Haemophilus influenzae, Staphylokokken, Listerien, Nocardia asteroides, Rhodococcus equi, Salmonellen, Shigellen, Legionellen, Treponemen u.v.m.

Protozoen

- Toxoplasma gondii führt bei Abwehrgeschwächten zur Enzephalitis,
- andere: Kryptosporidien und Isospora belli führen zu schweren Durchfällen.

Pilze

- Pneumocystis jiroveci (carinii), wird manchmal auch zu den Protozoen gerechnet: führt reaktiviert zu Pneumonien mit den Leitsymptomen Atemnot und nicht produktiver Husten
- Candidainfektionen als Stomatitis, Ösophagitis, Vaginitis, Proktitis, selten auch generalisiert
- andere: Cryptococcus neoformans (Pneumonie, ZNS-Befall), Histoplasma capsulatum (Pneumonie, disseminierte Infektionen), Coccidioides immitis (Pneumonie, disseminierte Infektionen).

Tumorerkrankungen

- Kaposi-Sarkom (multizentrischer generalisierter Tumor der Haut, Mundschleimhaut, Lymphknoten und anderer Organe), zunächst rötlich-braune Flecken, die zu dunkelrot-braunen (oder bläulichen) Tumorknoten der Haut heranwachsen und metastasieren,
- Non-Hodgkin-Lymphome von hohem Malignitätsgrad,
- invasives Zervixkarzinom.

Erkrankungen des zentralen und des peripheren Nervensystems

Ca. 40 % aller symptomatisch HIV-Infizierten haben neurologische Symptome:

* Akute Meningoenzephalitis,
* Enzephalopathie (mit Hirnatrophie und Demenz),
* chronische Meningitis,
* Myelopathie (mit Degeneration der Rückenmarksbahnen),
* periphere Neuropathie.

Syndrome unklarer Genese

* Rezidivierende akute Pneumonien (> 1 pro Jahr),
* Kachexie-Syndrom: Fieber, Nachtschweiß, Durchfall, starker Gewichtsverlust, allgemeine Schwäche, Tod durch Mangelernährung.

AIDS zeigt sich am häufigsten in der Pneumocystis-carinii-Pneumonie (PCP, ca. 60 % d. Fälle) oder im Kaposi-Sarkom (ca. 20 % d. F.). Alle anderen opportunistischen Infektionen oder Tumoren liegen unter 10 %. Die Enzephalitis bzw. Enzephalopathie wird in der Literatur mit einer Häufigkeit von 30-90 % angegeben.

Diagnose:

Anamnese, Klinik, Labor (HIV-Antikörper-Nachweis, HIV-Antigennachweis, HIV-Isolierung, Virusbelastung = Virusload, Viral Load: z. Zt. wichtigster Parameter in der Diagnostik, Therapie und Prognose HIV-Infizierter).

Therapie:

Therapieansätze:

* Gesunde Lebensführung,
* antiretrovirale Substanzen (hemmen die zur Virusreplikation benötigten Enzyme: reverse Transkriptase, HIV-Protease),
* in Erprobung: Gentherapie in Form einer Impfung mit Nukleinsäuren (sog. DNA-Vakzine),
* Therapie und Prophylaxe der Komplikationen (z.B. der Infektionen),
* psychosoziale Betreuung.

Prognose:

Aufgrund bisheriger Beobachtungen schätzt man, dass etwa die Hälfte der HIV-Infizierten innerhalb von 10 Jahren das Vollbild von AIDS entwickelt. Zwischen der Diagnose AIDS und dem Tod des Patienten liegen z. Zt. ca. 20 Monate. Die neuen Kombinationstherapien mit antiretroviralen Substanzen scheinen die Prognose zu verbessern.

Vorbeugung:

An einer Impfung wird gearbeitet (z. Zt. noch erfolglos). Weitere Maßnahmen sind: Meidung von Risikoverhalten, Kondombenutzung! Vorsicht bei Blutkontakt (Handschuhe!), bei i. v.-Drogenkonsum sterile Spritzen und Nadeln verwenden und diese niemals austauschen oder weiterverwenden; Paare mit einem HIV-positiven Partner sollten eine Schwangerschaft vermeiden.

Antwort 148
Zu den typischen Symptomen bei Herzerkrankungen gehören:

- Atemnot (Dyspnoe),
- Schmerzen im Brustkorb, eventuell mit Ausstrahlung in den Hals oder (linken) Arm,
- Herzklopfen,
- Herzrasen (tachykarde Rhythmusstörungen),
- Herzstolpern (Extrasystolen),
- „Wasser in den Beinen" (Ödeme),
- Blaufärbung der Lippen (Zyanose),
- „nächtliches Wasserlassen" (Nykturie).

Antwort 149
Die Untersuchung des Patienten wird in einem warmen, hellen, freundlichen Raum, von äußeren Einflüssen möglichst ungestört, durchgeführt.
Wichtig ist eine gute Beleuchtung (Exantheme, Ikterus usw.) und eine von allen Seiten gut zugängliche Untersuchungsliege (mit verstellbarem Kopfteil).
Als „Arbeitswerkzeug" wird benötigt:

- Stethoskop,
- Blutdruckmessgerät,
- Reflexhammer,
- Taschenlampe,
- Bandmaß,
- Mundspatel,
- sterile Nadeln (Sensibilitätsprüfung „spitz-stumpf"),
- Handschuh,
- Fingerling und Vaseline (rektale Untersuchung),
- Ohrenspiegel (evtl. auch Augen- und Nasen-, Rachenspiegel),
- Testheftchen für okkultes Blut,
- Waage,
- Metermaß,
- Fieberthermometer,
- Uhr (Pulsfrequenz).

Bei der Erhebung der Krankengeschichte (Anamnese) folgt man dem Schema:

- Jetzige Anamnese,
- Eigenanamnese,
- Familienanamnese,
- sozioökonomische und psychologische Anamnese,
- gynäkologisch-urologische Anamnese,
- allgemeine Anamnese mit Organübersicht, Medikamenten und Genussmitteln.

Es folgt die körperliche Untersuchung des Patienten nach den Grundsätzen:
1) von Kopf bis Fuß,
2) nach dem Schema „IPPAF":

* Inspektion,
* Palpation,
* Perkussion,
* Auskultation,
* Funktionsprüfung.

Antwort 150

Die Appendizitis (fälschlich „Blinddarmentzündung") ist die häufigste zu operierende Darmerkrankung mit kommt vor allem im Kindes- und Jugendalter vor.

Die typische Appendizitis ist klinisch zu diagnostizieren. Bei untypischen Verläufen (häufig!) ist die Diagnose schwierig, beweisende Untersuchungsverfahren (z.b. Labor oder Röntgen) fehlen.

Klinik der Appendizitis:

* Bauchschmerzen (im typischen Fall beginnen die Schmerzen in der Nabelgegend oder im Oberbauch und wandern nach Stunden in den rechten Unterbauch). Typisch ist ein Nachlassen des Schmerzes beim Anziehen des rechten Beines.
* Psoas-Zeichen: Anheben des rechten Beines gegen Widerstand führt zu Schmerzen,
* Druckschmerz und Abwehrspannung über dem McBurney- u./o. Lanz-Punkt,
* Loslassschmerz (LLS) über dem Blumberg-Punkt (liegt McBurney-Punkt gegenüber),
* Rovsing-Verschiebeschmerz (siehe unten),
* lokale Abwehrspannung im rechten Unterbauch (lokale Bauchfellentzündung),
* Appetitlosigkeit, Übelkeit, Erbrechen, belegte Zunge, Schluckauf,
* schneller Puls (Tachykardie),
* Fieber 37,5-39°C (axillär/rektale Temperaturdifferenz im typischen Fall 1°C),
* Komplikation: Perforation mit generalisierter Bauchfellentzündung (Peritonitis).

Untersuchungspunkte und Untersuchungstechniken bei akuter Appendizitis:

* McBurney-Punkt: halbe Entfernung zwischen vorderem oberem Darmbeinstachel rechts (Spina iliaca anterior superior) und Nabel.
* Lanz-Punkt: rechter Drittelpunkt der die beiden vorderen oberen Darmbeinstachel verbindenden Linie.
* Blumberg-Punkt: liegt dem McBurney-Punkt gegenüber.
* Rovsing-Verschiebeschmerz: Mit der Hand wird tief in den linken, absteigenden Dickdarmrahmen (Colon descendens) gedrückt, und dieser wird kreisförmig in Richtung Querkolon (Colon transversum) und Appendix verschoben. Bei Appendizitis führt dies zu Schmerzen im rechten Unterbauch.
* Loslassschmerz = LLS: Bei tiefem, langsamem Eindrücken der Bauchdecke und plötzlichem Nachlassen des Druckes gibt der Patient bei beginnender Bauchfellentzündung Schmerzen im rechten Unterbauch an, obwohl der LLS über dem Blumberg-Punkt - also links - geprüft wird (Grund: lokale Bauchfellentzündung = Peritonitis rechts. Die Erschütterung löst dort Schmerzen aus).
* Rektale Untersuchung: Schmerzen im rechten Douglasraum bei Stoßpalpation im Rektum.

Vorsicht: atypische Schmerzlokalisation bei Schwangeren, evtl. wenig Symptomatik bei älteren Patienten.

Diagnose:
Anamnese, Klinik, Labor: häufig (aber bei weitem nicht immer!) Leukozytose.
(Zum differenzialdiagnostischen Ausschluss einer Erkrankung im Urogenitaltrakt sollte immer eine Urinuntersuchung durchgeführt werden: Leukozyten und Erythrozyten im Urin schließen eine Appendizitis zwar nicht aus, sollten aber immer an eine Blasen- oder Nierenentzündung bzw. einen tief sitzenden Harnleiterstein denken lassen.)

Therapie:
Operative Entfernung des Wurmfortsatzes (Appendektomie).

Antwort 151

Palpation des Bauchraumes :
Gesucht wird nach Abwehrspannung und Loslassschmerz (Zeichen für eine Bauchfellentzündung: Peritonitis), Resistenz (z.B. Tumor, gefüllte Blase, Schwangerschaft) und Druckschmerz (Divertikulitis, Appendizitis).

Zu palpieren sind meist auch Lage, Form und Konsistenz des unteren Leberrandes (Lebergröße, Zirrhose, Metastasen usw.) sowie Leberpulsationen bei Trikuspidalinsuffizienz. Palpiert werden Lymphknoten (Lymphome, M. Hodgkin, Entzündungen, Tumormetastasen), Bauchwandbrüche (Leistenbruch, Schenkelbruch, epigastrische Hernie usw.) und Gefäße (Aorta, Femoralarterie).

Gallenblase und Milz sind nur tastbar, wenn sie pathologisch vergrößert sind (Gallenblase: Gallenblasenhydrops, Gallenblasenempyem. Milz: Hämatologische Erkrankungen, Pfortaderhochdruck usw).

Perkussion des Bauchraumes:
Bestimmung der oberen und unteren Lebergrenze (Lebergröße: z.B. Lebertumor, Leberzirrhose, Leberverfettung).

Bestimmung der Tympanie (ein tympanitischer Klopfschall über luftgefüllten Darmschlingen ist ein Normalbefund: eine verstärkte Tympanie findet sich bei Meteorismus = verstärkter Luftansammlung im Darm).

Schmerzhaft ist die Perkussion der Bauchdecke bei Bauchfellentzündung (Peritonitis).

Perkutorisch lässt sich Aszites („Bauchwasser") nachweisen (bei Entzündung, Leberzirrhose, Peritonealkarzinose usw).

Auskultation des Bauchraumes: Vgl. Antwort zu Frage 44.

Antwort 152

Eine typische akute Gallenblasenentzündung zeigt sich klinisch durch plötzlich auftretende kolikartige Schmerzen im rechten und mittleren Oberbauch, die in die rechte Schulter und in den Rücken, zwischen die Schulterblätter, ausstrahlen.

Bei der klinischen Untersuchung findet sich ein positives Murphy-Zeichen: Der Untersucher palpiert bei maximaler Exspiration des Patienten mit beiden Daumen ins Gebiet des Gallenblasenbettes. Bei akuter Gallenblasenentzündung stoppt die folgende Inspiration plötzlich, da die entzündete Gallenblase beim Tiefertreten an die palpierenden Daumen stößt.

Verschließt ein Stein den Ductus choledochus kommt es zum Verschlussikterus mit zusätzlichen klassischen Symptomen:

- Ikterus,
- dunkler Urin,
- heller Stuhl (acholisch),
- Juckreiz.

Antwort 153

Rotes Blutbild

- Hämoglobin (Hb),
- Erythrozytenzahl (Ery),
- Hämatokrit (Hkt, Hk).

Aus Hämatokrit, Hämoglobin und Erythrozytenzahl lassen sich drei Quotienten, die sog. Erythrozytenindizes, errechnen. Diese Werte gestatten Aussagen über Größe, Volumen und Hämoglobingehalt des Einzelerythrozyten (z.B. „normochrom-normozytär").

- Erythrozytenindizes:
  - Mittleres korpuskuläres Erythrozytenvolumen (MCV; Volumen des Einzelerythrozyten),
  - mittleres korpuskuläres Hämoglobin (MCH oder habe; Hämoglobingehalt eines einzelnen Erythrozyten),
  - mittlere korpuskuläre Hämoglobinkonzentration (MCHC; Hämoglobinkonzentration eines einzelnen Erythrozyten).

Kleines Blutbild

- Rotes Blutbild und zusätzlich
  - Leukozytenzahl,
  - Thrombozytenzahl.

Großes Blutbild

- Kleines Blutbild und zusätzlich
  - Differenzierung der Leukozyten („Blutausstrich", Differenzialblutbild; vgl. Antwort zu Frage 59).

Antwort 154

Harnstatus: Vgl. Antwort zu Frage **116**.
Harnsediment: Vgl. Antwort zu Frage **115**.

Antwort 155

Zusammensetzung des Blutplasmas:

- Hauptbestandteil ist Wasser,
- Plasmaproteine (Albumin, Globulin, Fibrinogen),
- Nährstoffe (Glukose, Aminosäuren, Fettsäuren),
- O_2 (Sauerstoff), Elektrolyte (Na^+, Cl^-, Mg^{++}, Ca^{++}, K^+),
- Spurenelemente, Vitamine, Hormone, Harnstoff, Ammoniak, Kreatinin u. a.

Merke:
Entfernt man aus dem Blutplasma das Fibrinogen (Gerinnungsfaktor), so bleibt Blutserum übrig (Plasma minus Fibrinogen = Serum).

Antwort 156
Vgl. Antwort zu Frage **8**.

Antwort 157
Definition:
WHO: Irreversible Erweiterung der Lufträume distal der Bronchioli terminales infolge Destruktion ihrer Wand.
Klinische Einteilung:
1. Primär atrophisches Emphysem (das normale Altersemphysem).
2. Sekundäres Emphysem:
   o Bronchostenotisches (obstruktives) Emphysem: häufigste und klinisch wichtigste Form: meist Folge einer chronisch obstruktiven Bronchitis oder eines Asthma bronchiale.
   o Narbenemphysem (Überdehnung der Lunge durch schrumpfendes Narbengewebe).
   o Überdehnungsemphysem (nach Lungenoperation infolge Ausdehnung der verbliebenen Restlunge sowie bei starken Deformierungen des Brustkorbs, z.b. bei extremer Skoliose).

Pathogenese:
* Ungleichgewicht zwischen aus Granulozyten freigesetzten Proteasen und Proteaseinhibitoren (Alpha-1-Proteaseinhibitor = PI = Alpha-1-Antitrypsin); Eine verstärkte Proteasenaktivität (z.B. bei bronchopulmonalen Infekten, Pneumonie, chronischer Bronchitis) oder ein Alpha-1-Proteaseinhibitor-Mangel (angeboren oder Inaktivierung durch Zigarettenrauchen) führt zur Andauung der Lunge und damit zum Emphysem.
* Lungenfunktionsstörungen und Komplikationen: Obstruktive Ventilationsstörungen (Asthma bronchiale, chronische Bronchitis u. a.) führen zur Überblähung der Alveolen; dies führt zur respiratorischen Insuffizienz (aufgrund der Vergrößerung des funktionellen Totraums), zur pulmonalen Hypertonie (durch Verengung der Arteriolen in minder belüfteten Lungenabschnitten = Euler-Liljestrand-Reflex und Kapillarverlust) und zum Cor pulmonale.

Klinik:
Zwei klinische Emphysemtypen (mit fließenden Übergängen):
* Typ A (PP = „pink puffer"): Emphysem dominierend, hagerer Typ (normal-untergewichtig), zeigt ausgeprägte Atemnot, keine Zyanose, respiratorische Partialinsuffizienz (Hypoxämie: zu wenig O_2), atmet schwer, „kämpft gegen sein Emphysem".
* Typ B (BB = „blue bloater"): Bronchitis dominierend, übergewichtig, wenig Atemnot, zeigt ausgeprägte Zyanose mit Polyglobulie, respiratorische Globalinsuffizienz (Hypoxämie und Hyperkapnie: zu viel CO_2), Husten, Auswurf (chronische Bronchitis), Cor pulmonale mit Rechtsherzinsuffizienz, „hat sich seiner Atemnot ergeben".
* Inspektion: Fassthorax (horizontale Rippenstellung, geblähte Schlüsselbeingruben, verminderte Differenz zwischen In- und Exspirationsstellung des Thorax).
* Perkussion: tief stehende, wenig verschiebliche Atemgrenzen, hypersonorer Klopfschall, Leberrand infolge Zwerchfelltiefstand unterhalb des Rippenbogens tastbar (Fehldiagnose: Lebervergrößerung), verkleinerte oder aufgehobene absolute Herzdämpfung.

- Auskultation: leises, abgeschwächtes Atemgeräusch, leise Herztöne, evtl. trockene Rasselgeräusche (kontinuierliche Nebengeräusche): Giemen, Pfeifen, Brummen.

Diagnose:
Anamnese (Raucher, chronische Bronchitis, Asthma), Klinik, Lungenfunktion, Thoraxröntgenbild (Lungen vermehrt strahlentransparent, Zwerchfelltiefstand mit tiefen Lungengrenzen, weite Zwischenrippenräume und horizontaler Rippenverlauf), CT.

Labor: Ausschluss eines angeborenen Alpha-1-Proteaseinhibitor-Mangels (Fehlen der Alpha-1-Globulinfraktion in der Eiweißelektrophorese, Bestimmung des Alpha-1-Proteaseinhibitor-Spiegels im Serum).

Therapie:

- Verhinderung eines Fortschreitens der Emphysementwicklung:
  o Meiden einwirkender Gifte (Zigarettenrauchen aufgeben, staubfreier Arbeitsplatz),
  o konsequente Antibiotikabehandlung bei bronchopulmonalen Infekten,
  o Infektionsprophylaxe (Impfung gegen Influenza und Pneumokokken),
  o schwerer Alpha-1-Proteaseinhibitormangel: Alpha-1-PI-Substitution mit Konzentraten.

- Symptomatische Behandlung:
  o Atemgymnastik/Atemtechnik („Lippenbremse"),
  o medikamentöse Behandlung des obstruktiven Lungenemphysems (3-Stufenschema wie bei Asthma bronchiale),
  o ggf. O_2-Langzeitbehandlung (lebensverlängernd; Vorsicht: keine unkontrollierte O_2-Gabe, da O_2-Mangel bei chronisch Lungenkranken einziger Atemantrieb sein kann),
  o keine atemdepressiven Medikamente (Morphin, Tranquilizer, Barbiturate u. a.),
  o Behandlung eines Cor pulmonale und einer Rechtsherzinsuffizienz.

- Operation zur Lungenvolumenverminderung: Verminderung des emphysematösen Lungengewebes um ca. 20 % führt oft zur Verbesserung der Lungenfunktion.

- Letztes Mittel (Ultima Ratio): Lungentransplantation.

Antwort 158
Der pH-Wert des frischen Harns schwankt beim Gesunden in weiten Grenzen zwischen 4,5 bis 8 (meist jedoch zwischen 5 und 6).

- Bei anhaltend saurem Harn (pH < 7) ist an die Möglichkeit einer idiopathischen Harnsäurestein-Bildung zu denken.

- Bei über den Tag anhaltenden alkalischen Werten (pH 7 bis 8) des frischen Harns ist an einen Harnwegsinfekt zu denken.

Antwort 159

Man unterscheidet:

- Hypovolämischer Schock (Volumenverlust durch Trauma, Verbrennung, Blutung, Operation, Flüssigkeitsverluste),
- Kardiogener Schock (Infarkt, Lungenembolie, Herztamponade),
- Septischer Schock (Fieber, bakterieller Infekt),
- Anaphylaktischer Schock (Arzneimittelinjektionen, Kontrastmittel, Infusionen, Insektenstich).

Schockformen jedweder Genese sind Indikationen für die Benachrichtigung des Notarztes.

Falls möglich Bekämpfung der auslösenden Ursache und Notfall-Standardtherapie:

- Blutstillung,
- Unterbrechung der Arzneimittelzufuhr (bei Anaphylaxie),
- Schocklagerung Kopftieflage, ganzer Körper etwa Winkel von 10° (Ausnahme: Kardiogener Schock! Hier halbsitzende Lagerung, evtl. mit herunterhängenden Beinen),
- Venenverweilkatheter (in der Frühphase des Schocks sind die peripheren Venen noch gut zu punktieren),
- Infusion von Elektrolytlösungen - z.b. Ringerlaktat 500 ml - im Schuss (Vorsicht! Nicht bei kardiogenem Schock!),
- Beruhigung des Patienten,
- keine oralen Medikamente,
- keine intramuskulären Injektionen,
- oft ist weniger mehr!

Die weitere Behandlung gehört in die Hände des Notarztes und des Fachpersonals einer medizinischen Intensivstation (z.b. Intubation, Beatmung, Katecholamine, zentraler Venenkatheter usw).

Antwort 160

In großen Höhenlagen wird der verminderte Sauerstoffpartialdruck durch vermehrte Produktion von roten Blutkörperchen ausgeglichen.

So haben z.b. die Sherpas im Himalaja-Gebiet oder die Bewohner der Anden eine „physiologische Polyglobulie".

Antwort 161

Ja. Ein Verbot der Untersuchung der Geschlechtsorgane gibt es seit In-Kraft-Treten des Infektionsschutzgesetzes (01.01.2001) nicht mehr.

Antwort 162

Ein Aortenaneurysma ist eine durch Wandschwäche oder -degeneration bedingte umschriebene Erweiterung („Aussackung") der Aorta.

Ihre Entstehung kann konnatal, arteriosklerotisch, syphilitisch (Infektion mit Treponema pallidum), traumatisch oder poststenotisch (hinter einer Verengung gelegen) bedingt sein.

Antwort 163

Bei Hypertrophie des Herzens kommt es definitionsgemäß zu einer Vergrößerung der einzelnen Zellen des Organs, ausgelöst durch vermehrte Beanspruchung.

Physiologisch geschieht dies - im Sinne einer Aktivitätshypertrophie - durch sportliche Betätigung („Sportlerherz").

Pathologische Herzhypertrophie findet sich bei Volumenüberlastung (insuffiziente Herzklappen, Ventrikelseptumdefekt usw.) oder Druckbelastung des Herzens (Klappenstenosen, arterieller Hochdruck).

Antwort 164

Unter Meteorismus versteht man eine Luft- bzw. Gasansammlung im Darm (oder in der freien Bauchhöhle).

Ursachen: „Blähende", bei der Verdauung durch Darmbakterien Gas freisetzende Nahrungsmittel, Verdauungsstörungen, Gastroenteritiden, Typhus, Darmverschluss (Ileus), entzündliche Darmerkrankungen, Leber- und Pankreaserkrankungen, Resorptionsstörungen uvm.

Antwort 165

Beinödeme (Wassereinlagerungen in die Beine) können unterschiedlichste Ursachen und pathogenetische Entwicklungsmuster haben:

- Kardiale Erkrankungen (Rechtsherzinsuffizienz),
- nephrogene Erkrankungen (Glomerulonephritis, nephrotisches Syndrom),
- Hypo- und Dysproteinämien (Leberzirrhose, Colitis ulcerosa, M. Crohn, Sprue),
- endokrinologische Krankheiten (M. Cushing, Conn-Syndrom),
- Medikamente (Cortison, Östrogen),
- andere Ursachen (Krampfadern, Beinvenenthrombose, Erysipel, Lymphödeme, perniziöse Anämie, Elephantiasis u.a).

Antwort 166

Die Bauchspeicheldrüse (Pankreas) ist ein etwa 15 cm langer, 3-4 cm breiter und 70 bis 100 g schwerer Drüsenstrang, der in Höhe des 1. bis 2. Lendenwirbels an der Rückseite des Bauchfells (retroperitoneal) im Oberbauch liegt. Es wird ein Kopf- von einem Körper- und einem Schwanzteil unterschieden. Der Kopf der Bauchspeicheldrüse liegt als breitester Anteil in dem vom Zwölffingerdarm gebildeten, hufeisen- oder C-förmigen Bogen. An ihn schließen sich Körper und Schwanzteil an. Der Schwanz der Bauchspeicheldrüse erreicht links die Milz. Die Vorderfläche der Bauchspeicheldrüse ist vom Bauchfell (Peritoneum) überzogen.

Antwort 167

Die Bauchspeicheldrüse stellt mehrere Enzyme her, die für die Spaltung der Nahrung (Eiweiße, Kohlenhydrate und Fette) notwendig sind. Hier eine Auswahl:

- Eiweiße: Trypsin, Chymotrypsin, Elastase, Carboxypeptidase A und B,
- Kohlenhydrate: α-Amylase,
- Fette: Lipase, Phospholipase A,
- Nukleinsäuren: Nuklease.

Amylase, Lipase und Nuklease, die nicht in der Lage sind körpereigenes Gewebe anzugreifen, werden in aktiver Form sezerniert. Die eiweißspaltenden Enzyme werden zum Schutz des Pankreasgewebes als inaktive Vorstufen (Zymogene) produziert und erst im Duodenum durch die dort gebildete Enterokinase aktiviert.

An Hormonen produziert die Bauchspeicheldrüse Insulin und Glukagon, die als Gegenspieler den Glukosestoffwechsel regulieren und Somatostatin.

Insulin:

Das lebensnotwendige Insulin hat die Aufgabe, die Verwertung der Glukose in den Geweben des Körpers zu verbessern. Insulin

- steigert den Transport der Glukose durch die Zellmembran der Muskelfasern,
- fördert den Abbau der Glukose,
- steigert die Glykogenbildung (Glykogen = Speicherform der Glukose) in Muskel und Leber,
- steigert die Eiweiß- und Fettbildung aus Kohlenhydraten,
- fördert im Fettstoffwechsel die Aufnahme freier Fettsäuren, die dann als Depotfett in Form von Triglyzeriden gespeichert werden.

Glukagon:

Glukagon ist der Gegenspieler (Antagonist) des Insulins. Er steigert den Glykogenabbau in der Leber und fördert die Neubildung von Glukose aus Laktat. Durch beide Vorgänge wird der Blutzuckerspiegel erhöht. Glukagon greift auch in den Fettstoffwechsel ein, indem es den Abbau von Fettsäuren in der Leber steigert.

Somatostatin (GHIH, Growth Hormone-Inhibiting Hormone):

Dieses Hormon bremst das hypophysäre Wachstumshormon (GH, Growth Hormone), die Sekretion von Insulin und Glukagon, die Motilität des Magen-Darm-Traktes und der Gallenblase und die Sekretion von Verdauungssäften. Insgesamt verlangsamt es die Verdauungsleistung des Darmes und wirkt Blutglukoseschwankungen entgegen.

Antwort 168

Die wichtigsten Erkrankungen der Bauchspeicheldrüse (Pankreas) sind die akute und chronische Pankreatitis (Bauchspeicheldrüsenentzündung) und das Pankreaskarzinom.

Klinik der akuten Pankreatitis:

Heftige Dauerschmerzen im Oberbauch, die gürtelförmig im Oberbauch oder in den Rücken oder Brustkorb (DD: Herzinfarkt!) ausstrahlen können.

Gefürchtet ist der hypovolämische Schock bei schwereren Verläufen.

Erschwerend kann eine Bauchfellentzündung (Peritonitis) und ein Multiorganversagen hinzutreten. Übelkeit, Erbrechen, Tachykardie, Fieber, Peritoneal- und Pleuraergüsse. Anstieg von Amylase und Lipase im Serum und Urin sind weitere Symptome.

Klinik der chronischen Pankreatitis:

Leitsymptom ist der rezidivierende Dauerschmerz (kein kolikartiger Schmerz). Er kann Stunden bis Tage dauern und ist in der Tiefe des Oberbauches lokalisiert.

Gürtelförmige Schmerzausstrahlung nach beiden Seiten und in den Rücken.

Nahrungsintoleranz, vor allem gegen Fett. Bei Fettaufnahme Übelkeit, Erbrechen, Schmerz. Gelegentlich rezidivierende Gelbfärbung (Ikterus).

Klinik des Pankreaskarzinoms:

Symptome wie bei chronischer Pankreatitis:

Schmerzen im Oberbauch und Rücken, Appetitverlust, Übelkeit, Erbrechen, Gewichtsverlust („Leistungsknick"), Begleitpankreatitis (schwierige Differenzialdiagnose zur chronischen Pankreatitis.)

Eventuell Ikterus (Gelbfärbung). Gelegentlich Frühsymptom beim Pankreaskopfkarzinom (Verschluss des Ductus choledochus).

Courvoisier-Zeichen (prallelastisch schmerzlos tast- und sichtbare Gallenblase mit Ikterus durch tumorbedingten Verschluss des Ductus choledochus oder Ductus cysticus).

Seltenere Symptome sind rezidivierende Thrombosen und Thrombophlebitiden, pathologische Glukosetoleranz oder Diabetes mellitus.

Antwort 169

Einige Pflanzenheilmittel wirken insulinähnlich, aber erheblich schwächer und unsicherer!

Phytotherapeutika sollten deshalb höchstens als „Adjuvans" bei einem leichten Altersdiabetes verwendet werden. Vorsicht!

In Frage kommen:

Heidelbeere (Vaccinium myrtillus, verwendet werden die Blätter), Bohnenhülsen (Legumina phaseoli), Goldgelbes Fingerkraut (Potentilla aurea), Geißraute (Galega officinalis)

Zudem die Rinde eines tropischen Baumes: Cortex syzygii jambolani und Guar, ein gummiartiger Stoff aus der Guarbohne. Er quillt im Magen, sorgt für eine verzögerte Magenentleerung und damit für eine verlangsamte Resorption von Kohlehydraten im Darm. Der Insulinanstieg wird verzögert, die Blutzuckerwerte sind gleichmäßiger. Anwendung bei übergewichtigen Diabetikern.

Antwort 170

Wichtige naturheilkundliche Maßnahmen zur Therapie und Prophylaxe eines Diabetes mellitus sind z.B.

- Diät,
- Gewichtsreduktion,
- Bewegung!

Antwort 171

Die Berufs- und Tätigkeitsbeschränkungen des Heilpraktikers lassen sich in einer Negativliste zusammenfassen. Ihre einzelnen Punkte werden den verschiedenen Gesetzen und Verordnungen entnommen. Für den Heilpraktiker besteht Missbrauchsprinzip, kein Verbotsprinzip. Das heißt, er kann alle Tätigkeiten ausüben, die nicht ausdrücklich verboten sind. Vgl. Antwort zu Frage **6**.

Antwort 172

Bei der Händedesinfektion sollten die Mittel so zur Verfügung stehen, dass eine Kontamination mit infektiösen Erregern verhindert wird.
Gängig sind heute Desinfektionsmittelflaschen mit (z.B. mit dem Ellenbogen zu bedienendem) Pumpmechanismus.
Das Desinfektionsmittel im Behälter kann so nicht in Kontakt mit den verunreinigten Händen kommen. Es wird durch den Pumpmechanismus aus dem Behälter auf die Hände gespritzt.

Antwort 173

Ursachen für eine Sinusbradykardie (Herzfrequenz < 60 / min):

- Physiologisch: Junge und alte Menschen, Sportler, erhöhter Vagotonus.
- Pathologisch: z.B. Hypothyreose (Schilddrüsenunterfunktion), Hypothermie, Erbrechen, intrakranielle Drucksteigerung (z.B. Hirnblutung, Hirntumor usw.) Typhus, kranker Sinusknoten und hyperreaktiver Karotissinus.
- Pharmakologisch: Therapie mit Betablockern, Antiarrhythmika, Digitalis usw.
- Eine andere Ursache für Bradykardien kann im Ausfall des Sinusknoten begründet liegen. Dann setzt ein sekundäres, im AV-Knoten gelegenes, oder ein tertiäres, im Ventrikel gelegenes, Schrittmacherzentrum mit einer niedrigeren Frequenz ein: AV-Knoten: 40 - 50 Schläge pro Minute; Kammer: 20 -30 Schläge pro Minute.

Ursachen für eine Sinustachykardie (Herzfrequenz > 100 / min):

- Physiologisch: Säuglinge, Kleinkinder, körperliche und seelische Belastung, erhöhter Sympathikotonus.
- Pathologisch: Fieber (pro 1° C ca. 10 Herzschläge pro Minute), Hyperthyreose (Schilddrüsenüberfunktion), Anämie, Hypotonie (niedriger Blutdruck), Blutung, Schock, Herzinsuffizienz, Myokarditis, Cor pulmonale u.a.

- Pharmakologisch: Genussmittel (Alkohol, Nikotin, Kaffee), Atropin, Adrenalin.
- Andere Tachykardien, die nicht vom Sinusknoten ausgehen: Supraventrikuläre paroxysmale Tachykardie (oft beim Gesunden; auch bei Digitalismedikation, Cor pulmonale, Hyperthyreose, usw.) Kammertachykardie (= VT = ventrikuläre Tachykardie: meist bei schweren organischen Herzkrankheiten, z.b. koronare Herzkrankheit, Myokardinfarkt

Antwort 174
Erkrankungen die mit <u>akuter Atemnot</u> einhergehen:

- Pulmonale Ursachen: Asthma bronchiale, Lungenembolie, Spontanpneumothorax;
- Kardiale Ursachen: Herzinsuffizienz, Myokardinfarkt, Lungenödem, Herzklappenfehler, Herzbeutelerguss;
- Endokrinopathien: Praecoma diabeticum, Hyperthyreose;
- Blutkrankheiten: Anämie;
- Zentralnervensystem und Muskelerkrankungen: Enzephalitis, Hirntumor, Poliomyelitis;
- Volumenzunahme im Abdomen: Aszites, Peritonealkarzinose.

Antwort 175
Wie bei allen anderen Erkrankungen liegt vor der Diagnose einer Lungenerkrankung eine ausführliche Anamnese, der sich die körperliche Untersuchung anschließt.

Hier liefern Inspektion, Palpation (Stimmfremitus), Perkussion (Dämpfung) und Auskultation (Rasselgeräusche, Giemen, Brummen, Bronchialatmen, abgeschwächtes Atemgeräusch, positive Bronchophonie usw.) die wegweisenden Anhaltspunkte.

Zusätzliche Untersuchungsmethoden: Laboruntersuchungen (z.B. Blutgasanalyse, Serologie, bakteriologischer Nachweis pathologischer Keime), Lungenfunktionsprüfung, bildgebende Verfahren wie Thoraxröntgenbild, Bronchografie, CT, Ventilations- und Perfusionsszintigrafie.

Lungenerkrankungen sind oft charakterisiert durch

- Allgemeinsymptome: Appetitlosigkeit, Fieber, Nachtschweiß, BSG-Beschleunigung, Leukozytose,
- spezifische Lungensymptome: Husten mit Auswurf (produktiver Husten) und Husten ohne Auswurf (unproduktiver Husten), Dyspnoe, Brustschmerz.

Antwort 176
Vgl. Antwort zu Frage **149**.

Antwort 177

Die <u>Palpation des Herzens</u>:
Bei der Palpation des Herzens sucht man nach Pulsationen und nach Schwirren.
Durchführung:
Die Palpation beginnt am liegenden Patienten mit rechts unmittelbar neben dem Sternum flach aufgelegter linker Hand und links etwas weiter zur Medioklavikularlinie hin aufgelegter rechter Hand.

Mit den Spitzen von Zeige- und Mittelfinger palpieren Sie dann - etwa im 5. ICR (Interkostal- oder Zwischenrippenraum) links medioklavikular den Herzspitzenstoß.

Mit der Palpation des Herzens lassen sich Pulsationen (z.B: Aorteninsuffizienz, Septumdefekt, pulmonale Hypertonie) erkennen.

Schwirren links neben dem Brustbein oder über großen Gefäßen deuten auf Gefäßengen (Stenosen) oder auf einen Septumdefekt. Schwirren im Jugulum ("Drosselgrube") ist typisch für eine Aortenstenose.

Systolisches und diastolisches Schwirren findet sich bei offenem Ductus arteriosus Botalli und gelegentlich auch bei Perikardreiben.

Antwort 178

a) Bei einem tastbaren Tumor im rechten Mittelbauch kommen mehrere Organe als Ausgangspunkt der Resistenz in Frage: Leber, Gallenblase, Magen, Duodenum, Pankreas, Colon transversum. Es könnte sich um einen Tumor in jedem dieser Organe handeln.

Gallenblasenhydrops, Gallenblasenempyem, Pankreaspseudozysten, chronische Darmentzündungen, Pylorusstenosen, Pylorospasmus (bei Säuglingen) können tastbare Resistenzen ausbilden.

b) Eine tastbare Resistenz ("Tumor") im rechten Mittelbauch ist solange tumorverdächtig, bis das Gegenteil bewiesen ist.

Sie führen eine eingehende Anamnese und eine sorgfältige körperliche Untersuchung durch.

Das „Routine-Labor" mit Pankreasfunktionsparametern und Cholestasezeichen (AP, Gamma-GT, Bilirubin) wird abgenommen. Die Ihnen geläufigen Diagnoseverfahren (z.B. Irisdiagnose, Fußreflex usw.) können zwar eingesetzt werden, sie bringen jedoch keine verlässlichen eindeutigen Diagnosen. Ein Tumor muss jedoch ausgeschlossen werden. Hier ist man verpflichtet, die Diagnose auch mit Hilfe aller technischen Möglichkeiten zu erzwingen:

Sonografie (Ultraschall), Computertomografie, Kernspin (MRT), Magen-, Darm- und Bauchspiegelung (Laparoskopie) usw. stehen zur Verfügung. (Vgl. „Warnsignale, die auf eine bösartige Neubildung hindeuten können" S. 124).

Antwort 179

Gängige Verfahren zur Untersuchung des Harns sind <u>Harnstatus</u> (Stix-Methode) und <u>Harnsediment</u>. Ein weiteres, vom Heilpraktiker allerdings selten angewendetes Untersuchungsverfahren ist die <u>Urinkultur</u>: Die Anzüchtung von Keimen (Bakterien) bei Entzündungen der Harnblase oder Niere. (Eintauchen von Nährböden in den steril gewonnenen Urin und anschließende Inkubation bei 37°C zur Anzüchtung der Keime).

Vgl. zum Urinstix Antwort zu Frage **116**. Vgl. zum Urinsediment Antwort zu Frage **115**.

Antwort 180

Grundsätze der Homöopathie: „Ähnliches möge mit Ähnlichem behandelt werden."

Ein Mittel, das bei einem Gesunden bestimmte Erscheinungen hervorruft, kann für einen Kranken heilsam sein, der an der gleichen Erscheinung leidet.

Das Erscheinungsbild der Krankheit sollte so genau wie möglich mit dem Arzneimittelbild der verwendeten homöopathischen Substanzen übereinstimmen.

Dabei gehen in die Mittelwahl nicht nur die Krankheitssymptome ein, sondern auch das gesamte Persönlichkeitsbild des Kranken (z.B. allgemeine Konstitution, Gemütsverfassung, Vorlieben für bestimmte Speisen, Klimabedingungen, Angewohnheiten usw). Die Selbstheilungskräfte des Organismus sollten angeregt werden. Die Wirkung soll darauf beruhen, dass Ausgangsstoffe in Zehner- (= Dezimal-) bzw. Hunderter(= Centesimal-)schritten „potenziert", d.h. verschüttelt werden (mit Milchzucker oder Alkohol). So heißt z.B. D3: ein Wirkstoff wurde mit Alkohol oder Milchzucker 10 x 10 x 10 = 1000 T potenziert. Je höher die Potenz ist, umso mehr ändert sich der Angriffspunkt der homöopathischen Arznei vom organotropen zum psychotropen. Je höher die Potenz ist, umso stärker soll ein homöopathisches Arzneimittel wirken ...

Antwort 181

Ödeme am ganzen Körper werden als Anasarka bezeichnet. Ursachen:

- Kardial (Herz): z.B. Rechtsherz- oder globale Herzinsuffizienz, Perikarditis constrictiva,
- renal (Niere): Akute Glomerulonephritis, Nephrotisches Syndrom (als Begleiterscheinung sehr vieler unterschiedlicher Krankheiten, die Auswirkungen auf die Nierenfunktion haben),
- hepatisch (Leber): Leberzirrhose,
- hypoproteinämisch: nephrotisches Syndrom, Leberzirrhose, Hungerödem, Kachexie durch konsumierende Erkrankungen, proteinverlierende Enteropathie,
- hormonal: Cushing-Syndrom, Hyperaldosteronismus,
- medikamentös: Carbenoxolon, Lakritze, Lithium u.a.

Antwort 182

Nach § 2,9 des Infektionsschutzgesetzes ist eine Schutzimpfung *„die Gabe eines Impfstoffes mit dem Ziel, vor einer übertragbaren Krankheit zu schützen."*

Impfungen haben den Zweck, im menschlichen Organismus durch Bildung von zielgerichteten Antikörpern die Entstehung einer Immunität zu veranlassen, d. h. einen über die unspezifische Abwehr, die Resistenz, hinausgehenden spezifischen Schutz hervorzurufen.

Die Impfung erfolgt durch künstliche Zufuhr von Aufbereitungen der Erreger oder ihrer Wirkstoffe („Antigene"). Impfungen werden im Allgemeinen zur Prophylaxe durchgefuhrt, (können aber auch als Therapie dienen).

Aktive Impfungen werden von passiven Impfungen unterschieden:

Aktive Schutzimpfungen werden mit Lebendimpfstoffen oder mit Totimpfstoffen durchgeführt.

Bei einem Lebendimpfstoff wird durch geeignete Maßnahmen versucht, die Antigenstruktur des Erregers zu erhalten und gleichzeitig krank machende Eigenschaften des Erregers zu verringern. Der Erreger wird in seiner krank machenden Wirkung abgeschwächt - "attenuiert" - ohne seine Antigeneigenschaften zu verlieren. Er soll im Körper des Impflings noch vermehrungsfähig sein, aber allenfalls leichte Formen der Erkrankung auslösen können. Die erhaltene Antigenstruktur führt zu einer aktiven Immunantwort des geimpften Organismus (Antikörper, Gedächtniszellen), oft unter dem Bild einer leichten Form der ursprünglichen Erkrankung („Impfkrankheit", z.B. Masern nach Masernimpfung). Die wichtigsten aktiven Lebendimpfstoffe: Masern, Mumps,

Röteln, Poliomyelitis (Schluckimpfung nach SABIN), Windpocken (Varizellen), Gelbfieber, Tuberkulose (BCG-Impfung), Typhus, Pocken.

Merkvers:
<u>V</u>ater <u>ma</u>lt <u>Mu</u>tter mit <u>gelb</u>er <u>Tu</u>sche <u>ty</u>pische <u>Röteln</u> auf den <u>Popo</u>: <u>V</u>arizellen (Windpocken), <u>Ma</u>sern, <u>Mu</u>mps, <u>Gelb</u>fieber, <u>Tu</u>berkulose, <u>Ty</u>phus, <u>Röteln</u>, <u>P</u>oliomyelitis (Sabin), <u>P</u>ocken.

Bei einem <u>Totimpfstoff</u> wird durch geeignete Maßnahmen versucht, die Antigenstruktur des Erregers zu erhalten und gleichzeitig das Erbgut des Erregers vollständig zu vernichten. Übrig bleiben nur die Hülle des Erregers mit dem Antigen bzw. nur einzelne Antigenstrukturen. Der Impfstoff ist nun im Körper des Impflings nicht mehr vermehrungsfähig, die erhaltene Antigenstruktur führt jedoch zu einer aktiven Immunantwort des geimpften Organismus.

Bei aktiven Impfungen tritt der Impfschutz erst nach einer zeitlichen Verzögerung (Tage, Wochen) ein - die aktive Bildung der Immunantwort benötigt Zeit - hält jedoch sehr lange (oft lebenslang) an.

Außer der Möglichkeit, mit Hilfe von Impfstoffen den Körper zu veranlassen, einen spezifischen Impfschutz durch Bildung von <u>Antikörpern</u> selbst aufzubauen, also <u>aktiv</u> zu immunisieren, gibt es die Möglichkeit <u>passiv</u> zu immunisieren. Bei der passiven Impfung werden dem Patienten von immunisierten Menschen oder Tieren gewonnene Immunglobulinpräparate (Antikörper) eingespritzt. Der Patient bildet die Antikörper also nicht - wie bei der aktiven Impfung - selbst, sondern er erhält Antikörper, die andere für ihn gebildet haben.

Der passive Impfschutz tritt dann sofort ein, hält aber nur einige Wochen an, dann sind die Fremdantikörper wieder abgebaut.

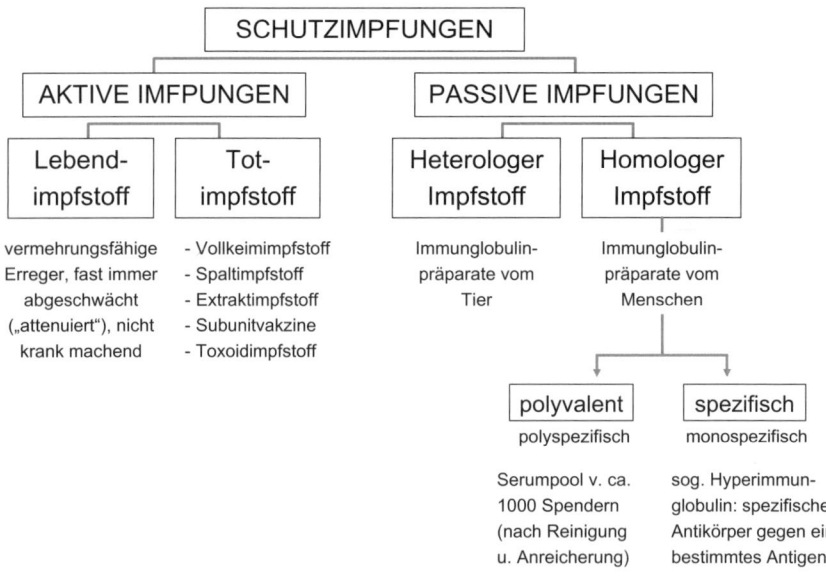

Antwort 183

Die wichtigsten entzündlichen Herzerkrankungen sind Endokarditis, Myokarditis und Perikarditis (auch als: „Perimyokarditis").

Man unterscheidet nicht-infektiöse („abakterielle") von infektiösen (bakteriellen, viralen usw.) Entzündungen.

Klinisch wichtig ist auch das Rheumatische Fieber, eine häufig mit Herzsymptomatik (Pankarditis, rheumatische Endokarditis) einhergehende streptokokkenallergische, entzündliche Systemerkrankung. Vgl. zum Rheumatischen Fieber Antwort zu Frage **132**.

Folgen entzündlicher Herzerkrankungen können sein:

Bakteriämie, Fieber, Sepsis, Splenomegalie, bakterielle Embolie, Herzgeräusche, Rhythmusstörungen, Herzinsuffizienz, Herzversagen, dilatative Kardiomyopathie, Klappenfehler, Herzbeutelerguss, Herzbeuteltamponade, kardiogener Schock.

Antwort 184

Der Defekt, der zur Eiweißausscheidung im Urin führt („Proteinurie"), liegt im Glomerulus. Dieses Kapillarknäuel im Nierenparenchym fungiert als Filterstation und lässt Eiweiße normalerweise nicht (oder nur minimal) passieren.

Antwort 185

Die Thorax-Untersuchung am Patienten läuft nach dem allgemeinen Schema der körperlichen Untersuchung ab:

Inspektion, Palpation, Perkussion, Auskultation, Funktionsprüfung. (IPPAF).

Vgl. Durchführung von Anamnese und körperlicher Untersuchung Antwort zu Frage **149**.

Merke:

Weder mit dem Stethoskop noch mit der Perkussion kann man den ganzen Thoraxraum durchdringen! Krankhafte Prozesse am Lungenhilum (z.B. Bronchuskarzinom) sind durch klinische Untersuchung nicht zu diagnostizieren! Hier benötigt man zusätzliche Untersuchungen: Labor (Blutbild, Blutgasanalyse), Lungenfunktionsprüfung (Spirometrie), Röntgen (Thorax in zwei Ebenen), Computertomografie, Bronchografie, Perfusions- und Ventilationsszintigrafie, mikrobiologische Untersuchungen und Allergiediagnostik, endoskopisch-bioptische Verfahren (Bronchoskopie, Pleurapunktion, Thorakoskopie), Rechtsherzdiagnostik (Echokardiografie, Rechtsherzkatheter) u. a.

Antwort 186

Der Perkussionsschall (und auch die Auskultation mit dem Stethoskop) dringen nur ca. 5 cm tief in den Organismus ein.

(MERKE: pathologische Prozesse, die tiefer liegen, können mit der Untersuchungsmethode der Perkussion nicht erfasst werden).

Antwort 187

Vgl. Antwort zu Frage **15**.

Antwort 188

Auskultation Lunge:

<u>Physiologische Geräusche:</u>

„Bronchialatmen" hört man im gesunden Organismus über der Trachea und den großen Hauptbronchien. Das über der gesunden Lunge bei der Auskultation zu hörende Geräusch nennt man „Vesikuläratmen".

<u>Pathologische Geräusche:</u>

* Pathologisches „Bronchialatmen" über der Lunge (nicht wie physiologisch über Trachea und Hauptbronchus) findet sich bei Lungenentzündung (Pneumonie) als so genanntes „verschärftes Atemgeräusch".
* Vermindertes („abgeschwächtes") Atemgeräusch bei Erguss, Pleuraschwarte, Emphysem und Adipositas.
* Fehlendes Atemgeräusch bei großem Pleuraerguss oder Pleuraschwarte, Pneumothorax und Bronchusverschluss.

- Trockene Nebengeräusche (Rasselgeräusche) sind als Pfeifen, Brummen oder Giemen zu hören. Diese Geräusche hört man z.b. bei chronischer Bronchitis und Asthma bronchiale.

Feuchte Nebengeräusche (Rasselgeräusche = RG) sind Zeichen für Flüssigkeitsansammlung in Bronchien und Alveolen. Es werden unterschieden:

- Grobblasige RG z.B. bei Bronchiektasie und Bronchitis,
- kleinblasige RG z.b. beim Lungenödem,
- klingende (helle, deutlich hörbare) RG entstehen durch Infiltration des Lungengewebes z.b. bei Pneumonie.

Crepitatio ist ein knisterndes Geräusch, das im Anfang- oder Endstadium der Pneumonie auftritt.

Ein Geräusch, welches sich wie „Lederknarren" anhört, wird als pleuritisches Reiben bezeichnet. Dieses Geräusch kommt durch Reibung der beiden Pleurablätter bei Pleuritis fibrinosa zustande.

Die Bronchophonie ist eigentlich kein Geräusch, sondern eine auskultatorische Untersuchungsmethode:
Der Patient wird aufgefordert die Zahl 66 zu flüstern. Über Pneumonien ist die Schallleitung verstärkt, dadurch wird die gesprochene Zahl auskultatorisch deutlicher und näher am Ohr gehört.

Antwort 189
Inspektion Thorax:
Zunächst kann die Zahl der Atemzüge pro Minute beobachtet werden:
Die mittlere Atemfrequenz beträgt beim Erwachsenen unter Ruhebedingungen ca. 15 Atemzüge/Minute, mit Schwankungen zwischen 12 und 18 Atemzügen pro Minute. Eine Zunahme der Atemfrequenz über 20 pro Minute wird Tachypnoe , eine Atemfrequenz von unter 8 pro Minute wird Bradypnoe genannt.
Kinder haben eine höhere Atemfrequenz (20-30/min), Kleinkinder haben Frequenzen um 30-40/min, Neugeborene um 40-50/min.

Pathologische Veränderungen der Thoraxform können durch Inspektion erkannt werden (z.B. Fassthorax beim Emphysem, Hühnerbrust, Trichterbrust, Voussure, Rachitischer Rosenkranz, Kyphose, Lordose, Skoliose der Wirbelsäule, Hautveränderungen) sind sichtbar, ebenso Nachschleppen der Atmung (z.B. bei Pleuritis oder Schwarte.
Bei den Mammae ist auf den Stand der Brustwarzen (Abweichung von der Symmetrie z.B. bei Karzinom) und auf Hautveränderungen (z.B. „Apfelsinenhaut" bei Mammakarzinom) zu achten.

Antwort 190
Man beurteilt Größe, Form, Struktur, Konsistenz, Temperatur, Beweglichkeit und Druckschmerzhaftigkeit der untersuchten Organe. Pulsationen, Schwirren, Resistenzen, intraokulärer Druck und Pulsqualitäten können palpiert werden.

Antwort 191
Die Systole ist die Herzaktion, die auf den 1. Herzton (S1) folgt.
Die Diastole ist die Herzaktion, die auf den 2. Herzton (S2) folgt.

Demzufolge kann man die Systole von der Diastole unterscheiden, indem man 1. und 2. Herzton identifiziert. Dazu gibt es drei Möglichkeiten:
1) Durch Bestimmung des Abstandes zwischen den beiden Tönen. Bei normaler Frequenz ist der Abstand von S1 zu S2 kürzer als von S2 zu S1.
2) Durch Vergleich der Lautstärke der beiden Töne über dem Erb-Punkt im 3. ICR links parasternal: S1 ist hier meistens lauter.
3) Durch Palpation der peripheren Blutdruckwelle. Sie kommt an der großen Halsschlagader (Arteria carotis) unmittelbar nach S1 an.

Antwort 192
Die Systole ist die Kontraktions- und Austreibungsphase der Kammer, die Diastole die Erschlaffungs- und Füllungsphase der Kammer.

Antwort 193
a) Die Extrasystole ist definiert als eine zu früh einsetzende spontane Aktivität des Herzens („zu früh einfallende Herzkontraktion").
Vom Patient wird sie als „Herzstolpern" empfunden.
Der Extrasystole folgt oft eine Pause, die so genannte „kompensatorische Pause". (Dieses Phänomen erklärt sich daraus, dass der nach der ventrikulären Extrasystole folgende „normale" Reiz des Sinusknotens auf noch refraktäres, d.h. noch nicht wieder erregbares, Herzgewebe trifft. Erst der übernächste Sinusknotenimpuls wird wieder auf die Kammer übergeleitet).
Bei sehr früh einfallenden Kammerextrasystolen kann die kompensatorische Pause auch fehlen, die Extrasystole ist dann zwischen zwei Normalschlägen „interponiert"(dazwischengeschoben).
b) Eine eindeutige Unterscheidung ist nur anhand des EKGs (Elektrokardiogramms) möglich.
Supraventrikuläre Extrasystolen depolarisieren normalerweise den Sinusknoten, wodurch der Abstand zwischen prä- und postextrasystolische Herzaktion kleiner als ein doppeltes Normalintervall ist (nichtkompensierte Pause).
Bei ventrikulären Extrasystolen wird der Sinusknoten normalerweise nicht depolarisiert, der Sinusrhythmus bleibt ungestört. Es resultiert eine kompensatorische postextrasystolische Pause, weil der normal ablaufende Sinusimpuls auf ein noch nicht wieder erregbares, refraktäres Kammermyokard trifft. (Nur bei Sinusbradykardie kann die Kammer schon wieder erregbar sein, dann kommt es zu der schon beschriebenen interpolierten oder interponierte ES).
c) Nach dem Ursprungsort des elektrischen Zentrums, welches die Extrasystole auslöst, unterscheidet man die im Vorhof ausgelösten Extrasystolen, supraventrikuläre Extrasystolen (SVES, meist ohne kompensatorische Pause), von den im Ventrikel ausgelösten Extrasystolen, ventrikulären Extrasystolen (VES, meist mit kompensatorischer Pause).

Antwort 194
a) und b): Bei organischen Herzkrankheiten, insbesondere beim Herzinfarkt, kann das Auftreten bestimmter Formen ventrikulärer Extrasystolen Vorbote gefährlicher ventrikulärer Tachyarrhythmien bis hin zum tödlichen Kammerflimmern sein.

Antwort 195

Vgl. Antwort zu Frage **18.**

Antwort 196

a) Unserer Meinung nach ist perkutorisch nicht festzustellen, welche Herzanteile die Vergrößerung der Perkussionsfigur verursachen. Deshalb ist diese Frage schwer zu beantworten. Am wahrscheinlichsten ist jedoch eine Vergrößerung des rechten Ventrikels.

b) Zu einer Vergrößerung des rechten Ventrikels kommt es z.B. durch Pulmonalstenose, Cor pulmonale, durch einen großen Ventrikelseptumdefekt (VSD), Vorhofseptumdefekt (ASD), durch eine Fallot-Tetralogie u.a.

Antwort 197

Gallensteinkranke klagen u.a. über folgende Beschwerden:

*   Funktionelle Beschwerden: Druck- u./o. Völlegefühl im Oberbauch (meist rechts); Blähungen nach fetten und gebratenen Speisen, nach Kaffee und kalten Getränken usw.) „Abneigung gegen Fett".

*   Schmerzen: Akute, kolikartige Schmerzen im rechten und mittleren Oberbauch mit Ausstrahlung in die rechte Schulter oder zwischen die Schulterblätter.

*   Sonstiges: Brechreiz, Übelkeit, Erbrechen, flüchtiger Ikterus.

*   Klinische Untersuchung: Positives Murphy-Zeichen (Eindrücken der Daumen des Untersuchers in Richtung Gallenblasenbett bei Exspiration des Patienten. Schmerzäußerung des Patienten bei Inspiration). Eventuell vermehrte Schmerzempfindlichkeit (Hyperalgesie) der Haut im Gebiet der 6.-9. Brustwirbel rechts (Head-Zone).

Labor:

BSG erhöht, Leukozytose. Bei Ikterus: AP, Gamma-GT und Bilirubin (direkt) erhöht.

Antwort 198

a)

Posthepatischer Gallenstein- oder Verschlussikterus:

Auch als „chirurgischer Ikterus" bezeichnet: Verschluss des Ductus choledochus der ableitenden Gallenwege. Dadurch Anstieg des direkten, konjugierten, wasserlöslichen Bilirubins.

b)

Prähepatischer oder hämolytischer Ikterus: Hervorgerufen durch vermehrten Abbau von roten Blutkörperchen. Der Farbstoff Bilirubin, welcher den Ikterus hervorruft, ist ein Abbauprodukt des Häms der roten Blutkörperchen. Das indirekte, unkonjugierte, nicht wasserlösliche Bilirubin ist erhöht.

Intrahepatischer Ikterus: bei erworbenen und angeborenen Lebererkrankungen (je nach Krankheitsbild kann hier direktes u./o. indirektes Bilirubin erhöht sein).

c)

Hämolytischer Ikterus (bei hämolytischen Anämien):

*   korpuskuläre Anämien z.B. Sphärozytose (Kugelzellanämie), Sichelzellanämie, Thalassämie, paroxysmale nächtliche Hämoglobinurie u.a.

- extrakorpuskuläre Anämien z.B. Wärme- oder Kälteantikörper-Anämie, Hämolyse bei Infektionskrankheiten (Malaria), Transfusionszwischenfall, arzneimittelinduzierte Anämie, durch physikalische oder chemische Noxen hervorgerufene Anämie u. viele andere.

Intrahepatischer Ikterus: physiologischer Neugeborenenikterus, Gilbert - Syndrom, Crigler-Najjar-Syndrom, Dubin-Johnson-Syndrom, Rotor-Syndrom. Viele erworbene Leberkrankheiten: Hepatitiden, Leberzirrhose usw.

Posthepatischer Ikterus: Gallensteine im Ductus choledochus, Pankreaskopf- oder Gallengangstumoren.

Antwort 199

Leptospiren sind schraubenförmige Bakterien die beim Menschen als Zoonose das Krankheitsbild der hochfieberhaften Leptospirose auslösen. Die Krankheit zeigt sich meist als seröse Meningitis, in schweren Fällen (Morbus Weil) verläuft sie mit Ikterus, Hämorrhagie und Nierenschädigung.

Für Leptospira interrogans besteht Meldepflicht nach § 7 des Infektionsschutzgesetzes (für den direkten oder indirekten Nachweis des Erregers).

WEILSCHE KRANKHEIT

Erreger:

Leptospira interrogans (Bakterium), Serogruppe Icterohaemorrhagiae (die pathogene Spezies Leptospira interrogans wird in 23 Serogruppen mit insgesamt mehr als 200 Serotypen eingeteilt.)

Reservoir:

Natürliches Reservoir dieser Zoonose sind besonders Nagetiere (z.B. Mäuse, Ratten, auch Hunde und Schweine), die die Erreger durch ihren infektiösen Harn über feuchten Erdboden (Überschwemmungsgebiete, Nassreisanbau u. Ä. und Wasser verbreiten.

Übertragungsweg:

Der Erreger dringt durch Verletzungen der Haut- und Schleimhäute ein, über die Bindehäute (Konjunktiven) und über kontaminierte Aerosole. Direkte Infektionen durch Tierkontakt sind selten. Übertragung von Mensch zu Mensch ist nicht möglich.

Gefährdet sind Angler, Wassersportler und bestimmte Berufsgruppen, z.B. Kanal-, Feld-, Abwasserarbeiter (Meldung als Berufskrankheit!).

Inkubationszeit:

10 Tage (2-26 Tage).

Klinik:

- Frühstadium (Bakteriämie):
  - o Brutaler Beginn mit schlagartig hohem Fieber („trifft es den Bauern auf dem Feld, wird er mit der Schubkarre nach Hause gefahren"),
  - o Bindehautentzündung (Konjunktivitis), Hautausschlag (Exanthem),
  - o Wadenschmerzen, Muskel-, Kopf-, Nerven- und Gelenkschmerzen.

- Organmanifestation: nach Fieberabfall zunächst 1-3 Tage symptomfreies Intervall und erneuter Fieberanstieg (biphasischer Fieberverlauf, Dromedar-Fieberkurve) mit:
  - o Hepatitis, oft mit Ikterus (im Gegensatz zur Virushepatitis geht es dem Patienten mit Auftreten des Ikterus schlechter),
  - o Leptospirennephritis,
  - o Meningitis, Myokarditis, Iridozyklitis u. a.
  - o Komplikation: Nierenversagen, Leberversagen, Herz-Kreislauf-Versagen, Thrombopenie, hämorrhagische Diathese.

Das gesamte Krankheitsbild kann auch wie eine schwere fieberhafte Erkrankung („Grippe", Typhus) verlaufen.

Diagnose:

Anamnese (Beruf? Freizeit?), Klinik, Erregernachweis (Blut, Liquor, Urin), Antikörpernachweis (IgM ab 6. Krankheitstag).

Therapie:

Schon bei Verdacht ist ein Antibiotikum indiziert. Nur frühzeitige Behandlung (innerhalb der ersten 5 Tage) beeinflusst den Krankheitsverlauf, evtl. wird eine Dialyse notwendig.

Prognose:

Die Prognose der ikterisch verlaufenden Leptospirosen ist ernst.

Vorbeugung:

Aktive Immunisierung gefährdeter Berufsgruppen, Arbeit mit Stiefeln und Gummihandschuhen, Bekämpfung der Nagetiere. Eine einmal überstandene Leptospireninfektion hinterlässt eine gegen den betreffenden Serotyp gerichtete Immunität.

ÜBRIGE FORMEN

Besonderheit:

Das vielgestaltige Krankheitsbild der Leptospirosen variiert mit der Art des Erregers. Die Klinik ist ähnlich, nur die Schweregrade sind unterschiedlich: schwerster Verlauf bei M. Weil (Serotyp icterohaemorrhagiae, siehe oben). Die Krankheitsbilder werden durch andere Serotypen des Bakteriums Leptospira interrogans hervorgerufen:

- Leptospira interrogans icterohaemorrhagiae: M. Weil (Reservoir: Ratten),
- Leptospira interrogans grippotyphosa: Feld-, Schlamm- oder Erntefieber (Mäuse),
- Leptospira interrogans canicola: Kanikola-Fieber (Hunde),
- Leptospira interrogans pomona: Schweinehüterkrankheit (Schweine) u. a.

Das Kanikola-Fieber zeigt meist mittelschwere Verläufe, teils ikterisch, teils anikterisch. Das Feldfieber und die Schweinehüterkrankheit zeigen meist leichte Verläufe (benigne Leptospirosen).

Antwort 200

Siehe Anhang A, Seite 347: Blutnormalwerte.

Antwort 201
Die Frage ist unseres Erachtens so nicht ganz richtig gestellt (oder vom Prüfling nicht ganz richtig erinnert). AIDS ist definitionsgemäß schon das Vollbild einer Immunschwäche. Die Vorstadien, vor Auftreten einer generalisierten Immunschwäche, werden unter HIV-Infektion zusammengefasst. Vgl. zu den Frühstadien der HIV-Erkrankung die Antwort zu Frage **147**.

Antwort 202
Bei der Perkussion wird die direkte Perkussion von der indirekten Perkussion unterschieden. Die indirekte Perkussion kann vergleichend oder abgrenzend erfolgen.

* Direkte Perkussion: Hierzu werden die Finger der rechten Hand - ohne den Daumen - in leichter Beugestellung der Fingergelenke gegeneinander gedrückt. Der Untersucher beklopft mit den Fingerspitzen locker aus dem Handgelenk die zu untersuchende Körperregion (meist den Brustkorb). Mit geschlossener Faust können orientierend das Nierenlager und die Wirbelsäule direkt perkutiert werden.

* Indirekte Perkussion:

  o Vergleichende indirekte Perkussion: Der Untersucher beklopft das Mittelglied seines linken, fest auf die zu untersuchende Körperpartie des Patienten gedrückten, Mittelfingers („Plessimeterfinger") mit dem Mittelfinger der rechten Hand („Perkussionsfinger"). Der Perkussionsfinger wird locker aus dem Handgelenk, federnd aufgeschlagen.

  o Abgrenzende indirekte Perkussion: Zu Abgrenzung kleinerer Flächen wird die abgrenzende, indirekte Perkussion benutzt: Hier wird das Endglied des Plessimeterfingers auf die Körperpartie aufgelegt. Der Perkussionsfinger schlägt auf das Gelenk des Endgliedes des Plessimeterfingers (Nagelfalz).

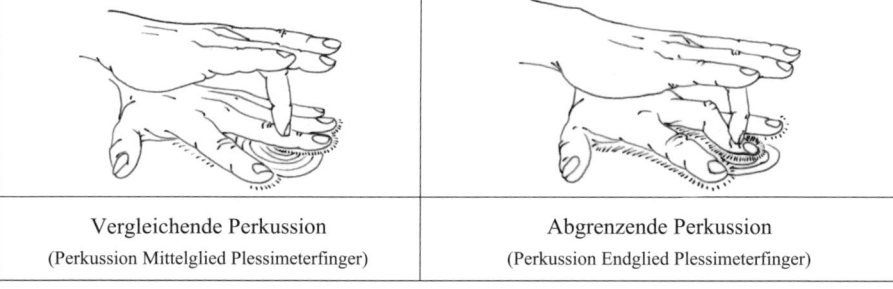

Vergleichende Perkussion	Abgrenzende Perkussion
(Perkussion Mittelglied Plessimeterfinger)	(Perkussion Endglied Plessimeterfinger)

Antwort 203
Magensaftanregende Heilmittel.
Hierzu gehören die sog: „Bitterdrogen":

* Tausendgüldenkraut (Centaurium),
* Enzian (Gentiana lutea),
* Bitterklee (Menyanthes trifoliata),
* Kalmus (Acorus calamus),

- Engelwurz (Angelica archangelica),
- Benediktinerkraut (Cuicus benediktus).

Antwort 204

Es gibt verschiedene Nachschlagewerke, aus denen die Verschreibungspflicht eines Medikamentes hervorgeht.

Am bekanntesten ist die „Rote Liste": Ein Arzneimittelkatalog der im Bundesverband der Pharmazeutischen Industrie zusammengeschlossenen Arzneimittelhersteller (erhältlich in Buchform, als Datenbank für den PC oder online über das Internet).

Diese - oder ähnliche Listen - beinhalten Namen, Indikationen, Kontraindikationen, Neben- und Wechselwirkungen, Packungsgrößen, Preise und die ggf. Verschreibungspflicht.

Ein verschreibungspflichtiges Arzneimittel ist in der „Roten Liste" durch ein „Rp" gekennzeichnet. Medikamente, die dem Betäubungsmittelgesetz unterliegen sind, durch „Btm" gekennzeichnet.

Arzneimittel, die nach den Regeln des homöopathischen Arzneibuches hergestellt sind und in denen die Endkonzentration dieses Arzneimittels im Fertigprodukt die vierte Dezimalpotenz (D4) nicht übersteigt, sind nicht verschreibungspflichtig.

Ob ein homöopathisches Arzneimittel verschreibungspflichtig ist, erkennt man auch an der Beschriftung:

Verschreibungspflichtig sind Medikamente mit roter Schrift auf weißem Grund, nicht verschreibungspflichtig sind Medikamente mit schwarzer Schrift auf weißem Grund.

In Zweifelsfällen ist der Apotheker zu befragen. (Ein Heilpraktiker macht sich durch die irrtümliche Rezeptierung eines verschreibungspflichtigen Medikamentes nicht strafbar. Jedoch ist es dem Apotheker verboten, diese Medikamente ohne ärztliches Rezept abzugeben).

Antwort 205

Neben Urinstatus und Urinsediment (vgl. dazu Antwort zu Frage **115** und Frage **116**) können in Speziallabors noch eine Vielzahl von Untersuchungen mit Urin durchgeführt werden: Drogenscreening, Hormone, Elektrolyte usw.

Antwort 206

Der häufigste Erreger von Harnwegsinfekten, Escherichia coli, und viele andere pathogenen Keime reduzieren bei Harnwegsinfektionen das im Harn vorhandene Nitrat zu Nitrit.

Wird Nitrit im Urin nachgewiesen deutet dies also auf nitritbildende pathogene Bakterien - und damit auf einen Harnwegsinfekt oder eine infektiöse Nierenerkrankung.

Antwort 207

Zylinder bestehen aus Proteinen, die in den Nierentubuli bzw. Sammelrohren ausgefallen sind. In einem Zylinder können Zellen bzw. Zellreste eingelagert sein. Sie haben walzen- bzw. bandförmiges Aussehen. Man findet sie in erster Linie (aber nicht ausschließlich) bei entzündlichen Erkrankungen im Bereich der Niere (Nephritis, Pyelonephritis, Glomerulonephritis).

(Vgl. zum Harnsediment auch Antwort zu Frage **115**).

Antwort 208

Unter Desinfektion versteht man die Ausschaltung von Erregern übertragbarer Krankheiten („Herstellen einer Keimarmut"). Durch Entfernen, Abtöten oder Inaktivieren von Infektionserregern (Viren, Bakterien, Pilze, Protozoen) wird die Keimzahl soweit reduziert, dass vom desinfizierten Material keine Infektionsgefahr mehr ausgeht.

Antwort 209

Sie desinfizieren immer dann, wenn Sie damit die Gefahr einer Übertragung pathogener Erreger verhindern oder vermindern können.

(Allgemeine Praxishygiene, vor jedem Eingriff am menschlichen Körper, Reinigung von wiederholt benutzten Geräten, Stühlen, Liegen, Flächen, Praxiswäsche usw).

Sie verwenden ausdrücklich nur ein für den geplanten Zweck zugelassenes Desinfektionsmittel (nach: Liste der vom Robert-Koch-Institut, Berlin, geprüften und anerkannten Desinfektionsmittel und -verfahren). Sie achten bei der Desinfektion auf die richtige Konzentration und die richtige Einwirkzeit.

Antwort 210

Vgl. Antwort zu Frage **85**.

Antwort 211

Sie betätigen den Notruf 112 - oder (besser) - lassen den Notruf betätigen und eilen mit Ihrem Notfallkoffer zum potenziellen Patienten.

Im günstigsten Falle helfen Sie ihm mit einem freundlichen Wort wieder auf die Beine.

Sonst prüfen Sie das Bewusstsein durch Ansprechen und Schütteln an den Schultern.

Erfolgt keine Reaktion wird der Kopf des Patienten überstreckt und die Atmung kontrolliert.

Ist eine normale Atmung vorhanden, der Patient aber bewusstlos, so wird er in der stabilen Seitenlage gelagert. Falls Sie darin Übung haben legen sie einen venösen Verweilzugang („Venüle") und warten unter ständiger Kontrolle von Atmung und Kreislauf auf das Eintreffen des Notarztes. Sollte noch Zeit sein, können Sie den Blutzucker mittels eines Blutzucker-Teststreifens überprüfen. Merke: Im Notfall keine intramuskulären Spritzen und keine oralen Medikamente!

Ist keine normale Atmung festzustellen und keine Lebenszeichen vorhanden, beginnt man mit der Basisreanimation. (Eine Pulskontrolle an der Arteria carotis wird für Laienhelfer nicht mehr empfohlen).

Bei der Basisreanimation (cardiopulmonale Reanimation = CRP bzw. Herz-Lungen-Wiederbelebung = HLW) erfolgt zunächst 30x Herz-Druck-Massage (Frequenz: 100-120 pro Minute; Druckpunkt: „In der Mitte der Brust", Kompressionstiefe: 5-6 cm), dann 2x Beatmung (Dauer jeder Beatmung: 1 Sekunde; Beatmungsvolumen ca. 500 ml).

Mit jeder Minute ohne cardiopulmonale Reanimation sinkt beim Herzstillstand mit Kammerflimmern die Überlebenschance um sieben bis zehn Prozent. Durch Ersthelfermaßnahmen wird die Chance zur Wiederbelebung verdoppelt bis verdreifacht. Wichtiges Ziel der Basisreanimation ist es Verzögerungen und Unterbrechungen der Wiederbelebungsmaßnahmen zu vermindern und die Pausen zwischen den Thoraxkompressionen so gering wie möglich zu halten.

BASISREANIMATION (Erwachsene; Vgl. auch Anhang S. 350)
(Kurzfassung nach den ERC-Guidelines 2005)

Reaktionslos trotz Ansprechen und/oder Schütteln?
↓
Um Hilfe rufen
↓
Atemwege öffnen (Kopf überstrecken, Kinn anheben)
↓
Fehlende oder abnormale Atmung?
↓
Notruf 112
↓
30 Thoraxkompressionen, dann 2x Beatmung (CPR 30:2)

Antwort 212

Zunächst gilt das unter Antwort „NOTFALL-RICHTLINIEN" Gesagte. Akut gefährlich für den Diabetiker ist die Hypoglykämie. Hier rettet rasche Hilfe (Glukose) Hirnzellen.

Deshalb: Intravenöser Zugang und Infusion von Glukose (z.b. 30 ml 40 % Glukose).

Die Schädigung der Venenwand durch die hochprozentige Lösung ist im Notfall irrelevant. Sollte es sich um ein hyperglykämisches Koma handeln, verschlechtert sich die Prognose durch die zusätzliche Glukosegabe nicht wesentlich. Besser: gezielte Therapie nach einem Blutzuckerschnelltest (Teststreifen). Einige Glukosepräparate sind verschreibungspflichtig, aber nicht alle!

Kein orales Einflößen von „Zuckertee" oder Ähnlichem (Aspirationsgefahr!).

Antwort 213

Differenzialdiagnose Hyperglykämie/Hypoglykämie		
KOMA	HYPERGLYKÄMISCH	HYPOGLYKÄMISCH
Entwicklung	langsam, Tage	plötzlich, Minuten
Hunger		+++
Durst	+++	
Muskulatur	hypoton, nie Krämpfe	hyperton, Tremor
Haut	trocken!!	feucht, Kaltschweiß
Atmung	Azetongeruch, tief, „Kussmaul-Atmung"	normal
Augenbulbi	weich	normal
Sonstiges	Fieber, Bauchschmerz	delirante Vorstadien (Fehldiagnose: Alkoholiker) (Fehldiagnose: Apoplexie)

Antwort 214

Sauerstoff wird hauptsächlich an Hämoglobin gebunden im Blut transportiert. Ein kleiner Teil des Sauerstoffs < 2 % ist jedoch auch physikalisch im Blut gelöst und nicht an Hämoglobin gebunden.

Antwort 215

„Dum spiro, spero (solange ich atme, habe ich Hoffnung)". (Marcus Tullius Cicero)

Antwort 216

Das Herz (cor) ist ein Hohlmuskel und wiegt beim Erwachsenen ca. 300 g. Es ist etwas größer „als die Faust der entsprechenden Person". Es hat die Form eines Kegels mit stumpfer, abwärts gerichteter Spitze, die dem Zwerchfell (Diaphragma) aufliegt. Das Herz wird an der Basis durch die in die Vorhöfe mündenden großen Venen verankert („Venenkreuz"). Die Herzspitze liegt ca. im 5. Zwischenrippenraum (Interkostalraum; ICR) links neben dem Brustbein.

Der Hohlraum wird der Länge nach durch ein Septum (Muskelscheidewand) in ein rechtes und ein linkes Herz geteilt. Das Herz steht nicht vertikal, sondern schräg im Brustkorb.

Linkes und rechtes Herz bestehen jeweils aus einem Herzvorhof (Atrium) und einer Herzkammer (Ventrikel). Linker und rechter Vorhof sind durch die Vorhofscheidewand, die Kammern durch die Kammerscheidewand voneinander getrennt. Die Wandstärke der linken Herzkammer ist mit ca. 11 mm deutlich dicker als die Wandstärke der rechten Kammer (ca. 4 mm). Dies findet seine Begründung darin, dass die linke Herzkammer das Blut gegen das Hochdrucksystem des Körperkreislaufs, die rechte Herzkammer nur gegen das Niederdrucksystem des Lungenkreislaufs pumpen muss.

Die Vorhöfe nehmen das Blut aus den zum Herzen führenden großen Gefäßen auf, sammeln es und leiten es in die Herzkammern weiter.

Vorhof und Kammer stehen auf der rechten Seite über die dreizipflige Segelklappe (Trikuspidalklappe, „Tricuspidalis") in Verbindung, auf der linken Seite durch die zweizipflige Segelklappe (Mitralklappe, „Mitralis").

Die Ausströmungsöffnungen der Kammern werden durch „Taschenklappen" (Semilunarklappen) verschlossen. Aus der rechten Herzkammer fließt das Blut über die Pulmonalklappe in den „kleinen" oder Lungenkreislauf, aus der linken Kammer fließt es über die Aortenklappe in den „großen" oder Körperkreislauf.

Die vier genannten Herzklappen liegen annähernd in der gleichen Ebene, der sog. Ventilebene in einem Bindegewebegerüst, dem sog. Herzskelett, das die Kammern von den Vorhöfen trennt und elektrisch isoliert. Herzklappen sind Ventile, die dazu dienen, den Blutstrom in eine vorgegebene Richtung zu lenken und einen Rückstrom des Blutes zu verhindern. Die Richtung des Blutstromes wird also durch die Anordnung und Funktion der Herzklappen bestimmt.

Antwort 217

Das Herz besteht histologisch aus drei Hauptschichten und zwei Verschiebe- und Polsterschichten. Von innen nach außen:

- Endokard = Herzinnenhaut (eine Duplikatur des Endokards bildet die Herzklappen),
- subendokardiale Schicht (enthält Blut- und Lymphgefäße, Erregungsleitungssystem),
- Myokard = Muskelwand,
- subepikardiale Schicht (fettreiche Schicht zur „Einbettung" der Herzkranzgefäße),
- Epikard = Herzaußenhaut (bindegewebige Umhüllung, inneres Blatt des Herzbeutels. Das äußere Blatt des Herzbeutels wird Perikard genannt).

Antwort 218

Das Herz wird in der Regel an fünf Stellen auskultiert („abgehört"):

- 2. Interkostalraum (ICR, Zwischenrippenraum) am rechten Brustbeinrand: hier hört man vor allem Geräusche der Aortenklappe.
- 2. ICR links parasternal („neben dem Brustbein"). Hier hört man die Geräusche der Pulmonalklappe.
- Ansatz 5. Rippe rechts parasternal. Geräusche der Trikuspidalklappe.
- 3. ICR links parasternal „ERB-Punkt". Hier hört man die Geräusche der Mitralstenose und der Aorteninsuffizienz.
- 5. ICR links, ca. 5 cm lateral („nach außen hin") vom linken Brustbeinrand. Hier hört man Mitralklappengeräusche (Mitralstenose, Mitralinsuffizienz).

Vgl. Antwort zu Frage **16**.

Antwort 219

Die wichtigsten Anteile des Erregungsbildungs- und Erregungsleitungssystems des Herzens sind

- Sinusknoten (Keith-Flack-Knoten),
- Vorhofkammerknoten (Atrioventrikular- oder Aschoff-Tawara-Knoten),
- His-Bündel,
- rechter und der linker Kammerschenkel,
- Purkinje-Fasern.

Der Sinusknoten liegt in der Wand des rechten Vorhofs an der Einmündung der oberen Hohlvene (V. cava superior) in den rechten Vorhof. Er ist der eigentliche „Schrittmacher" des Herzens. Über die Vorhöfe gelangt die Erregung aus dem Sinusknoten zum Vorhofkammerknoten. Dieser liegt am Boden des rechten Vorhofs nahe der Vorhofscheidewand. Von dort wird die Erregung mit leichter Verzögerung ins His-Bündel weitergeleitet. Dieses läuft entlang des Kammerseptums und teilt sich in zwei Schenkel: den linken und den rechten Kammerschenkel. (Der linke Schenkel teilt sich erneut in einen vorderen und einen hinteren).

Die Schenkel enden in den feinen Verzweigungen der Purkinje-Fasern die die Erregung auf die Kammermuskulatur überleiten.

Antwort 220

Der Sympathikus beschleunigt die Herzfrequenz, fördert die Kraft der Herzmuskelkontraktion („Inotropie"), verkürzt die Überleitungszeit der Erregung vom Vorhof zur Kammer und steigert die Erregbarkeit des Herzens.

Der Parasympathikus, mit dem Hauptnerv des N. vagus, hat die genau entgegen gesetzte Wirkung auf das Herz („Antagonist" oder Gegenspieler des Sympathikus).

Antwort 221

Das Heilpraktikergesetz (HPG) regelt, dass derjenige, der die Heilkunde ausübt, ohne Arzt zu sein, einer Erlaubnis bedarf (§ 1).

Er darf die Heilkunde trotz Erlaubnis jedoch nicht im Umherziehen ausüben (§ 3).

Wer die Heilkunde ohne Erlaubnis und ohne Arzt zu sein ausübt, wird mit Freiheitsstrafe bis zu einem Jahr oder mit einer Geldstrafe bestraft (§ 5 und 5a).

Die Erlaubnis zur Ausübung der Heilkunde nach dem HPG erstreckt sich nicht auf die Zahnheilkunde (§ 6).

Zusammenfassend: Das HPG regelt, dass die Heilkunde ohne Bestallung als Arzt erst nach entsprechender Erlaubnis ausgeübt werden darf, verbietet das Ausüben der Heilkunde im Umherziehen und definiert den Strafrahmen bei Verstoß gegen diese Vorschriften.

Antwort 222

Einige wichtige Lungenerkrankungen:

- Akute Bronchitis
- Chronisch obstruktive Lungenerkrankungen:
  o Chronische Bronchitis,
  o Asthma bronchiale,
  o Lungenemphysem.
- Interstitielle Lungenerkrankungen und Lungenfibrosen:
  o Silikose,
  o Asbestose.
- Pneumonien,
- Tuberkulose,
- Sarkoidose,
- Bronchialkarzinom.
- Störungen des Lungenkreislaufs:
  o Lungenödem,
  o Lungenembolie,
  o Chronisches Cor pulmonale.

Antwort 223

Als Herzinsuffizienz wird die Unfähigkeit des Herzens bezeichnet, das vom Organismus benötigte Herzminutenvolumen zu fördern. Es kommt zu verminderter körperlicher Leistungsfähigkeit aufgrund einer Funktionsstörung der Herzkammern. Eine Rechtsherzinsuffizienz wird von einer Linksherzinsuffizienz und von einer Globalinsuffizienz unterschieden:

Klinik der Linksherzinsuffizienz (Rückstau in den Lungenkreislauf):

- Atemnot (= Dyspnoe, anfangs bei Belastung, später in Ruhe), Tachypnoe (schnelle Atmung),
- Orthopnoe (= Atemnot im Liegen, die durch Aufsitzen gebessert wird. Die Patienten legen zum Schlafen immer mehr Kopfkissen ins Bett = grobes Maß für die Insuffizienz.)
- Asthma cardiale (nächtlicher Husten und Atemnot; Auskultation: basale Rasselgeräusche),
- Lungenödem (= Endstadium der Linksherzinsuffizienz; Rasseln über der Brust, schaumiger Auswurf), Pleuraerguss,
- Zyanose,

- Nykturie (nächtliches Wasserlassen),
- Tachykardie,
- Herzvergrößerung,
- Leistungsminderung, Schwächegefühl,
- Hirnfunktionsstörungen,
- kardiogener Schock.

Klinik der Rechtsherzinsuffizienz (Rückstau in den Körperkreislauf):

- Sichtbare Venenstauung (Halsvenen, Unterzungenvenen),
- Stauungsergüsse (Aszites, Pleuraerguss),
- Stauungsleber (vergrößert, evtl. schmerzhaft),
- Stauungsgastritis (durch Blutrückstau in die Pfortader; Appetitlosigkeit, Meteorismus),
- Stauungsnieren mit Proteinurie (= Eiweiß im Urin),
- Gewichtszunahme und Ödeme (Knöchel, Unterschenkel, bei liegenden Patienten am Kreuzbein = tiefster Körperpunkt),
- Nykturie (= nächtliches Wasserlassen; durch nächtliche Rückresorption von Ödemen),
- Tachykardie (schneller Herzschlag > 100 Schläge pro Minute),
- Herzvergrößerung (Hypertrophie),
- kardiogener Schock.

Gemeinsame Symptome bei Rechts- und Linksherzinsuffizienz („Globalinsuffizienz") sind Nykturie (= das nächtliche Wasserlassen), schnelle Herzfrequenz (Tachykardie), Herzvergrößerung (Hypertrophie) und evtl. Pleuraerguss.

Schweregrade der Herzinsuffizienz:

- Stadium   I: Beschwerdefreiheit, normale körperliche Belastungsfähigkeit
- Stadium II: Beschwerden bei stärkerer körperlicher Belastung
- Stadium III: Beschwerden schon bei leichter körperlicher Belastung
- Stadium IV: Beschwerden in Ruhe

Antwort 224
Die Angina pectoris („Enge der Brust", Stenokardie) ist eine Manifestationsform der Koronaren Herzkrankheit (KHK).
Die KHK ist eine Herzerkrankung, bei der unterschiedliche Ursachen zu einer ungenügenden Durchblutung der Herzkranzgefäße (= Koronarinsuffizienz) führen. Es kommt zu einem Missverhältnis zwischen O_2-Angebot und -bedarf im Herzmuskel.
Die KHK kann sich in unterschiedlichen klinischen Bildern zeigen:

1. Angina pectoris (= Enge der Brust, Brustschmerz infolge vorübergehender Minderdurchblutung = Ischämie des Herzens),
2. Herzinfarkt: irreversibler Untergang von Herzmuskelgewebe aufgrund einer Minderdurchblutung (= ischämische Myokardnekrose),
3. ischämische Herzmuskelschädigung mit Linksherzinsuffizienz,
4. Herzrhythmusstörungen,
5. plötzlicher Herztod (20 % d. F).

Ursache einer <u>Angina pectoris</u> ist in den meisten Fällen ein arteriosklerotisch verengtes (stenosiertes) Herzkranzgefäß (Koronararterie). Weitere Ursachen:

<u>Erhöhter Koronarwiderstand:</u>

* Gefäßbedingt:

  o Makroangiopathie: arteriosklerotische Verengung der großen Herzkranzgefäße (Koronarsklerose; KHK im engeren Sinne),
  o Spasmus („Krampf") der Herzkranzgefäße (Koronarspasmus),
  o Thrombose der Herzkranzgefäße (auf dem Boden einer Koronarsklerose),
  o Mikroangiopathie („small vessel disease"): Verengung der im Herzmuskel gelegenen kleinen Koronargefäße (5 % d. F). Ursachen: Hypertonie, Diabetes, Vaskulitiden.

* Herzmuskelbedingt (myokardial)

  o Herzvergrößerung (über das „kritische Herzgewicht" von 500 g hinaus),
  o Bluthochdruck und schnelle Herzfrequenz (Tachykardie, Tachyarrhythmie),
  o Pumpversagen des Herzens.

<u>Außerhalb der Herzkranzgefäße liegende Faktoren:</u>

* Kardial: Rhythmusstörungen, Aortenklappenfehler.
* Extrakardial:

  o Erhöhter O_2-Bedarf (Bluthochdruck, Schilddrüsenüberfunktion),
  o erniedrigtes O_2-Angebot (Anämie, Lungenerkrankungen),
  o erschwerter Blutfluss (erhöhte Viskosität = Zähigkeit des Blutes) z.B. bei Polyglobulie,
  o Vergiftungen (z.B. CO-Vergiftung).

<u>Klinik der Angina pectoris:</u>

Leitsymptom der Herzkranzgefäßverengung ist die Angina pectoris (Stenokardie). Die typischen stenokardischen Beschwerden sind von kurzer Dauer (Minuten). Sie sind hinter dem Brustbein (retrosternal) lokalisiert und werden durch psychische oder körperliche Anstrengungen ausgelöst. Im typischen Falle strahlen die Schmerzen in die Kleinfingerseite des linken Armes aus. (Sie können jedoch auch in den Hals, den Unterkiefer, den rechten Arm oder in den Oberbauch ausstrahlen.) Kalte Außentemperatur und voller Magen können die Schmerzen verstärken. Im typischen Fall verschwinden die Schmerzen nach Beendigung der Belastung bzw. nach Medikation mit Nitraten („Herzspray", „Nitrospray").

Merke: Nur ca. 55 % der Herzkranzgefäßverengungen gehen mit diesen typischen Angina-pectoris-Beschwerden einher. Oft verläuft eine KHK schmerzlos („stumme Ischämie"). Die Erstmanifestation zeigt sich dann als Herzinfarkt (25 %) oder plötzlicher Herztod (20 %).

Antwort 225

a)

Die Milz liegt im linken Oberbauch unter dem Zwerchfell und wird vom Bauchfell (Peritoneum) umgeben („intraperitoneale Lage"). Sie wird durch den linken Rippenbogen verdeckt und geschützt. Die Längsachse der Milz folgt etwa der 10. Rippe, Ober- und Unterrand berühren die 9. und die 11. Rippe.

Die Außenfläche der Milz lagert sich an das Zwerchfell an, die Innenfläche berührt den Fundus des Magens, den linken oberen Nierenpol und die Kolonflexur.

b)
Die normale Länge der Milz beträgt ca. 11 cm, Breite ca. 7 cm, Dicke ca. 4 cm (Merke: „4711"). Bei einigen Krankheiten (chronisch myeloische Leukämie, Haarzell-Leukämie, Kala-Azar u.a.) kann die Milz monströse Ausmaße annehmen, den ganzen linken Ober- und Mittelbauch ausfüllen und bis ins kleine Becken nach unten reichen.

c)
Im kleinen Becken, im Extremfall bis in den rechten (!) Unterbauch reichend.

Antwort 226
Scharlach ist eine Sonderform der Streptokokken-Erkrankungen. Bei Scharlach bilden die verursachenden A-Streptokokken ein Gift (= pyrogenes oder erythrogenes Toxin mit 3 immunologisch verschiedenen Varianten: A, B, C, gegen welches der betroffene Patient keine Immunität besitzt. Das Gift ist verantwortlich für das Fieber und das typische Scharlachexanthem. (Aufgrund der 3 immunologisch verschiedenen Toxinvarianten kann man 3-mal an Scharlach erkranken. Besitzt der Organismus Immunität gegen eine Toxinvariante, so entwickelt sich nur eine Streptokokken-Pharyngitis.)

Erreger:
Betahämolysierende Streptokokken der Gruppe A (Streptococcus pyogenes), toxinbildend.

Reservoir:
Mensch (bis 10 % der Kinder sind gesunde Träger).

Übertragungsweg:
Tröpfcheninfektion aus dem Nasenrachenraum eines Keimträgers oder Erkrankten.

Inkubationszeit:
2-4 (1-8) Tage.

Klinik: Trias: Fieber, Mandelentzündung, Hautausschlag

• Gerötete Rachenhinterwand (Pharyngitis), Entzündung und eitrige Beläge der Gaumenmandeln (Tonsillitis), starke Rachenschmerzen, Kieferlymphknoten geschwollen, Fieber, Kopfschmerz,

• Hautausschlag (Exanthem): feinfleckig (stecknadelkopfgroß), hochrot, zusammenfließend; beginnt im Bereich von Achsel und Leisten und steigt in Richtung Hals auf, blasst dann ab und wird von einer intensiven Schuppung (vor allem an Händen und Fußsohlen) abgelöst.

• Zunge: zunächst dick weißlich belegt, dann charakteristisch himbeerfarben (Himbeer- oder Erdbeerzunge).

• Das Gesicht zeigt eine diffuse Wangenröte mit perioraler Blässe (freies Kinn-Mund-Dreieck).

• Komplikation: septischer Scharlach mit nekrotisierender Angina, eitriger Mastoiditis und multiplen Eiterherden sowie Streptokokken-Zweiterkrankungen (Glomerulonephritis, Rheumatisches Fieber).

Diagnose:

Anamnese, Klinik, kulturelle Untersuchung eines Rachenabstriches;
Labor: neutrophile Leukozytose mit relativer Leukopenie und Eosinophilie. Serologie: Nach einigen Tagen ist der Antistreptolysin-Titer erhöht.

Differenzialdiagnose:

Rachenentzündung durch andere Erreger (meist Viren! auch: Diphtherie, Mononukleose). Bei Scharlach: andere mit Hautausschlägen einhergehende Infektionskrankheiten, (Masern, Windpocken, Röteln, verschiedene virale Krankheiten).

	Masern	Röteln	Scharlach
Hautausschlag (Exanthem)	grobfleckig zusammen-fließend (= konfluierend); beginnt hinter den Ohren (= retroaurikulär), breitet sich von oben nach unten aus	mittelfleckig, schwach, nicht-konfluierend, an Hals und Brust	feinfleckiger Ausschlag beginnt im Bereich von Achsel und Leisten und steigt in Richtung Hals auf (Mund-Kinn-Dreieck frei = periorale Blässe)
Beginn	hohes Fieber, starker Husten, evtl. Halsentzündung („verheult, verrotzt, verschwollen")	mäßiges Fieber, leichtes Krankheitsbild	hohes Fieber, Halsentzündung (Angina tonsillaris)
Besonderheiten	Koplik-Flecken in den Wangentaschen	starke nuchale Lymphknotenschwellung („im Dunkeln zu diagnostizieren")	Himbeer- oder Erdbeerzunge
Differenzialdiagnose: Masern, Röteln, Scharlach			

Therapie:

Bettruhe, Antibiotikum, Isolierung.

Prognose:

Gut; Immunität gegen die jeweilige Toxinvariante, keine antibakterielle Immunität, Zweit- und Dritterkrankungen an Scharlach sind möglich, bei Immunität gegen das Toxin entsteht nur eine Streptokokkenangina.

Vorbeugung:

Scharlachkranke sind zu isolieren (24 Std. nach Behandlungsbeginn endet die Infektiosität). Es gibt keine Impfung gegen Scharlach.

Antwort 227

a) Peritonitis (Bauchfellentzündung) ist eine Sammelbezeichnung für eine lokalisierte oder generalisierte (diffuse) Entzündung des Bauchfells.

b) Wegweisend ist das klinische Bild des „akuten Abdomens":

- Heftige bewegungsabhängige Bauchschmerzen,
- Übelkeit, Erbrechen, Schluckauf (Singultus),

- Obstipation, Blähungen (Meteorismus), aufgetriebener Bauch,
- Leitsymptom: Abwehrspannung („brettharte Bauchdecke"),
- im weiteren Verlauf: reflektorische Darmlähmung mit paralytischem Ileus,
- Austrocknung (Exsikkose) durch Flüssigkeitsverlust in die Bauchhöhle ⇒ Urin ↓,
- Hypotonie, Tachykardie ⇒ Schock,
- evtl. Fieber und septischer Schock.

Diagnose:

- Anamnese, Klinik:
  o Palpation: lokaler oder generalisierter abdomineller Druckschmerz, Abwehrspannung,
  o Auskultation: klingende oder fehlende Darmgeräusche.
- Labor (umfangreich, auch zur Operationsvorbereitung, Blutkultur).
- ‧ Röntgen: Abdomenleeraufnahme (freie Luft in der Bauchhöhle infolge Perforation? Darmspiegel bei Ileus?), Thorax: (Pleuraerguss? Pneumonie?), Sonografie (bei V. a. Gallenblasenentzündung), Computertomografie, Angiografie u. a.

c) Ursache für eine Peritonitis:

- Infektiös (bakteriell): 95 % d. F., nach Durchbruch (Perforation) eines Hohlorgans, entzündlicher Durchwanderung der Darmwand, intraoperative Infektion u. a.
- Chemisch-toxisch: Galle (gallige Peritonitis), Bauchspeicheldrüsensekret, Urin, Fremdkörper, Blutgerinnsel, Zysteninhalt u. a.
- Strahlenbedingt (Strahlensyndrom).

Antwort 228

Myxödem ist die Bezeichnung für eine pathologische Ablagerung von Glykosaminoglykanen in Haut-, Unterhaut- und Muskelgewebe. Im Gegensatz zu durch Wassereinlagerung verursachten Ödemen der Haut bleibt bei Myxödem nach Druck keine Delle zurück.

Es werden zwei Formen unterschieden:

- Generalisiertes Myxödem bei Hypothyreose (Schilddrüsenunterfunktion): Es handelt sich hier um eine durch die Glykosaminoglykane verursachte ödemtös-teigige Infiltration, vor allem im Gesicht (periorbital) und an den Extremitäten (Handrücken).
- Prätibiales Myxödem bei immunogener Hyperthyreose (M. Basedow): In 2-3 % der M. Basedow-Fälle kommt es an den Streckseiten der Unterschenkel zur Einlagerung von Glykosaminoglykanen (oft in Kombination mit Augensymptomen = endokrine Ophthalmopathie).

Antwort 229

Ein mechanischer Ileus (Darmverschluss) ist ein inkompletter oder kompletter Stopp der Darmpassage infolge eines mechanischen Verschlusses der Darmlichtung.

Auskultation: Zahlreiche lebhafte Darmgeräusche spritzend, „hoch gestellt", metallisch klingend (Widerstandsperistaltik).

Antwort 230

Diese Frage ist schwer zu beantworten, da es eine Vielzahl von Hernien (Bauchwandbrüchen) gibt und die Frage den Hernientyp nicht näher festlegt.

(So gibt es z.b. äußere Brüche wie Leistenhernie, Nabelhernie, Schenkelhernie, epigastrische Hernie, Lumbalhernie, Beckenhernie und innere Brüche, wie Zwerchfellbrüche).

Die häufigste Hernie ist die Leistenhernie. Dabei kann es zur Einklemmung (Inkarzeration) von Darm, Blase, Netz oder Ovarien in den Bruchsack bzw. die Bruchpforte kommen.

Antwort 231

Der Klopfschall beim Lungenemphysem ist hypersonor.

Antwort 232

Man erwartet eine Dämpfung des Klopfschalls über dem Infiltrat („gedämpfter Klopfschall“).

Antwort 233

Sodbrennen tritt auf, wenn saurer Mageninhalt durch den nicht mehr dicht abschließenden unteren Ösophagussphinkter (UÖS) in die Speiseröhre zurückfließt.

Ursache ist meist der gestörte Verschlussmechanismus des unteren Ösophagus, gelegentlich auch saurer Rückfluss bei Hiatushernie (auch hier gestörter Verschlussmechanismus).

Antwort 234

Die Frage ist schwer zu beantworten:

Aufstoßen von Luft kann physiologisch zur Druckentlastung des Magens erfolgen (z.B. beim Trinken kohlensäurereicher Getränke).

Vermehrtes Aufstoßen von Luft kann auch mit einem gestörten unteren Ösophagussphinkter zusammenhängen.

Eine Hiatushernie oder pathologisches Luftschlucken = Aerophagie (z.B. bei der Nahrungsaufnahme) kann zum Aufstoßen von Luft führen.

Antwort 235

Akute und chronische Magenschleimhautentzündung (Gastritis), Magengeschwür (Ulcus ventriculi) und Zwölffingerdarmgeschwür (Ulcus duodeni), Magenkarzinom, Stauungsgastritis bei Herzinsuffizienz, M. Crohn mit Magenbefall u.a.

Antwort 236

Vgl. Antwort zu Frage **168**.

Antwort 237

a)

Ein Ileus ist ein inkompletter oder kompletter Stopp der Darmpassage infolge eines mechanischen Verschlusses (mechanischer Ileus) oder aufgrund einer funktionellen Störung der Dynamik „Darmlähmung" (paralytischer Ileus).

Der paralytische Ileus entspricht einer neuroreflektorischen, einer neurotoxischen oder einer durch Elektrolytverschiebung bedingten myogenen Lähmung des Dünn- u./o. Dickdarms.

b)

Vgl. Antwort zu Frage **138**.

Antwort 238

Bei der Auskultation des Bauchraumes hört man zunächst die physiologischen Darmgeräusche (5-10 pro Minute).

a) Hört man keinerlei Darmgeräusche mehr („Totenstille über dem Abdomen") und - eventuell - das Pulsieren der Hauptschlagader (Aorta) im Hintergrund („Ticken der Totenuhr"), so spricht dies für einen paralytischen Darmverschluss (Ileus).

b) Sind die Darmgeräusche dagegen häufiger pro Minute, spritzend, „hoch gestellt", metallisch klingend, so sind sie Zeichen für einen mechanischen Darmverschluss (Ileus).

Antwort 239
Vgl. Antwort zu Frage**150**.

Antwort 240
Das Herz liegt innerhalb des Brustkorbs im so genannten Mittelfellraum oder Mediastinum. Zu 2/3 liegt es in der linken, zu 1/3 in der rechten Thoraxhälfte, hinter dem Brustbein. Es hat die Form eines Kegels mit stumpfer, abwärts gerichteter Spitze, die dem Zwerchfell (Diaphragma) aufliegt. Das Herz wird an der Basis durch die in die Vorhöfe mündenden großen Venen verankert („Venenkreuz"). Die Herzspitze liegt ca. im 5. Zwischenrippenraum (Interkostalraum; ICR) links in der Medioklavikularlinie.

Antwort 241

Anatomie des Herzens (schematischer Aufbau)

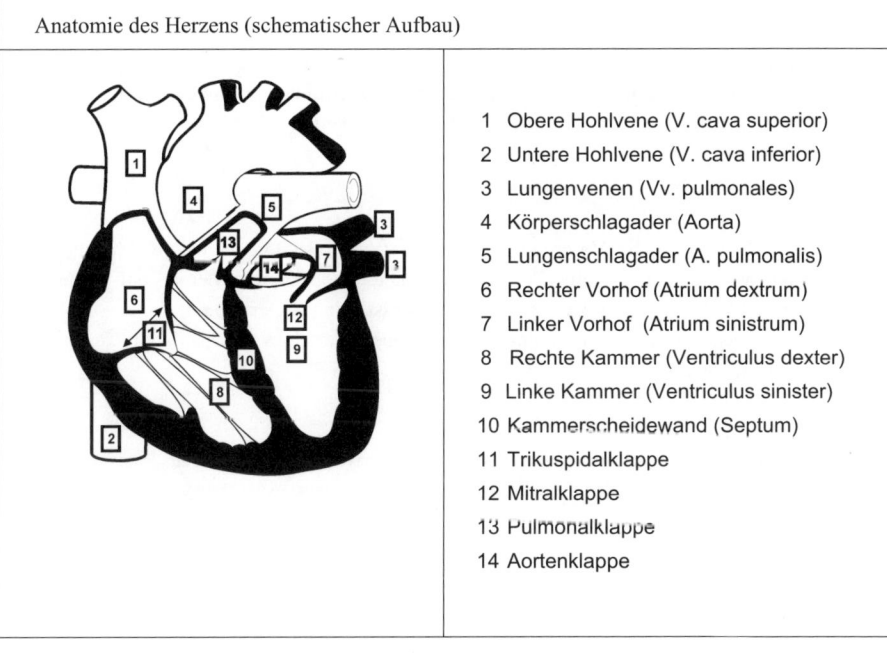

1 Obere Hohlvene (V. cava superior)

2 Untere Hohlvene (V. cava inferior)

3 Lungenvenen (Vv. pulmonales)

4 Körperschlagader (Aorta)

5 Lungenschlagader (A. pulmonalis)

6 Rechter Vorhof (Atrium dextrum)

7 Linker Vorhof (Atrium sinistrum)

8 Rechte Kammer (Ventriculus dexter)

9 Linke Kammer (Ventriculus sinister)

10 Kammerscheidewand (Septum)

11 Trikuspidalklappe

12 Mitralklappe

13 Pulmonalklappe

14 Aortenklappe

Antwort 242

Je nach Thoraxform und Zwerchfellstand etwa im 5. Zwischenrippenraum (ICR = Intercostalraum) links, ca. 5 cm vom Brustbeinrand nach links (lateral).

Normalerweise medial (zur Mitte hin) der Mamillarlinie (gedachte Linie durch die Brustwarze = Mamille).

Antwort 243

Inspektion:

Einen stark hebenden Herzspitzenstoß kann man evtl. bei der Inspektion im 5. ICR links in der Medioklavikularlinie sehen. Der Herzspitzenstoß ist bei Hypertrophie der linken Herzkammer sichtbar.

Pulsationen:

Mit der Spitze von Zeige- und Mittelfinger kann man den hebenden Herzspitzenstoß in Rücken- oder linker Seitenlage palpieren.

Die Spitze eines senkrecht aufgesetzten Bleistiftes lässt die Bewegung der Herzspitze (z.B. bei pathologischer Vergrößerung des linken Ventrikels) deutlich erkennen.

Antwort 244

Den Herzspitzenstoß kann man evtl. bei Patienten mit Hypertrophie des linken Ventrikels sehen. Ein sichtbar sich hebender Herzspitzenstoß ist nicht allzu häufig, fällt bei der sorgfältigen klinischen Untersuchung jedoch durchaus hin und wieder auf.

Antwort 245

- Eine Hypertrophie ist die Vergrößerung von Geweben oder Organen durch Zunahme des Zellvolumens bei gleich bleibender Zellzahl. Die Vergrößerung beruht auf Mehrbeanspruchung. (Merke: eine vergrößerte Stauungsleber ist keine Hypertrophie).
- Eine Hyperplasie ist die Vergrößerung eines Gewebes oder eines Organs durch Zunahme der Zellzahl bei unveränderter Zellgröße.

Antwort 246

Eine Dilatation ist die Erweiterung oder das Auseinanderweichen eines Organs. Beispiele: Dilatation = Erweiterung der Pupille (Mydriasis), Dilatation des Herzens.

Antwort 247

Die Lunge füllt den Brustkorb (Thorax) bis auf das Mediastinum (Zwischenfellraum) voll aus.

Oben reichen die beiden Lungenflügel mit den Pleurakuppeln bis unter die Schlüsselbeine.

Nach unten grenzen sie - durch das Zwerchfell getrennt - an Leber, Milz und Magen.

Antwort 248

Die Lungenflügel reichen von den Pleurakuppeln unter den Schlüsselbeinen bzw. der 1. Rippe bis zum Zwerchfell - etwa auf Höhe des 11. bis 12. Brustwirbelkörpers.

Von der rechten zur linken Thoraxwand (nur das Mediastinum ist ausgespart) und von der vorderen bis zur hinteren Brustkorbwand.

Die Lunge hat ein Volumen von etwa 6900 ml (Totalkapazität).

Die Gesamtfläche der Alveolarwände, die für den Gasaustausch zur Verfügung stehen, beträgt beim Erwachsenen etwa 80 bis 100 qm.

Antwort 249

Nein.

Der rechte Lungenflügel besteht aus 3 Lungenlappen (Ober-, Mittel- und Unterlappen) und 10 Segmenten.

Der linke Lungenflügel, der sich die linke Brustkorbhälfte mit dem Herz „teilt", besteht aus 2 Lungenlappen (Ober- und Unterlappen) und 9 Segmenten.

Antwort 250

Beim Lungenemphysem („Lungenüberblähung" durch irreversible Erweiterung der Lufträume distal der Bronchioli terminales infolge Zerstörung der Wand) sind die Lungenflügel nach unten verlängert.

Die Lungen sind „überbläht", reichen weit nach unten (Richtung Bauchraum) und sind nur noch gering innerhalb des Pleuraspalts verschieblich:

Befund: Tief stehende Lungengrenzen mit eingeschränkter Atemverschieblichkeit.

HP-ÜBERPRÜFUNG 11

Antwort 251

Der Begriff Heilkunde bezeichnet umgangssprachlich die Gesamtheit der menschlichen Kenntnisse und Fähigkeiten um die Heilung von Krankheiten. Der Begriff wird deshalb oft als Synonym für Medizin benutzt.

Von „Naturheilkundlern" wird er oft auch zur Abgrenzung von der so genannten Schulmedizin benutzt („alternative" Heilkunde, Volksheilkunde, Erfahrungsheilkunde).

Eine rechtlich relevante Definition von Heilkunde ergibt sich in Deutschland aus dem „Gesetz über die berufsmäßige Ausübung der Heilkunde ohne Bestallung (Heilpraktikergesetz)" vom 17. Februar 1939. Es bestimmt in § 1: *„Wer die Heilkunde, ohne als Arzt bestallt zu sein, ausüben will, bedarf dazu der Erlaubnis. Im Sinne dieses Gesetzes ist Heilkunde jede berufs- oder gewerbsmäßig vorgenommene Tätigkeit zur Feststellung, Heilung oder Linderung von Krankheiten, Leiden oder Körperschäden beim Menschen, auch wenn sie im Dienste von anderen ausgeübt wird."*

Bei buchstäblicher Auslegung würden demnach der Bereich der professionell betriebenen Krankheitsvorsorge (Prophylaxe), kosmetisch motivierte chirurgische Eingriffe und viele Tätigkeiten der nichtärztlichen Heilberufe in Deutschland nicht unter „Heilkunde" fallen. Die Rechtsprechung war hier jedoch gelegentlich anderer Meinung und hat eine weitergehende Auslegung des Begriffs Heilkunde vorgenommen.

Antwort 252

Der Begriff Schizophrenie bezeichnet normalerweise Geistesstörungen unterschiedlicher Ausprägung ohne nachweisbare körperliche Ursache.

Nach zurzeit vorherrschender Lehrmeinung handelt es sich um eine endogene Psychose (= psychische Störung mit strukturellem Wandel des Erlebens) mit typischen, sehr vielgestaltigen Persönlichkeitsstörungen, Störungen des Denkens, der Wahrnehmung, der Realitätsauffassung und der Affektivität.

Die Schizophrenie führt zu Störungen und Veränderungen des Denkens, Fühlens, Handelns und des Ich-Erlebens. Vorher vertraute Dinge und Personen werden unheimlich. Diese Veränderungen flößen dem Betroffenen meist Angst ein, er zieht sich in der Folge aus Misstrauen mehr und mehr von anderen Menschen zurück. Selbst Menschen aus dem engsten familiären Umfeld werden oft als Feindbilder gesehen.

Die Klarheit des Bewusstseins ist dabei nicht beeinträchtigt und auslösende hirnorganische Erkrankungen sind nicht erkennbar.

Im Einzelnen finden sich u.a. folgende typische klinische Erscheinungsbilder:

<u>Formale Denkstörungen („Wie wird gedacht"):</u> (Basislösungen nach HUBER):

- Denkzerfahrenheit (Denkdissoziation): ein Gedanke steht beziehungslos neben dem anderen, sprunghafter, dissoziierter Gedankengang
- Sperrung des Denkens/Gedankenabreißen: plötzlicher Abbruch eines sonst flüssigen Gedankenganges ohne erkennbaren Grund

Wahn (inhaltliche Denkstörung; „Was wird gedacht"): krankhaft falsche Beurteilung der Realität, die nicht aus anderen Erlebnissen ableitbar ist und an der mit subjektiver Gewissheit festgehalten wird (lebensbestimmende Realität, „Privatwirklichkeit"). Der wahnhafte (paranoide) Patient hat keine Einsicht in das krankhafte Erleben. Dies fehlt dem Schizophrenen im Allgemeinen.

Formen:

- o Wahnstimmung: unbestimmtes Gefühl von Unheimlichkeit, „etwas liegt in der Luft", geht einer Wahnwahrnehmung häufig voraus
- o Wahneinfall: plötzliches Aufkommen von wahnhaften Überzeugungen
- o Wahnwahrnehmung: reale Sinneswahrnehmungen erhalten eine abnorme Bedeutung
- o Wahnthemen: Verfolgungs- und Beeinträchtigungswahn, Liebeswahn, religiöser Wahn, Größenwahn, Beziehungswahn

- Halluzinationen (Wahrnehmungserlebnisse ohne entsprechende Außenreize):
- Stimmen, die kommentieren, dialogisieren, schimpfen, drohen oder befehlen (meist mit Angst verbunden, die Stimmen sind selten „freundlich")
- akustische Geräusche verschiedener Art (Summen, Pfeifen, Klopfen, Schritte)
- Leibhalluzinationen („Ich wurde bestrahlt." - wird als „von außen gemacht" empfunden)
- Zönästhesien („Ich laufe mit Blei voll.")
- optische Halluzinationen („Ich sehe Hände aus der Wand kommen.") - recht selten
- Geruchs- und Geschmackshalluzinationen

MERKE: Die Diagnose Schizophrenie beinhaltet nicht zwangsläufig Wahn und Halluzinationen (produktive Symptome). Andererseits entwickeln 80 % der schizophrenen Patienten wenigstens einmal im Verlauf ihrer Erkrankung Wahnsymptome.

Ich-Störungen: nach SCHARFETTER lassen sich fünf basale Dimensionen des Ich-Bewusstseins unterscheiden, die bei der Schizophrenie gestört sein können:

- Ich-Vitalität: Gewissheit der eigenen Lebendigkeit, z.B. im katatonen Stupor oder Erregungszustand
- Ich-Aktivität: Gewissheit der Eigenbestimmung, des Erlebens, Denkens und Handelns, z.B. in wahnhaften Fremdbeeinflussungserlebnissen
- Ich-Konsistenz: Gewissheit eines zusammengehörigen Lebensverbandes, vor allem im Erleben der inneren Zerrissenheit, der Auflösung des Selbst und des Selbstunterganges
- Ich-Demarkation: Abgrenzung des Eigenbereichs, z.B. im Erleben von Derealisation, Isolierung und Autismus (Ich-Versunkenheit und Verlust der Realitätsbeziehungen); die Grenzen von Ich und Umwelt sind verwischt und durchlässig geworden; „Das Ich löst sich im All auf."
- Ich-Identität: Gewissheit des eigenen Selbst, z.B. in katatonen Symptomen

Störungen der Affektivität:

- Gefühlsarmut
- Parathymie (der Affektausdruck passt nicht zur gegenwärtigen Situation)
- läppisches Verhalten (flapsiges Auftreten mit leerer Heiterkeit oder Albernheit)
- psychotische Ambivalenz (unvereinbare Erlebnisqualitäten bestehen beziehungslos nebeneinander, z.B. nennt sich eine schizophrene Frau im gleichen Satz eine Hure und eine Heilige)
- Misstrauen, aggressive Gespanntheit

- Angst/Panik
- depressive Stimmung (oft ratlos, hilflos, anlehnungsbedürftig)
- euphorische Stimmung

Störungen des Willens und der Psychomotorik:

- Apathie
- Katatone Symptome: Störung der Motorik und des Antriebes im Sinne einer Hyperkinese (einer katatonen Erregung mit stereotypen Bewegungsabläufen, Schreien, Grimassieren bis hin zum ungeordneten Bewegungssturm mit Sich-Herumwälzen, Um-sich-Schlagen und zielloser Aggressivität) oder einer Hypokinese ⇒ katatoner Stupor; im Stupor ist der Patient bewegungslos, wie erstarrt und spricht nicht (Mutismus) bei voll erhaltenem Bewusstsein, er wirkt verängstigt und innerlich gespannt; man kann dem Kranken in diesem Zustand wie eine Gliederpuppe bestimmte Haltungen oder Stellungen der Gliedmaßen geben, die er dann scheinbar mühelos beibehält (Katalepsie)
- Manierismus
- Negativismus
- Agitiertheit

Störungen des Trieb- und Sozialverhaltens:

- Kontaktmangel
- Aggressionstendenz
- gesteigerte Erschöpfbarkeit
- Verwahrlosungstendenz (Vernachlässigung der Körperpflege, evtl. ausgeprägt absonderliches Verhalten wie Sammeln von Abfällen o.Ä.)

Antwort 253
Etwa 1 % der Bevölkerung erkrankt wenigstens einmal im Leben an einer schizophrenen Psychose. Die Erkrankungszahlen sind in verschiedenen Ländern mit unterschiedlichem soziokulturellem Hintergrund etwa gleich hoch. Frauen und Männer erkranken gleich häufig.

Antwort 254
Die Erkrankung kann sich in jedem Lebensalter vom 2. (sehr selten auch schon 1.) bis zum 7. Lebensjahrzehnt manifestieren. 80 % erkranken vor dem 40. Lebensjahr. Das durchschnittliche Erkrankungsalter ist bei Männern 21 Jahre, bei Frauen etwa 26 Jahre.
In 55 % d. F. beginnt die Erkrankung zwischen dem 15. und 30. Lebensjahr.

Antwort 255
An der multifaktoriellen Ätiopathogenese orientiert wird ein mehrdimensionaler Therapieansatz praktiziert, der psychopharmakologische mit psycho- und soziotherapeutischen Maßnahmen verbindet.
In einer akuten Phase steht dabei häufig die medikamentöse Behandlung im Vordergrund. In erster Linie werden dabei sog. Antipsychotika oder Neuroleptika eingesetzt, die spezifisch auf psychotische Symptome (positive Symptomatik, also etwa die Halluzinationen) wirken; aber

auch den so genannten Minus-Symptomatiken wie Antriebslosigkeit, Affektverflachung oder Depressivität wirken Neuroleptika entgegen.
Eine menschliche Begleitung in der akuten Phase ist möglich und hilfreich.

- Soziotherapie, Arbeitstherapie und Ergotherapie können helfen, eine Tagesstruktur zu etablieren, nachdem sich gezeigt hat, dass diese psychisch stabilisierend wirkt. Eventuell können diese Maßnahmen auch auf den Erhalt oder die Wiedererlangung eines Arbeitsplatzes abzielen, der seinerseits auch psychisch stabilisierend ist und der erheblichen Gefahr eines sozialen Abstieges entgegenwirken kann.
- Psychotherapie: häufig wird ein strukturiertes Vorgehen gewählt, eventuell mit verhaltenstherapeutischen Elementen. Gruppentherapie kann dazu beitragen, dass Betroffene wieder mehr Eigenverantwortung erlangen und die Erlebnisse während einer akuten Phase besser verarbeiten können. Nicht nur für den von einer Schizophrenie Betroffenen selbst, sondern auch für seine Angehörigen hat sich eine Familientherapie bewährt, denn es zeigte sich, dass negative Einstellungen in der Umgebung eine zusätzliche Rückfallgefahr bedeuten.

Antwort 256
In Abhängigkeit von Krankheitsbeginn, Symptomatik und Qualität der therapeutischen Maßnahmen zeigt die Schizophrenie etwa folgenden Krankheitsverlauf:
Ein Drittel der Schizophrenien heilt aus, ein Drittel kann mit Beeinträchtigungen im privaten und beruflichen Bereich eigenständig leben, ein Drittel benötigt langfristige (in der Regel ambulante) Betreuung.

Antwort 257
Bei der Herzauskultation achtet man auf

- Töne,
- Geräusche,
- Rhythmus.

Antwort 258
Als Herztöne bezeichnet man die während der Herzaktion entstehenden hörbaren Schwingungen (15-400 Hz), die auf die Brustkorbwand übertragen werden. Mit aufgelegtem Ohr oder dem Stethoskop (Auskultation) sind zwei Herztöne (S1 und S2) wahrnehmbar.

- Der 1. Herzton ist dumpf und dauert 0,14 s. Er ist über der Herzspitze am besten zu hören. Er kommt dadurch zustande, dass sich die Kammermuskulatur beim Schluss der Atrioventrikularklappen um das in den Kammern befindliche Blutvolumen kontrahiert („Muskelanspannungston").

  Die frühere Definition des 1. Herztones als „Schluss der Segelklappen" ließ sich physiologisch nicht halten. Am normalen Herzen ist der Schluss oder das Öffnen von Atrioventrikularklappen (Klappen zwischen Vorhof und Kammer) nach neueren physiologischen Kenntnissen nicht hörbar.

- Der 2. Herzton ist heller und dauert kürzer (0,11 s) als der 1. Herzton. Er ist über der Herzbasis am besten zu hören. Er entsteht beim Schluss der Taschenklappen von Aorta und Arteria pulmonalis („Klappenschlusston").

Antwort 259

In der Praxis ist es für den Anfänger nicht einfach, den ersten vom zweiten Herzton zu unterscheiden. Verschiedene Techniken können jedoch hilfreich sein:

- Beim Auskultieren der Herztöne wird gleichzeitig der Puls (A. carotis) gefühlt. Der Herzton, der unmittelbar vor der Karotispulswelle zu hören ist, ist der erste Herzton (S1).
- Bei normaler Pulsfrequenz ist die Diastole etwas länger als die Systole. S1 (Muskelanspannungston) zeigt den Beginn der Systole, S2 („Klappenschlusston") den Beginn der Diastole an. Der Abstand zwischen erstem und zweitem Herzton entspricht zeitlich der Systole, der Abstand zwischen zweitem und erstem Herzton entspricht zeitlich der Diastole. Der Herzton nach der längeren Pause (Diastole) ist deshalb der erste Herzton. Oder anders ausgedrückt: Der Abstand zwischen dem 1. und 2. Herzton ist kleiner als zwischen dem 2. und 1. Herzton.
- Bei Auskultation über dem Erb-Punkt ist der 1. Herzton (S1) meist lauter.

Antwort 260

Herzgeräusche sind Schallphänomene zwischen den Herztönen, also zwischen S1 und S2 (systolische Herzgeräusche) und/oder zwischen S2 und S1 (diastolische Herzgeräusche). Es werden organische, funktionelle und akzidentelle (= zufällige, unwesentliche, kein Krankheitsbild definierende) Geräusche unterschieden.

- Organische Herzgeräusche finden sich bei Stenosen (Verengungen) oder Insuffizienzen (Schlussunfähigkeiten) von Herzklappen, bei Defekten der Herzscheidewand und bei Missbildungen.
- Funktionelle Geräusche entstehen durch Wirbelbildungen an gesunden Klappen bei erhöhter Strömungsgeschwindigkeit bzw. erhöhtem Herzzeitvolumen (z.B. bei Fieber, Hyperthyreose, Anämie).
- Akzidentelle Geräusche haben keinen Krankheitswert und werden oft leiser, wenn man den Patienten bei der Auskultation aufsitzen lässt. Sie treten häufig bei Kindern und Jugendlichen in der Wachstumsphase auf.

Antwort 261

Als Herzrhythmusstörungen werden alle Veränderungen der elektrischen Herztätigkeit bezeichnet, die durch eine unregelmäßige Abfolge der Erregungen (sog. Arrhythmie; z.B. Extrasystolen = vorzeitig einfallende Herzaktionen), eine Abweichung von der normalen Herzfrequenz (normal: 60-100/min; Tachykardie: >100/min; Bradykardie: <60/min) oder eine Störung des zeitlichen Ablaufs der einzelnen Herzaktionen gekennzeichnet sind.

Prinzipielle Einteilungen richten sich nach

- der Herzfrequenz: tachykard, bradykard,
- der Lokalisation: supraventrikulär, ventrikulär,
- dem Entstehungsmechanismus: Erregungsbildungsstörungen, Erregungsleitungsstörungen.

Herzrhythmusveränderungen sind häufig. Sie kommen auch beim Herzgesunden vor, können jedoch durch Herzkrankheiten und durch Krankheiten außerhalb des Herzens bedingt sein. Erste

Informationen über den Herzrhythmus geben die Pulspalpation und die Auskultation. Eine sinnvolle Behandlung und diagnostische Einordung von Herzrhythmusstörungen ist ohne EKG nicht denkbar. Eine Ursachenabklärung ist die Voraussetzung für eine kausale Behandlung. Die Einordnung und Ursachenabklärung der verschiedenen Herzrhythmusstörungen ist Aufgabe von Fachärzten (Kardiologen). Hier deshalb nur einige allgemein gültige Anmerkungen:

Terminologie:
Der Sinusknoten des Herzens hat normalerweise eine rhythmische Eigenfrequenz von 70-80 Schlägen pro Minute. Fällt der Sinusrhythmus aus, übernimmt der Vorhofkammerknoten (AV-Knoten) mit einer Frequenz von 40-60 Schlägen pro Minute bzw. - wenn auch der AV-Rhythmus ausfällt - die Kammer mit einer Frequenz von 20-40 Schlägen pro Minute die Reizbildung. Tiefer gelegene Abschnitte des Reizleitungssystems können also bei Bedarf die Impulsbildung übernehmen.

Bei unkontrollierter Reizfortleitung kann es zum Flattern (Frequenz bis 350/min) und Flimmern (Frequenz 350-600/min) kommen. Das Fehlen jeglicher Erregungsbildung führt zum Herzstillstand = Asystolie. Schlägt das Herz nicht im normalen Sinusrhythmus, spricht man von Arrhythmie. Steigt der Sinusrhythmus in Ruhe über 100 Schläge pro Minute, spricht man von Sinustachykardie, fällt er unter 50-60 Schläge pro Minute, handelt es sich um eine Sinusbradykardie. Bei beiden besteht ein regelmäßiger Rhythmus, während bei Sinusarrhythmie die Frequenz schwankt. Bei der supraventrikulären Arrhythmie (= über dem Ventrikel gelegenen Arrhythmie) kommt es durch abnorme atriale (= im Vorhof gelegene) oder nodale (= im AV-Knoten gelegene) Erregungszentren zu Extrasystolen (= Herzschläge außerhalb der Reihe).

Extrasystolen sind vorzeitig und unregelmäßig einfallende Extraschläge des Herzens, die spontan von einem pathologischen Reizbildungsherd des Herzens ausgehen. Sie unterbrechen den normalen Herzrhythmus. Extrasystolen können zwischen zwei normalen Herzschlägen „interponiert" sein, oder es folgt der Extrasystole eine Verlängerung des diastolischen Intervalles („kompensatorische Pause").
Extrasystolen sind bei der Auskultation des Herzens zu hören und bei der Pulskontrolle zu fühlen.
Vom Patienten werden Extrasystolen als „Herzstolpern" empfunden.
Das Phänomen der kompensatorischen Pause erklärt sich daraus, dass der nach der ventrikulären Extrasystole folgende „normale" Reiz des Sinusknotens auf noch „refraktäres", d.h. noch nicht wieder erregbares, Herzgewebe trifft. Erst der übernächste Sinusknotenimpuls wird wieder auf die Kammer übergeleitet.)
Bei sehr früh einfallenden Kammerextrasystolen kann die kompensatorische Pause auch fehlen, die Extrasystole ist dann zwischen zwei Normalschlägen „interponiert" (dazwischen geschoben).
Eine eindeutige Unterscheidung der verschiedenen Typen der Extrasystolen ist nur anhand des EKG (Elektrokardiogramm) möglich.
Nur für Profis: Supraventrikuläre Extrasystolen depolarisieren normalerweise den Sinusknoten, wodurch der Abstand zwischen prä- und postextrasystolischer Herzaktion kleiner als ein doppeltes Normalintervall ist (nichtkompensierte Pause).
Bei ventrikulären Extrasystolen wird der Sinusknoten normalerweise nicht depolarisiert, der Sinusrhythmus bleibt ungestört. Es resultiert eine kompensatorische postextrasystolische Pause, weil der normal ablaufende Sinusimpuls auf ein noch nicht wieder erregbares, refraktäres Kammermyokard trifft. (Nur bei Sinusbradykardie kann die Kammer schon wieder erregbar sein, dann kommt es zu der beschriebenen interponierten und interponierten ES).
Nach dem Ursprungsort des elektrischen Zentrums, welches die Extrasystole auslöst, unterscheidet man die im Vorhof ausgelösten, supraventrikulären Extrasystolen (SVES, meist ohne kompensatorische Pause), von den im Ventrikel ausgelösten, ventrikulären Extrasystolen (VES, meist mit kompensatorischer Pause).

Bei Vorhoftachykardie (Frequenz mehr als 180 Schläge/min) folgt die Kammer dem Erregungsrhythmus bis zu einer Frequenz von ca. 220 Schläge/min. Bei Vorhofflattern (220-350 Schläge/min) und Vorhofflimmern (350-600 Schläge/min) wird nur noch jede 2. bis 3. Erregung auf die Kammer übergeleitet. Die Ventrikelerregung wird völlig unregelmäßig, es kommt zu einer absoluten Arrhythmie. Bei Vorhofflimmern fehlt die Vorhofkontraktion am Ende der Diastole. Das Herzzeitvolumen ist dadurch um ca. 20 % vermindert. (Dies ist aber - im Gegensatz zu Kammerflimmern - mit dem Leben vereinbar.) Durch die unregelmäßigen Kammerkontraktionen mit unterschiedlicher diastolischer Füllungsdauer kommt es zu stark wechselnden Schlagvolumina mit systolischen Blutdruckschwankungen und Pulsdefizit (= Differenz zwischen am Radialispuls getasteter peripherer Pulsfrequenz und über dem Herzen auskultierter zentraler Herzfrequenz infolge frustraner Herzkontraktion).

Liegt das abnorme Erregungszentrum in der Kammer, so kommt es zu ventrikulären Extrasystolen. Kammertachykardie (150-200 Schläge/min) ist eine rasche Folge ventrikulärer Extrasystolen. Kammerflattern (> 200-350 Schläge/min) und Kammerflimmern (> 350-500 Schläge/min) sind ohne sofortige Gegenmaßnahmen (Defibrillation, Herz-Kreislauf-Wiederbelebung) tödlich.

Neben Störungen der Erregungsbildung können Arrhythmien auch durch Erregungsüberleitungsstörungen bedingt sein. So schlagen z.B. die Vorhöfe im Fall einer Überleitungsblockade zwischen Sinusknoten und AV-Knoten (totaler Herzblock) mit der Sinusfrequenz (70-80 Schläge/min), die Kammererregung wird jedoch vom AV-Knoten übernommen (40-60 Schläge/min).

Exkurs: Morgagni-Adams-Stokes-Anfall (MAS): Eine länger dauernde Pause (= Asystolie) zwischen Beginn des totalen Herzblocks und Einsetzen des Kammerersatzrhythmus (= präautomatische Pause) führt zum MAS-Anfall: Je nach Dauer der Asystolie äußert sich dieser in Blässe und Schwindel (Asystoliedauer: 3-5 Sekunden), Bewusstseinsverlust (10-15 s), Krämpfen (Fehldiagnose: Epilepsie; 20-30 s), Atemstillstand (30-60 s), irreversiblen Hirnschäden oder Tod (> 3 Minuten). Im Anfall sind die Pupillen weit, die Reflexe abgeschwächt oder nicht auslösbar. Jeder Anfall kann tödlich enden (Therapie: Herzschrittmacher).

Antwort 262

Herzrhythmusstörungen:

Ursachen, die im Herzmuskel liegen:

- Koronare Herzkrankheit und Herzinfarkt,
- Herzmuskelentzündung (Myokarditis) und Herzmuskelerkrankungen (Kardiomyopathien).

Hämodynamische Ursachen:

- Volumenbelastung des Herzens, z.B. Herzklappeninsuffizienzen,
- Druckbelastung des Herzens, z.B. Hypertonus, Herzklappenstenosen.

Ursachen, die außerhalb des Herzens (= extrakardial) liegen:

- Hyperthyreose (Schilddrüsenüberfunktion),
- Hypoxie (Sauerstoffunterversorgung),
- Elektrolytstörungen,
- Medikamente (Digitalis, Psychopharmaka),
- Genussmittel (Kaffee, Alkohol),
- überempfindlicher Karotissinus,
- psychovegetative Faktoren.

Antwort 263

Intramuskuläre Injektionen am Oberarm werden in den Musculus deltoideus verabreicht.

Antwort 264

Krankheiten, die durch Zecken übertragen werden:

Erwartet wurde die <u>Borreliose</u> (Erreger: Borrelia burgdorferi) und die <u>FSME</u> (Frühsommer-Meningoenzephalitis; Viruserkrankung).

Für die Übertragung von Borrelien muss die Zecke mehrere Stunden gesaugt haben. Ein schnelles Entfernen der Zecken ist deshalb der beste Schutz gegen eine Borreliose. Bei der FSME geht die Infektion wesentlich schneller, aber auch hier gilt: Ein rasches Entfernen mindert das Risiko zu erkranken.

Weltweit übertragen Zecken mehr als 50 weitere Krankheiten auf den Menschen. Zum Beispiel:

- Ehrlichiosen,
- Rickettsiosen (z.B. das Mittelmeerfieber, Zeckenbiss-Fieber),
- Q-Fieber (nur gelegentlich auf Menschen übertragen),
- Babesien ((nur gelegentlich auf Menschen übertragen),
- Tularämie,
- Boutonneuse-Fieber,
- Omsker hämorrhagisches Fieber,
- Krim-Kongo-Fieber,
- Kyasanur-Wald-Fieber,
- Fleckfieber,
- Rückfallfieber.

Antwort 265

Es gibt eine Impfung gegen die Frühsommer-Meningoenzephalitis. Eine Impfung gegen Borreliose gibt es in Deutschland noch nicht.

Antwort 266

<u>Ursachen</u> einer akuten Pankreatitis:

- Gallenwegserkrankungen = akute biliäre Pankreatitis (45 %): Gallengangsteine (Choledochussteine), Verengung der Papilla Vateri,
- Alkoholabusus (35 %),
- keine erkennbare Ursache: idiopathisch (15 % d. F.),
- seltenere Ursachen: Bauchverletzung, nach Operationen, (nach ERCP), Virusinfektionen (Mumps, HIV, Virushepatitis), Medikamente (Östrogene, Glukokortikoide u. v. a.), penetrierendes Zwölffingerdarmgeschwür, Hypertriglyzeridämie, Hyperkalzämie, Würmer im Pankreasgang oder den Gallenwegen u. a.

Zur <u>Klinik</u> der akuten Pankreatitis vgl. Antwort zu Frage **168**.
Bei dieser Prüfung legte der Prüfer besonderen Wert auf das klinische Phänomen der Gesichtsröte trotz drohendem Schock. Die pathophysiologische Ursache dieser Symptomatik liegt u.a. in der Freisetzung von Kallikrein, welches eine gefäßerweiternde Wirkung besitzt und außerdem die Kapillarpermeabilität erhöht.

<u>Diagnostik</u> der akuten Bauchspeicheldrüsenentzündung:

- Anamnese, Klinik, <u>Labor</u>: C-reaktives Protein (CRP), Lipase und Elastase im Serum ↑, Amylase im Serum und Urin ↑, evtl. Kalzium ↓.
  1. Bei Niereninsuffizienz finden sich erhöhte Amylase- und Lipasewerte, da beide Enzyme über die Niere ausgeschieden werden. 2. Die Gesamtamylase ist nicht pankreasspezifisch: sie ist z.b. auch bei Ohrspeicheldrüsenentzündung, Alkoholvergiftung, akutes Abdomen, Coma diabeticum u. a. erhöht. Pankreasspezifisch ist nur die Pankreasisoamylase. 3. Die Höhe der Amylase und Lipase gibt keinen Hinweis auf Schwere und Prognose der Erkrankung, wohl aber die Erniedrigung des Kalziums im Serum. Eine Hypokalzämie ist prognostisch ungünstig. Ebenso eine Erhöhung des C-reaktiven Proteins.

- Bildgebende Verfahren: Sonografie des Oberbauches (aussagekräftig), Röntgen-Thorax (Rippenfellergüsse) und Röntgen-Abdomen (Pankreasverkalkungen, Gallensteinschatten), CT, ERCP (bei V. a. Verschluss des Ductus choledochus).
  Exkurs: ERCP = endoskopische retrograde Cholangio-Pankreatografie: Röntgenkontrastdarstellung der Gallenblase, der Gallengänge und des Pankreasgangsystems, bei der das Kontrastmittel, unter Röntgenkontrolle, „von hinten" = retrograd endoskopisch im Rahmen einer Zwölffingerdarmspiegelung (Duodenoskopie) über die Papilla Vateri ins Gangsystem eingebracht wird.

<u>Therapie und Prognose</u> der akuten Bauchspeicheldrüsenentzündung:

- Konservativ (stationär):
  o Intensivmedizinische Überwachung des Patienten: Puls, Blutdruck, zentraler Venendruck, Flüssigkeitsbilanzierung, Elektrolytkontrolle, umfangreiche Laborkontrollen,
  o Nulldiät und Dauerabsaugung des Magens mittels Magensonde,
  o Volumen- und Elektrolytsubstitution über Infusionen,
  o frühzeitige prophylaktische antibiotische Therapie bei nekrotisierender Pankreatitis,
  o Schmerzmittel (Analgetika) bei Bedarf,

o vorsichtiger (!!) Kostaufbau (kein Fett, kein Kaffee, kein Alkohol) unter Zugabe von Pankreasenzymen, wenn der Patient beschwerdefrei ist und sich die Laborwerte normalisiert haben. Gefahr des Rezidivs bei zu schnellem Kostaufbau!

o Beseitigung der Ursachen: z.b. Sanierung der Gallenwege, Alkoholentwöhnung usw.

• Chirurgisch: bei Versagen der konservativen Therapie (Gallengangsstein als Ursache, akutes Abdomen, Sepsis, Multiorganversagen), Abtragen der Nekrosen, Spülungen und Drainagen.

Die Prognose ist abhängig vom Schweregrad und einer sofortigen konsequenten Therapie. Letalität aller Pankreatitisfälle 15 % (davon 5 % Schockfolgen)!

Antwort 267
Es gibt verschiedene Testverfahren um die Klappenfunktion der Haut- und Verbindungsvenen (Perforansvenen) sowie die Durchgängigkeit der tiefen Venen zu prüfen.

• Trendelenburg-Test: Der Test dient zur Diagnose venöser Klappeninsuffizienz. Bei der Untersuchung wird die untere Extremität hochgelagert und dadurch das Blut aus den Krampfadern (Varizen) entleert. Zusätzlich streicht man die oberflächlichen Hautvenen in Richtung zum Rumpf mit der Hand aus. Nun wird die Vena saphena magna im Bereich der Leiste mit den Fingern komprimiert oder möglichst weit oben am Oberschenkel eine Staubinde angelegt. Anschließend wird das Bein wieder gesenkt. Füllen sich die Varizen langsam (< 30-35 Sekunden), dann sind die Perforansvenen suffizient und der Trendelenburg-Test ist negativ. Füllen sich die Varizen dagegen in sehr kurzer Zeit wieder, so deutet das auf insuffiziente Perforansvenen hin und der Trendelenburg-Test ist positiv.

• Perthes-Test: Bei diesem Test prüft man die Durchgängigkeit der tiefen Beinvenen und der Umgehungskreisläufe (Kollateralen).

• Nach Anlegen einer Staubinde oberhalb von Krampfadern führt Umhergehen oder Kniebeugen („Muskelpumpe") bei intakten Perforansvenen (Vv. perforantes) und durchgängigen tiefen Beinvenen zur Entleerung der vorher prall gefüllten Krampfadern. Im Falle einer Abflussstörung füllen sich die Krampfadern noch mehr und das Bein weist eine bläuliche Verfärbung und eine Schwellung auf.

• Mahorner-Ochsner-Test: Dieser Test zeigt eine Perforansveneninsuffizienz als Ursache einer Varikosis. Zunächst wird die untere Extremität hochgelagert, die Krampfadern dadurch entleert. Dann werden in verschiedenen Höhen des betroffenen Beines mehrere Staubinden angelegt. Rasche Füllung der oberflächlichen Venen zwischen zwei Abschnürstellen weist auf eine Insuffizienz der entsprechenden Venae perforantes hin.

• Pratt-Test: Auch dieser Test dient zur Lokalisation insuffizienter Perforansvenen. Zunächst wird das zu untersuchende Bein von den Zehen bis zur Leiste mit einer elastischen Binde umwickelt. Zusätzlich wird eine Staubinde in der Mündungshöhe der Vena saphena magna angelegt. Dann wird das Bein von der Leiste nach unten mit einer weiteren elastischen Binde umwickelt. Zwischen beiden elastischen Binden sind vom Oberschenkel bis zum Fuß jeweils ca. handbreite Venengebiete zu sehen. Füllen sich die Venen zwischen den Binden, so weist dies auf eine Perforansveneninsuffizienz im entsprechenden Gebiet hin.

Antwort 268

- Die <u>Varikose</u> ist eine ausgedehnte krankhafte Bildung von knotig-erweiterten Venen, so genannten Krampfadern (Varizen). Betroffen sind vorwiegend die oberflächlichen Venen der Beine (deren Hauptstämme die Vena saphena magna und Vena saphena parva sind). Es gibt jedoch auch Krampfadern in anderen Regionen (Brust- und Bauchwand, obere Gliedmaßen, Speiseröhre u. a).
- Die <u>Phlebothrombose</u> ist eine Thromboseentstehung im tiefen Venensystem.
- Die <u>Thrombophlebitis</u> ist eine akute Thrombose und Entzündung im oberflächlichen Venensystem.

Antwort 269

Eine gefürchtete Komplikation der Thrombose ist die Embolie.

Einen Thrombus, der sich von seiner Entstehungsstelle löst und vom Blutfluss durch den Körper geschwemmt wird, bezeichnet man als Embolus. Verschließt der Embolus ein Gefäß, wird das Gewebe hinter der betroffenen Stelle nicht mehr ordnungsgemäß durchblutet und nimmt Schaden, man spricht von einer Embolie.

Eine sehr gefürchtete Komplikation der tiefen Beinvenenthrombose ist die Lungenembolie.

Antwort 270

<u>CVI</u> ist die gängige Abkürzung für die <u>chronisch venöse Insuffizienz</u>.

Die CVI ist eine Folgeerkrankung von Veränderungen des tiefen und oberflächlichen Venensystems. Es kommt zu einer venösen Insuffizienz der <u>unteren Extremitäten</u> mit venöser Hypertonie im Stehen sowie Venen- und Hautveränderungen (vor allem im Unterschenkel- und Fußbereich).

Ursachen:

- Postthrombotisch als sog. Postthrombotisches Syndrom,
- primär-varikös:
  - o Oberflächliche Krampfadern mit Insuffizienz einzelner oder mehrerer Venenstämme,
  - o Insuffizienz der Perforansvenen (Venen, die das oberflächliche mit dem tiefen Venensystem verbinden).
- Insuffiziente Wadenmuskelpumpe (z.B. bei gelähmtem Bein).

Klinik:

- Abendliche Beinschwellung (besonders bei heißem Wetter), Ödeme im Knöchelbereich und vor dem Schienbein.
- Hautveränderungen:
  - o Hämosiderose der Haut (Eisenablagerung mit rotbrauner Pigmentierung),
  - o zyanotische Hautfarbe,
  - o Sklerose (Verhärtung) und evtl. Entzündung im betroffenen Gebiet,
  - o Unterschenkelekzem mit Juckreiz,
  - o Ulcus cruris venosum (Unterschenkelgeschwür),

o depigmentierte atrophische Hautbezirke (Atrophie blanche) meist oberhalb der Sprunggelenke beidseits,

o dunkelblaue Erweiterung der Hautvenen am inneren und äußeren Fußrand (Corona phlebectatica paraplantaris).

- Stadien der CVI (bei Blick auf die Knöchelregion)

Stadium I:	Erweiterte Hautvenen, Knöchelödem
Stadium II:	Hämosiderose, Depigmentierung, Dermatosklerose, Ekzem
Stadium III:	Florides oder abgeheiltes Ulkus cruris

- Komplikationen: Unterschenkelgeschwür (Ulcus cruris), Erysipel („Wundrose"; bakterielle Entzündung), arthrogenes Stauungssyndrom (Einschränkung der Sprunggelenksbeweglichkeit).

Diagnose:

Anamnese, Klinik, Duplex- und Farbdopplersonografie, evtl. Phlebografie.

Therapie:

- Kausal: Therapie einer Varikosis (siehe oben).

- Symptomatisch:

o Nicht Sitzen und Stehen („ss") sondern Liegen und Laufen („ll"),

o keine Wärme, keine Sauna, kein direktes Sonnenlicht,

o kalt abduschen,

o Fußbewegungsübungen (gegen Sprunggelenksversteifung),

o Kompressionstherapie (Kurzzugbinden, Zinkleimdauerverband, Kompressionsstrümpfe). Vorsicht: keine Kompressionstherapie bei arterieller Verschlusskrankheit, instabiler Angina pectoris und dekompensierter Herzinsuffizienz).

o Behandlung eines Ulcus cruris venosum: Reinigung (Wasser und Zucker, H_2O_2), keine allergisierenden Salben o. Ä.; danach Kompressionsverband mit Schaumgummikompressen, die die angrenzende Vene komprimieren sollten (ohne Kompression keine Heilung).

Antwort 271

Komplikationen bei Masern:

- Pneumonie, Masernkrupp (akute verengende Laryngotracheitis), Mittelohrentzündung,

- Gehirnentzündung (Enzephalitis) (gefürchtet! 20 % tödlich, bei weiteren 30 % bleibende neurologische Schäden),

- SSPE (subakute, sklerosierende Panenzephalitis: sehr selten: ca. 7 Fälle auf eine Million an Masern erkrankter Patienten, immer tödlich!),

- Abwehrschwäche (mit Kreislaufversagen),

- psychische Entwicklungsstörungen.

Antwort 272

Der von der Ständigen Impfkommission des Robert-Koch-Instituts in Berlin (STIKO) empfohlene Impfkalender für Säuglinge, Kinder, Jugendliche, Erwachsene und Senioren (Stand Januar 2012) umfasst Impfungen zum Schutz vor

- Diphtherie,
- Pertussis (Keuchhusten) (seit 2009 auch Impfung für Erwachsene empfohlen),
- Tetanus (Wundstarrkrampf),
- Haemophilus influenzae Typ b (Hib),
- Hepatitis B,
- Poliomyelitis (Kinderlähmung),
- Humane Papillomaviren (HPV; Mädchen 12-17 Jahre; empfohlen seit 2007),
- Pneumokokken (empfohlen seit 2006),
- Meningokokken (Serogruppe C; empfohlen seit 2006),
- Masern,
- Mumps,
- Röteln,
- Varizellen (Windpocken; empfohlen seit 2004)
- Pneumokokken (Säuglinge und Kleinkinder, Personen ≥ 60 Jahre).

- Für Senioren zusätzlich Influenza).

(Merke: Die Impfempfehlungen der einzelnen Bundesländer können von dieser Empfehlung abweichen, Informationen bei den jeweiligen Gesundheitsämtern). Aktuelle Impfempfehlungen im Internet: www.kreawi.de/downloads/heilpraktiker-informationen.html)

Antwort 273

Schröpfen zählt zu den ausleitenden Verfahren. Dies sind Behandlungsmethoden, die der „Entgiftung" der Körpersäfte dienen sollen.

Dabei wird in so genannten Schröpfgläsern oder Schröpfköpfen ein Unterdruck erzeugt. Diese Schröpfgläser werden direkt auf die Haut gesetzt, mit der Idee, durch den Unterdruck eine Ab- bzw. Ausleitung von Schadstoffen über die Haut zu erreichen. Der Unterdruck wird üblicherweise dadurch erreicht, dass die Luft im Schröpfkopf erhitzt und sofort auf die Haut des Patienten gesetzt wird. Das Erhitzen erfolgt durch einen in Äther getauchten Wattebausch, der angezündet wird. Eine andere Methode verwendet zum Erhitzen eine offene Flamme, die kurz in die Glasöffnung gehalten wird. Alternativ kann der Unterdruck durch eine Absaugvorrichtung im Schröpfglas erzeugt werden.

Man unterscheidet das blutige Schröpfen und das trockene Schröpfen.

- Beim blutigen Schröpfen wird – ehe das Glas mit Unterdruck aufgesetzt wird – die Haut angeritzt. Damit zieht der Unterdruck das Blut verstärkt durch die Verletzungen heraus. Es handelt sich hierbei um eine Art des Aderlasses.
- Demgegenüber steht das trockene Schröpfen bei dem das Schröpfglas auf unversehrte Hautstellen gesetzt wird.

Schröpfen wird von den Anhängern des Verfahrens gegen (nahezu) alles und jedes eingesetzt.

Hier eine kleine Auswahl:
- Chronische Schwächezustände, besonders bei asthenischen Patienten.
- Durchblutungssteigerung von Haut, Unterhaut und Bindegewebe, bei Narbennachbehandlung und zur Steigerung postoperativer Resorptionsvorgänge, an den Extremitäten und sogar bei Muskel- und Gewebeschwund (Atrophie). Wirbelsäulen-Schmerzen (diffus oder umschrieben) bei lokalem oder Wirbelsäulen-Syndrom.
- Rheumatische Erkrankungen der Wirbelsäule z.B. M. Bechterew, Osteoporose und schmerzhaft verspannte Muskulatur.
- Nackenzone: Halswirbelsäulensyndrom.
- Domfortsätze der oberen Brustwirbelsäule: bei niedrigem Blutdruck und ständiger Müdigkeit,
- Magenzone: Oberbaucherkrankungen, funktionelle Herzbeschwerden, akute und chronische Bronchialinfekte
- Leber-Gallenzone: Neben den schon erwähnten Indikationen zur Durchblutungssteigerung bei allen Energiemangelzuständen, Appetitlosigkeit und bei Leberzirrhose.
- Ganzer Rücken: Osteoporoseschmerzen, diffusen Rückenschmerzen, Rückenmuskelschwäche und adjuvant zur Chirotherapie.
- Lenden-Kreuzbeinbereich: lokale Rückenschmerzen, Funktionsstörungen von Niere und Blase, Darm und Beinen.
- Oberkörper vorne: Bronchialinfekten, Asthma bronchiale und das Brustwirbelsäulen-Syndrom.
- Oberbauch: Funktionelle Oberbauchbeschwerden, exkretorische Verdauungsschwäche.
- Unterbauch, Leiste und Oberschenkelinnenseite: Funktionelle und organische Beschwerden des Darmes und der Urogenitalorgane.
- Oberschenkel-Außenseite bis zum Knie: Hüftgelenksschmerzen und Verstopfung.

(Die Aufzählung erhebt keinen Anspruch auf Vollständigkeit ...:-)

Als Kontraindikationen werden angeben:

- Bei sehr labilen Menschen,
- bei schwerer Erschöpfung,

- in der Rekonvaleszenz,
- bei sehr niedrigem Blutdruck,
- bei Patienten, die mit Gerinnungshemmern behandelt werden,
- über Krampfadern und großen Narben,
- bei offene Wunden,
- in der Schwangerschaft,
- auf den Dornfortsätzen der Wirbelsäule,
- an der weiblichen Brust,
- im Gesicht,
- bei Diabetikern
- u.a.

Der beisitzende Heilpraktiker war mit dieser Antwort zufrieden.

Aus „schulmedizinisch" naturwissenschaftlicher Sicht liegen keine Nachweise für spezifische Heilwirkungen des Schröpfens vor.

Antwort 274
Im engeren Sinne wird bei den ausleitenden Verfahren nur über die Haut ausgeleitet. Eingesetzte Verfahren sind:

- Schröpftherapie,
- Aderlass,
- Blutegel,
- Baunscheidttherapie,
- Cantharidenpflaster,
- Wickel,
- Schwitzkuren.

Im weiteren Sinne wird auch über andere Organe ausgeleitet:

- Ausleitung über den Darm (Purgation): Abführmittel, Brechmittel, Einläufe, Heilfasten.
- Ausleitung über die Nieren (Urin): Harntreibende Mittel (Diuretika), Trinkkuren.

Antwort 275
Vgl. Antwort zu Frage **221**.

Antwort 276
Vgl. Antwort zu Frage **6**.

Antwort 277
Das deutsche Infektionsschutzgesetz (IfSG, seltener: InfSchG) regelt seit dem 1. Januar 2001 die Verhütung und Bekämpfung von Infektionskrankheiten beim Menschen. Es wurde vom Deutschen Bundestag mit Zustimmung des Bundesrats am 20. Juli 2000 beschlossen, im Bundesgesetzblatt am 25. Juli 2000 veröffentlicht und trat am 1. Januar 2001 in Kraft.

Das Infektionsschutzgesetz ist eine bundesrechtliche Regelung auf dem Gebiet der Gefahrenabwehr, die ursprünglich den Ländern vorbehalten ist.
Wichtige Abschnitte des Infektionsschutzgesetzes befassen sich mit der Verhütung und Bekämpfung übertragbarer Krankheiten und mit dem hierfür notwendigen Meldewesen.
Das IfSG regelt, welche Krankheiten bei Verdacht, Erkrankung oder Tod und welche labordiagnostischen Nachweise von Erregern meldepflichtig sind. Weiterhin legt das Gesetz fest, welche Angaben von den Meldepflichtigen gemacht werden und welche dieser Angaben vom Gesundheitsamt weiter übermittelt werden.
Für den Heilpraktiker ist das Gesetz auch deshalb von herausragender Bedeutung, weil es für viele Infektionskrankheiten ein Behandlungsverbot für den Heilpraktiker vorsieht.

Antwort 278
Vgl. Antwort zu Frage **149**.

Antwort 279
Bei jeder Gewichtsabnahme sollten folgende anamnestischen Daten erhoben werden:
- Wie viel Kilogramm in welchem Zeitraum? Gewollt oder ungewollt?

Differenzialdiagnostische Überlegungen bei Gewichtsabnahme:
Ungenügende Nahrungsaufnahme:
- Unterernährung (Hungersnöte)
- Appetitlosigkeit:
  o z.B. Magenkarzinom und andere bösartige Tumoren,
  o Schizophrenie,
  o Anorexia nervosa,
  o Depression.
- Mechanische Hindernisse im Magen-Darm-Trakt:
  o Achalasie,
  o Stenosen.
- Chronische Krankheiten:
  o Cholelithiasis,
  o Niereninsuffizienz,
  o Leberzirrhose.
Verminderte Resorption:
- Chronische Durchfälle,
- Malabsorptionssyndrom (Sprue, Zöliakie u.a).
Gestörte oder ungenügende Verwertung durch Endokrinopathien:
- Diabetes mellitus,
- Hypopituitarismus (Hypophysenvorderlappeninsuffizienz),
- Morbus Addison.

Vermehrter Verbrauch:

- Hyperthyreose (Gewichtsabnahme bei gutem Appetit),
- Leukämie,
- Wurmerkrankungen (Gewichtsabnahme bei gutem Appetit).

HIV-Infektion

Antwort 280

Schon die Anamnese („exzessives Essen und Trinken und heftiger, gürtelförmig ausstrahlender Oberbauchschmerz) weist auf eine akute Bauchspeicheldrüsenentzündung hin.

Klinisch typisch ist das prallelastisch gespannte Abdomen (sog. „Gummibauch"), das trotz hypotoner Blutdruckwerte gerötete Gesicht und der durch die Schmerzsymptomatik hervorgerufene reflektorische paralytische Ileus (deshalb sind keine Darmgeräusche auskultierbar).

Die Entzündung ist linksseitig schon in die Pleura penetriert und hat dort zu einem Pleuraerguss geführt.

Antwort 281

Eine akute Pankreatitis ist ein lebensbedrohlicher Notfall.

Sie alarmieren Rettungsdienst und Notarzt. Vitalfunktionen (Atmung, Puls und Blutdruck, Bewusstsein) werden selbstverständlich überwacht.

Patienten mit akuter Pankreatitis sterben häufig (5 %) an den Folgen eines hypovolämischen Schocks. Um diesem vorzubeugen können Sie den Patienten in eine Schocklagerung bringen, einen Venenverweilkatheter legen und eine Infusionslösung (z.B. Ringer-Laktat) infundieren. Sauerstoff – falls vorhanden – kann nicht schaden.

Antwort 282

Die Differenzialdiagnose der akuten Pankreatitis ist schwierig, Fehldiagnosen sind häufig.

Die schwierigste (und häufige) Differenzialdiagnose ist der Herzinfarkt, besonders der Hinterwandinfarkt.

Andere Differenzialdiagnosen:

- Akutes Abdomen:
  - o   Nierenkolik,
  - o   Gallenkolik,
  - o   Gastrointestinale Perforation (Magen, Darm),
  - o   mechanischer Ileus,
  - o   akute Appendizitis,
  - o   Mesenterialinfarkt,
  - o   Extrauteringravidität, stielgedrehter Ovarialtumor.
- Lungenembolie
- Aneurysma dissecans
- Pseudoperitonitis: Praecoma diabeticum, Porphyrie, Addison-Krise u.a.

Antwort 283

Lipase (und Elastase 1) sind pankreasspezifisch.

Amylase im Serum ist nicht pankreasspezifisch und deshalb ungenau.

Die Höhe von Amylase und Lipase geben keinen Hinweis auf die Schwere der Pankreatitis, wohl aber eine Erniedrigung des Kalziums im Serum und eine Erhöhung des CRP.

Antwort 284

Bulimie (auch: Ess-Brech-Sucht)

Definition:

Häufiges Auftreten zeitlich begrenzter „Fressanfälle" und aktive Gewichtskontrolle durch selbst provoziertes Erbrechen und/oder die Verwendung von Abführmitteln (auch Diuretika und Appetitzüglern).

Klinik:

* krankhafte Furcht davor, dick zu werden,
* Patientin setzt sich Gewichtsgrenze weit unter dem „Normalgewicht",
* Symptome der Mangelernährung bei einigermaßen normalem Körpergewicht:

  o vegetative Störungen,

  o gastrointestinale Beschwerden,

  o Elektrolytverschiebungen.

* Heißhungeranfälle mit selbstinduziertem Erbrechen (durchschnittlich mindestens zwei „Fressanfälle" pro Monat über einen Mindestzeitraum von drei Monaten),
* Angst vor Kontrollverlust,
* häufig Übergänge in affektive Störungen (depressive Symptomatik) oder in Zwangsstörungen.

Prognose:

In einer Studie über zwei Jahre wurde bei 40 % der Patientinnen nach diesem Zeitraum noch eine bulimische Symptomatik gefunden.

Vgl. auch Anorexia nervosa; Antwort zu Frage **365.**

Antwort 285

Vgl. Antwort zu Frage **251**.

Antwort 286

Ursachen einer chronischen Pankreatitis:

- Chronischer Alkoholabusus (80 %),
- keine erkennbare Ursache = idiopathisch (15 %),
- seltenere Ursachen: Medikamente, Hyperparathyroidismus, Hyperlipidämie u. a. (Gallen-wegserkrankungen sind zwar die häufigste Ursache akuter Pankreatitiden, es ist aber zweifel-haft, ob sie auch eine chronische Pankreatitis verursachen können).

Antwort 287

Besonderer Wert wurde auf das Symptom „Fettstuhl" (Steatorrhö) gelegt. Fettstuhl bezeichnet die pathologische Erhöhung des Fettgehaltes im Stuhl (über 7-10 Gramm pro Tag) als Folge eines Missverhältnisses zwischen oraler Fettaufnahme und Fettverdauung.

Bei chronischer Pankreatitis verursacht der Lipasemangel im Dünndarm die Fettverdauungs-störung. Es ist ein voluminöser, schaumiger Stuhl mit penetrantem Geruch von lehmfarbenem Aussehen. Häufige Begleitsymptome sind Blähungen, Völlegefühl, Neigung zu Durchfällen, Bauchschmerzen.

Vgl. zur weiteren Symptomatik Antwort zu Frage **168**.

Antwort 288

Die Bauchspeicheldrüse hat sowohl exokrine, als auch endokrine Anteile.

Drüsen, die ihre Sekrete ins Blut abgeben, werden endokrine Drüsen genannt. Sie werden von exokrinen Drüsen unterschieden, die ihre Sekrete nach außen oder in den Verdauungstrakt ab-sondern (Schweißdrüsen, Speicheldrüsen u. a).

- Als exokrine Drüse (exkretorischer Anteil) sondert sie ein Sekret in den Darmkanal ab, das reich an Verdauungsenzymen und Bikarbonat ist.
- Als endokrine Drüse (inkretorischer Anteil) produziert sie in den Langerhans-Inselzellen (Inselorgan) drei Hormone, die ins Blut abgegeben werden: Insulin und Glukagon regulieren den Kohlenhydratstoffwechsel, Somatostatin bremst die Verdauungsprozesse wie auch das hypophysäre Wachstumshormon (GH).

Bauchspeicheldrüsensekret

Täglich werden von der Bauchspeicheldrüse ca. 1,5 l Sekret produziert. Durch einen hohen An-teil an Bikarbonat hat das Sekret einen pH-Wert von 8 bis 8,4 (alkalischer Bereich). Zusammen mit den alkalischen Sekreten der Galle und des Darmsaftes neutralisiert es den sauren Magen-saft. Der Speisebrei hat nach Einmündung des Bauchspeicheldrüsensekrets einen pH-Wert von 7-8. Dieser pH-Wert ist optimal für die Wirkung der Verdauungsenzyme der Bauchspeichel-drüse.

Die Verdauungsenzyme der Bauchspeicheldrüse

Die Bauchspeicheldrüse stellt mehrere Enzyme her, die für die Spaltung der Nahrung (Eiweiße, Kohlenhydrate und Fette) notwendig sind. Hier eine Auswahl:

*   Eiweiße: Trypsin, Chymotrypsin, Elastase, Carboxypeptidase A und B,
*   Kohlenhydrate: α-Amylase,
*   Fette: Lipase, Phospholipase A,
*   Nukleinsäuren: Nuklease.

Amylase, Lipase und Nuklease, die nicht in der Lage sind körpereigenes Gewebe anzugreifen, werden in aktiver Form sezerniert. Die eiweißspaltenden Enzyme werden zum Schutz des Pankreasgewebes als inaktive Vorstufen (Zymogene) produziert und erst im Duodenum durch die dort gebildete Enterokinase aktiviert.

Regulation der exokrinen Funktion der Bauchspeicheldrüse:

*   Nerval: Der N. vagus (Parasympathikus) stimuliert vorzugsweise die Enzymsekretion.
*   Hormonell: Der Reiz der Duodenalschleimhaut durch Salzsäure, Gallensäuren und Nahrungsmittel führt zur Sekretion von Hormonen der Duodenalschleimhaut:
    o   Sekretin: stimuliert die Bauchspeicheldrüse zur Produktion von Wasser und Bikarbonationen,
    o   Cholezystokinin: stimuliert die Bauchspeicheldrüse zur Produktion eines enzymreichen Sekrets.

Die Hormone der Bauchspeicheldrüse

An Hormonen produziert die Bauchspeicheldrüse Insulin und Glukagon, die als Gegenspieler den Glukosestoffwechsel regulieren und Somatostatin.

Insulin

Das lebensnotwendige Insulin hat die Aufgabe, die Verwertung der Glukose in den Geweben des Körpers zu verbessern. Insulin

*   steigert den Transport der Glukose durch die Zellmembran der Muskelfasern,
*   fördert den Abbau der Glukose,
*   steigert die Glykogenbildung (Glykogen = Speicherform der Glukose) in Muskel und Leber,
*   steigert die Eiweiß- und Fettbildung aus Kohlenhydraten,
*   fördert im Fettstoffwechsel die Aufnahme freier Fettsäuren, die dann als Depotfett in Form von Triglyzeriden gespeichert werden.

Glukagon

Glukagon ist der Gegenspieler (Antagonist) des Insulins. Er steigert den Glykogenabbau in der Leber und fördert die Neubildung von Glukose aus Laktat. Durch beide Vorgänge wird der Blutzuckerspiegel erhöht. Glukagon greift auch in den Fettstoffwechsel ein, indem es den Abbau von Fettsäuren in der Leber steigert.

Somatostatin (GHIH, Growth Hormone-Inhibiting Hormone)

Dieses Hormon bremst das hypophysäre Wachstumshormon (GH, Growth Hormone), die Sekretion von Insulin und Glukagon, die Motilität des Magen-Darm-Traktes und der Gallenblase und die Sekretion von Verdauungssäften. Insgesamt verlangsamt es die Verdauungsleistung des Darmes und wirkt Blutglukoseschwankungen entgegen.

Antwort 289
Typische Klappenfehler die zu einer Rechtsherzinsuffizienz führen können sind die Pulmonalstenose und die Pulmonalinsuffizienz.
Zur Klinik der Herzinsuffizienz vgl. Antwort zu Frage **223**.

Antwort 290
* Ursache für eine akute Linksherzinsuffizienz ist z.B. ein Herzinfarkt.
  (Weitere Ursachen: hypertone Krise, Myokarditis).
* Ursache für eine akute Rechtsherzinsuffizienz ist z.B. eine Lungenembolie.

Antwort 291
Nykturie bezeichnet das vermehrte nächtliche Wasserlassen.
Nykturie ist ein häufiges Symptom bei Herzinsuffizienz. Die tagsüber eingelagerten Ödeme werden nachts wieder ausgeschwemmt. Das Herz ist nachts weniger belastet, zudem vermindert die horizontale Lage im Schlaf den hydrostatischen Druck auf die Beingefäße.
Der durch die Stauung vor die Herzen erhöhte hydrostatische Druck in den Gefäßen führt tagsüber zur Wassereinlagerung ins Gewebe, zum Ödem. Nachts bessert sich durch die horizontale Lage des Schlafenden und die Erholung des Herzens in Ruhe der Rückstau vor dem Herzen. Der hydrostatische Druck in den Gefäßen fällt wieder ab. Der durch Eiweiße (Albumin) vermittelte kolloidosmotische (onkotische) Druck kann nun das Wasser wieder aus den Ödemen zurück in die Blutbahn ziehen. Dort wird es über die Nieren ausgeschieden. Dies führt zum nächtlichen Wasserlassen, zur Nykturie. Andere Ursachen für eine Nykturie wären

* vermehrtes Trinken vor dem zu Bett gehen,
* Diuretika („wassertreibende" Tabletten),
* Entzündungen des unteren Harntrakts,
* Prostatahyperplasie.

Im Rahmen anderer innerer Erkrankungen wie Diabetes oder einer höhergradigen Nierenschwäche kommt es zu einer generell größeren Harnproduktion (Polyurie); dies führt auch nachts zu vermehrter Harnproduktion, die als Nykturie aufgefasst werden kann (auch wenn die vermehrte Harnproduktion nicht speziell nachtbezogen ist).

Antwort 292
Vgl. zur Lungenperkussion die Antwort zu Frage **15**.
Die Atemverschieblichkeit der Lunge wird seitenvergleichend am sitzenden (oder liegenden) Patienten von dorsal perkutiert. Man vergleicht perkutorisch die untere Lungengrenze (etwa auf Höhe des 11. Brustwirbels) bei maximaler Inspiration und maximaler Exspiration. Die respiratorische Lungenverschieblichkeit beträgt beim Gesunden etwa 4-5 cm.

Antwort 293
Die Klopfschallqualität über normalem Lungengewebe ist sonor.

Antwort 294
Ein hypersonorer Klopfschall findet sich bei Lungenemphysem und Pneumothorax.

Antwort 295
Ein gedämpfter Klopfschall findet sich u.a. bei Pneumonie, Pleuraschwarte, Pleuraerguss und Atelektase

Antwort 296
Vgl. zur Diagnostik mit Urinteststreifen die Antwort zu Frage **116**.

Antwort 297
Ursachen für eine Proteinurie:
Renal-bedingte Proteinurien:

* Nephrose
* Glomerulonephritis
* Pyelonephritis
* Zystenniere
* Phenacetin-Nephropathie
* Gichtniere

Pathologisch-extrarenale Proteinurien:

* Koliken
* Infarkte
* Herzinsuffizienz (Stauungsalbuminurie)
* fieberhafte Zustände

Benigne-extrarenale Zustände

* bei Orthostase, Lordose, körperlicher Belastung (Sport), emotionalem Stress
* Unterkühlung, Überhitzung, Schwangerschaft

Antwort 298
Gutartige, erhöhte Proteinurien bei Nierengesunden werden bevorzugt im Alter bis 30 Jahre beobachtet (90 % der Proteinurien dieser Altersgruppe!). (Siehe oben: Benigne-extrarenale Zustände).

Antwort 299
Der Ketonwert ist ein wichtiger Wert zur Kontrolle der Blutzuckereinstellung beim jugendlichen und erwachsenen Diabetiker. Keton im Urin findet sich bei

* Stoffwechseldekompensation bei Diabetes mellitus,
* Fasten, Hungerzustände,

- Hyperemesis gravidarum (Schwangerschaftserbrechen)
- azetonämisches Erbrechen bei Kleinkindern,
- fieberhafte Zustände.

Antwort 300

Der häufigste Krebs des Mannes ist das Prostatakarzinom (ca. 20 % der Krebsformen des Mannes), der häufigste Krebs der Frau ist das Mammakarzinom (ca. 24 % der Krebsformen der Frau).

Bösartige Tumoren sind in Deutschland die zweithäufigste Todesursache (ca. 25 %) nach den Herz-Kreislauf-Erkrankungen. Die Gesamtzahl der jährlichen Neuerkrankungen an Krebs („Inzidenz") wird in Deutschland auf ca. 230 000 bei Männern und ca. 206 000 bei Frauen geschätzt Das mittlere Erkrankungsalter liegt für Männer und Frauen bei ca. 69 Jahren.

Prozentuale Anteile der häufigsten Krebsformen an der Gesamtzahl in Deutschland (Neuerkrankungsfälle) 2004

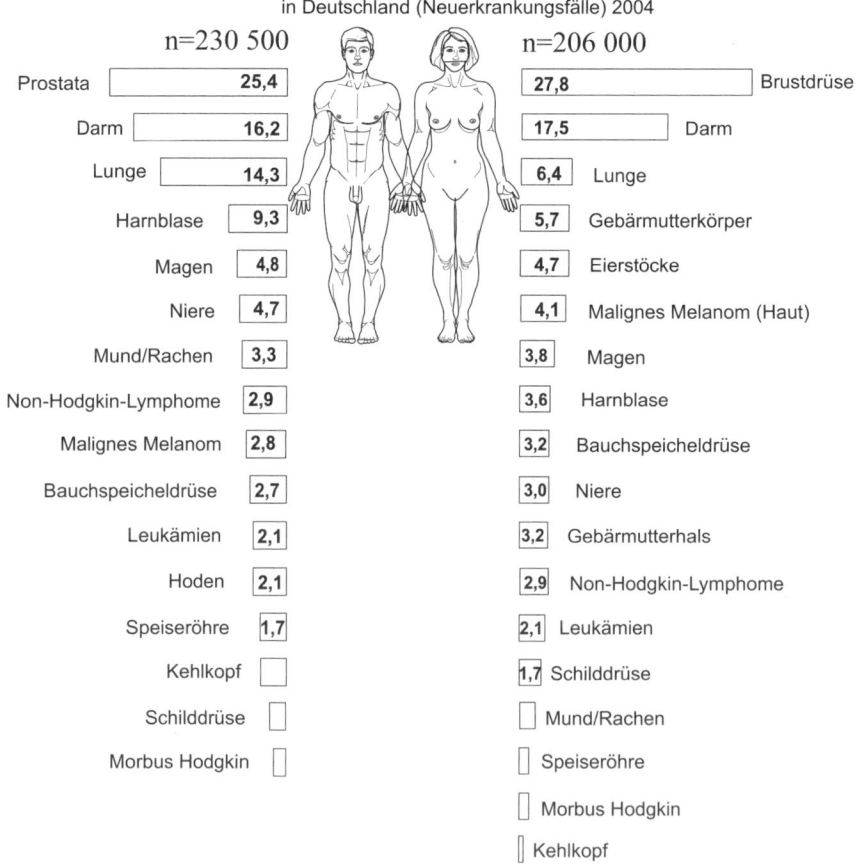

n=230 500		n=206 000
Prostata	25,4	27,8	Brustdrüse
Darm	16,2	17,5	Darm
Lunge	14,3	6,4	Lunge
Harnblase	9,3	5,7	Gebärmutterkörper
Magen	4,8	4,7	Eierstöcke
Niere	4,7	4,1	Malignes Melanom (Haut)
Mund/Rachen	3,3	3,8	Magen
Non-Hodgkin-Lymphome	2,9	3,6	Harnblase
Malignes Melanom	2,8	3,2	Bauchspeicheldrüse
Bauchspeicheldrüse	2,7	3,0	Niere
Leukämien	2,1	3,2	Gebärmutterhals
Hoden	2,1	2,9	Non-Hodgkin-Lymphome
Speiseröhre	1,7	2,1	Leukämien
Kehlkopf		1,7	Schilddrüse
Schilddrüse			Mund/Rachen
Morbus Hodgkin			Speiseröhre
			Morbus Hodgkin
			Kehlkopf

Antwort 301

Die TNM-Klassifikation ist eine international anerkannte Stadieneinteilung maligner Tumoren. Sie benützt u. a. die Buchstaben T, N und M:

- T: Ausdehnung des Primärtumors,
- N: Befall regionärer Lymphknoten,
- M: Fernmetastasen.

Zusätzlich wird der Grad der Tumorausdehnung mit den Zahlen 0-4 beschrieben.

Die Zahl hinter dem Primärtumor („T") gibt die Größe und Ausdehnung des Tumors an. Die Zahl ist umso höher, je größer die Ausdehnung des Tumors ist (1: kleiner Tumor, 4: sehr großer Tumor mit Übergreifen auf andere Gewebe). Der Buchstabe „N" (= engl. node: Knoten) gibt an ob und in welchem Ausmaß Lymphknoten in der Umgebung des Tumors befallen sind (von 0: kein Befall, bis 3: starker Befall). Der Buchstabe „M" (= Metastase) zeigt das Fehlen oder Vorhandensein von Fernmetastasen an. Sind keine Metastasen vorhanden, steht hinter dem „M" die Zahl 0, ansonsten die Zahl 1. Beispiel: Läge ein noch sehr kleiner Primärtumor vor, der die eng benachbarten Lymphknoten bereits befallen, aber noch keine Metastasen gebildet hätte, so wäre die Kurzschreibweise für diesen Tumor: T1 N1 M0.

Nach der Behandlung wird die Diagnose mikroskopisch überprüft. Die verlässlichere histologische posttherapeutische Sicherung der Diagnose wird durch den Buchstaben „p" (für posttherapeutisch) angezeigt. Nach posttherapeutischer histologisch-pathologischer Sicherung der Diagnose würde die Tumorklassifikation für den oben angegebenen Tumor lauten: pT1 pN1 pM0.

Für die Tumoren wird außerdem der histopathologische Malignitätsgrad mit dem Buchstaben „G" („Grading" = Gradierung) und den Ziffern 1-4 angeben.

Wichtige Kriterien sind dabei Atypien des Zellkerns, Häufigkeit der Zellteilungen (Mitosen) und Differenzierungsgrad der Tumorzelle (Ähnlichkeit der Zelle zum Ursprungsgewebe). Klassifikatorisch bedeutet

- G1: geringer Malignitätsgrad (hoher Differenzierungsgrad, gut differenziert),
- G2: mittlerer Malignitätsgrad (mittlerer Differenzierungsgrad, mäßig differenziert),
- G3: hoher Malignitätsgrad (geringer Differenzierungsgrad, schlecht differenziert),
- G4: hoher Malignitätsgrad (undifferenziert, anaplastisch).

Antwort 302

Vgl. Antwort zu Frage **44**.

Antwort 303

Grundlegendes zu den verschiedenen Virushepatitiden.

Definition:

Diffuse, virale (nichteitrige) Leberentzündung.

Ätiologie (Erreger):

5 verschiedene Viren, die mit den Großbuchstaben (A-E; z.b. HAV = Hepatitis-A-Virus) bezeichnet werden, verursachen ca. 95 % aller virusbedingten Hepatitiden.

Übertragungsweg:

* HAV und HEV: faekal-oral (infizierte Nahrungsmittel und Trinkwasser),
* HBV, HCV, HDV: Blut, Blutprodukte, sexuell, perinatal.

Meldepflicht und Behandlungsverbot:

Bei Krankheitsverdacht, Erkrankung und Tod besteht für den Heilpraktiker eine namentliche
Meldepflicht an das Gesundheitsamt (§ 6,1 Infektionsschutzgesetz).

Der Heilpraktiker hat Behandlungsverbot für Virushepatitiden.

Inkubationszeit:

Hepatitis	A	B und D	C	E
Tage	ca. 15-45	ca. 30-180	ca. 15-180	ca. 15-60

Klinik:

Die Symptomatik der Virushepatitiden ist trotz der unterschiedlichen Erreger grundsätzlich ähnlich: 2/3 der Infektionen verlaufen ohne Symptome (insbesondere im Kindesalter).

Symptomatische Virushepatitiden zeigen im typischen Falle folgenden Verlauf:

Prodromalstadium (dauert ca. 2-7 Tage):

* Grippale Symptome: subfebrile Temperaturen, Abgeschlagenheit,
* gastrointestinale Symptome: Appetitlosigkeit, Übelkeit, Druckschmerz im rechten Oberbauch
  (Lebervergrößerung mit Kapselspannung), evtl. Durchfall,
* evtl. Gelenkschmerzen (Arthralgien), flüchtiger Hautausschlag (Exanthem).

Stadium der Organmanifestation an der Leber (nur bei 1/3 d. F., Dauer ca. 4-8 Wo):

* Verlauf ohne Ikterus (2/3 d. F.),
* Verlauf mit Ikterus (1/3 d. F.):

  o Dunkelfärbung des Urins, Entfärbung des Stuhls,
  o Ikterus (Gelbfärbung der Skleren und der Haut),
  o Juckreiz (durch Anstieg der Gallensäuren im Blut, nicht durch die Bilirubinablagerung).

- Häufig Lebervergrößerung (Hepatomegalie), evtl. Milzvergrößerung (Splenomegalie), evtl. Lymphknotenschwellung.

Komplikationen:

- Schwere, oft tödliche nekrotisierende Hepatitis (fulminanter Verlauf = Tod innerhalb von Wochen, subakuter Verlauf = Tod innerhalb weniger Monate): bei HA sehr selten, bei HB < 1 %, bei HC ≈ 1 %, HD > 2 %, HE bei Schwangeren bis 20 %,
- cholestatische Verlaufsform: Hepatitis mit intrahepatischem Verschlusssyndrom; starker Anstieg von Bilirubin und Cholestaseenzymen: AP, LAP, Gamma-GT,
- Fortbestehen der Infektiosität nach der Erkrankung (Viruspersistenz): bei HB, HC, HD; zwei Verlaufsformen: 1. asymptomatischer gesunder Virusträger, 2. chronische Hepatitis.
- Chronische Hepatitis:
- CPH = chronisch persistierende Hepatitis (relativ günstige Prognose),
- CAH = chronisch aktive (aggressive) Hepatitis: Gefahr einer Leberzirrhose, Häufigkeit bei HA 0 %, bei HB 20-30 %, bei HC > 50 %, bei HD-Infektion eines HB-Kranken 90 %.
- Extrahepatische Manifestationen: Gelenkentzündungen (Arthritiden), Panarteriitis nodosa, Glomerulonephritis, (sehr selten: Herzmuskelentzündung, aplastische Anämie),
- verzögert heilende (> 3 Monate) oder rezidivierende Hepatitis,
- primäres Leberzellkarzinom: Spätkomplikation einer Viruspersistenz von HBV u./o. HCV.

Diagnose:
Anamnese, Klinik, Labor:

- Transaminasen (GOT, GPT) ↑, Hepatitis-Serologie (IgM-Antikörper gegen jeweilige Viren beweisen frische Infektion, IgG-Antikörper bei früherer Infektion, Nachweis von Virusantigenen und Virusnukleinsäuren mittels PCR),
- bei Ikterus: Bilirubin im Serum↑, Urobilinogen und Bilirubin im Urin ↑, evtl. γ-GT und AP ↑,
- schwerer Verlauf: Syntheseleistung der Leber ↓ (Quick- bzw. INR-Wert ↓, Albumin i. S. ↓).

Therapie:
Kausal: nicht bekannt.

Symptomatisch:

- Bettruhe,
- Alkoholverbot,
- Meiden aller nicht lebensnotwendigen Medikamente,
- Interferontherapie bei HCV (senkt die hohe Chronifizierungsrate).

Schutzmaßnahmen

- HAV und HEV: Nahrungsmittel und Trinkwasserhygiene, Sauberkeit (Händedesinfektion),
- HBV, HCV, HDV: Einmalhandschuhe beim Umgang mit Blut, Desinfektion, Kondome, serologische Untersuchung von Blut und Blutprodukten vor ihrem therapeutischen Einsatz. Um Ansteckungen in der Familie eines Infizierten zu vermeiden: Zahnbürsten, Nagelscheren, Rasierapparat u. Ä. nicht gemeinsam nutzen, Kontakt mit Wunden vermeiden.
- Isolierung nur bei Hepatitis A von Kleinkindern und bei stuhlinkontinenten Patienten.

Impfungen

- <u>Aktiv</u>: Hepatitis A (Vaqta®, Havrix®), Hepatitis B (Engerix®, Gen-HB-Vax®; schützt auch vor HDV); ein kombinierter Impfstoff gegen Hepatitis A und B/D steht zur Verfügung (Twinrix®). Die Hepatitis-B-Impfung ist 1995 ins empfohlene Impfprogramm für Säuglinge, Kinder und Jugendliche aufgenommen worden. Die Prüferin des Gesundheitsamtes war in der Prüfung der Meinung, dass, aufgrund (sehr seltener) schwerer Verläufe, für Fernreisende eine Impfung gegen Hepatitis A anzuraten sei ...
- <u>Passiv</u>: Immunglobulin (relativer Schutz gegen Hepatitis A für ca. 3 Monate) bzw. Hepatitis-B-Immunglobulin (sinnvoll nur innerhalb 48 Std. nach Infektion, z.b. nach einer versehentlichen Nadelstichverletzung).

Antwort 304

Der Patient hat eine Hypoglykämie, eine Unterzuckerung (Verminderung des Blutzuckers unter 40mg/dl).

Antwort 305

Die häufigste Ursache für eine Unterzuckerung ist die Überdosierung von Insulin oder Blutzucker senkenden Medikamenten (Sulfonylharnstoffe u.a.)

Andere Ursachen für eine Hypoglykämie:

- Nüchternhypoglykämie:
  - o Insulinome, Inselzellhyperplasie oder –tumor,
  - o schwere Leberererkrankungen (↓ Glukosebildung = Glukoneogenese und Glukoseabgabe),
  - o Urämie,
  - o Insuffizienz von Nebennierenrinde oder Hypophysenvorderlappen (Ausfall der Hormongegenspieler des Insulins),
  - o Glykogenosen,
  - o renale Hypoglykämie (renaler Diabetes mellitus),
  - o Neugeborenenhypoglykämie bei diabetischer Mutter.
- Reaktive Hypoglykämie nach dem Essen (postprandial):
  - o Anfangsstadium eines Diabetes mellitus,
  - o Magenentleerungsstörung infolge autonomer Neuropathie (siehe oben) beim Diabetiker,
  - o Dumping-Spätsyndrom nach Magenresektion,
  - o reaktive Hypoglykämie bei vegetativer Labilität,
  - o seltene erbliche Defekte.
- Exogene Hypoglykämie:
  - o Überdosierung von Sulfonylharnstoffen oder Insulin (am häufigsten!),
  - o Wechselwirkung mit Blutzucker senkenden Medikamenten,
  - o absolute Überdosierung von Insulin (Selbstmord, kriminell, versehentlich),
  - o Alkoholexzess (hemmt die Glukosebildung = Glukoneogenese) mit Nahrungskarenz,
  - o andere Medikamente: Sulfonamide, Salicylate, Betablocker u.a.

Antwort 306

Vgl. Antwort auf Frage **213**.

Antwort 307

Die Hypoglykämie ist gefährlicher als die Hyperglykämie. Die Hypoglykämie kann rasch eintreten (innerhalb von Sekunden bis Minuten) und rasch zu Krämpfen und Koma führen. Da die Glukose ist die einzige Energiequelle für den Hirnstoffwechsel ist, ist das Gehirn ausgesprochen empfindlich gegenüber einer Unterzuckerung = Hypoglykämie.

Während man bei der Therapie der Hyperglykämie auch beim Koma Zeit hat, ist bei der Therapie des hypoglykämischen Komas jede Sekunde kostbar, da sehr schnell Hirnzellen irreversibel zugrunde gehen. Notarztindikation!

Deshalb wird im Zweifelsfall immer Glukose und niemals Insulin gespritzt.

Antwort 308

Die Hypoglykämie ist ein Notfall. Alarmierung von Rettungsdienst und Notarzt.

- Bei schwerer Hypoglykämie und Bewusstlosigkeit Gabe von 25-100 ml einer 20-40 % Glukoselösung intravenös bis der Patient aufwacht.
- Bei leichter Hypoglykämie, vorhandenem Bewusstsein und Ansprechbarkeit 5-20 g Glukose in Flüssigkeit (z.B. Zuckertee, gesüßter Fruchtsaft), Gefahr: Patient wird bewusstlos, erbricht und das Erbrochene gelangt in die Lunge (Aspiration)! Im Zweifelsfall: intravenöse Therapie gemäß dem Grundsatz: Im Notfall nichts oral verabreichen.
- Diagnostik und Therapie der auslösenden Ursache.

Antwort 309

Ein Schock ist ein akutes lebensgefährliches Versagen des Kreislaufs mit Störung der Mikrozirkulation. Leitsymptome des Schocks:

- Blutdruckabfall mit kleiner Blutdruckamplitude, Tachykardie,
- kühle, feuchte, blass-zyanotische oder marmorierte Haut ('kaltschweißig'),
- Oligurie,
- Unruhe, Angst, Bewusstseinstrübung.

Antwort 310

Der Schockindex ist der Quotient aus Pulsfrequenz und systolischem Blutdruck zur Abschätzung des Volumendefizits im Schock.

- Schockindex 0,5: normal,
- Schockindex 1,0: drohender Schock,
- Schockindex 1,5: manifester Schock.

Antwort 311

Der anaphylaktische Schock ist das lebensbedrohliche Maximalstadium der Allergie vom Typ I.
Er tritt unmittelbar (Sekunden bis Minuten) nach Allergenkontakt (Insektengift, Fremdserum,
Arzneimittel, Nahrungsmittel) ein. Notfall! Notarztindikation!
Die klinischen Symptome anaphylaktoider Reaktionen werden in 4 Schweregrade eingeteilt
(Stadium III und IV = Anaphylaktischer Schock):

GRAD	SYMPTOME			
	HAUT	ABDOMEN	ATMUNG	KREISLAUF
I	Juckreiz Flush Urtikaria Angioödem			
II	Juckreiz Flush Urtikaria Angioödem	Übelkeit Erbrechen Krämpfe	Naselaufen Heiserkeit Atemnot	Tachykardie Hypotonie Arrhythmie
III	Juckreiz Flush Urtikaria Angioödem	Übelkeit Erbrechen Stuhlentleerung Durchfall	Larynxödem Bronchospasmus Zyanose	Schock
IV	Juckreiz Flush Urtikaria Angioödem	Übelkeit Erbrechen Stuhlentleerung Durchfall	Atemstillstand	Kreislaufstillstand

Antwort 312

Patienten im Volumenmangelschock werden zur Verbesserung des venösen Rückflusses ('Auto-transfusion') mit erhöhten Beinen in leichter Kopftieflage gelagert bzw. auf einer Trage oder einer harten Unterlage in 15° Kopftieflage gelegt. Bei Bewusstlosigkeit und Volumenmangel-schock: Stabile Seitenlage in 15° Kopftieflage.

Antwort 313

Vgl. Antwort zu Frage **6**.

Antwort 314

Die Prüferin legte Wert darauf, dass der Untersucher Uhr und Ringe ablegt und vor der Untersuchung des Patienten eine Händedesinfektion durchführt.

Durchführung der Palpation des Abdomens:

Zur Palpation des Abdomens liegt der Patient auf dem Rücken, Beine leicht angezogen (Kissen unter die Knie), Kopf leicht nach vorne gebeugt (Kissen im Nacken).

Vor der Palpation sollte der Patient – sofern möglich – Blase und Darm entleert haben.

Das Abdomen wird durch eine vertikale und eine horizontale Linie durch den Nabel gedanklich in vier Quadranten unterteilt.

Man beginnt die Palpation in dem Quadranten, der von einem evtl. geäußerten Schmerzpunkt am weitesten entfernt ist.

Zunächst wird oberflächlich und mit leichtem Druck in allen vier Quadranten palpiert. Geachtet wird auf Dicke und Muskeltonus der Bauchwand, auf oberflächlich zu tastende Veränderungen (Lymphknoten, Lücken in der Bauchwand), auf Abwehrspannung, Resistenzen und Schmerz.

Bei der sich dann anschließenden tiefen Palpation sind normalerweise tastbar:

- Der untere Leberrand,
- die gefüllte Harnblase,
- ein gravider Uterus.

Andere Strukturen sind – soweit sie nicht pathologisch verändert sind - der Palpation in der Regel nicht zugänglich. Die Milz ist nur palpabel, wenn sie pathologisch verändert ist! Die Nieren sind meist nicht sicher palpabel.

Als pathologische Veränderungen kann man palpieren:

- Resistenzen,
- Abwehrspannungen (z.B. bei Appendizitis und Peritonitis),
- Druckschmerz (z.B. bei Appendizitis),
- Loslassschmerz (z.B. bei Appendizitis),
- Raumforderungen (z.B. bei Tumoren).

Antwort 315

Vgl. Antwort zu Frage **44**.

Antwort 316

Die Colitis ulcerosa ist eine chronisch entzündliche Dickdarmerkrankung mit kontinuierlicher Ausbreitung und mit Ausbildung von Ulzerationen der oberflächlichen Schleimhautschichten.

Die Erkrankung beginnt meist im Rektum und breitet sich in Richtung Dünndarm im Kolon aus. Das Rektum ist stets befallen, ein Befall des ganzen Kolons findet sich in 20-50 % d. F. Die Colitis ulcerosa gehört mit dem Krankheitsbild des Morbus Crohn zur Gruppe der chronisch entzündlichen Darmerkrankungen (CED).

Antwort 317
Klinik der Colitis ulcerosa.
Das Leitsymptom sind blutig-schleimige Durchfälle.
Weitere Symptome:

*   Bauchschmerzen, evtl. krampfartig, schmerzhafter Stuhldrang (Tenesmen),
*   evtl. subfebrile Temperaturen.
*   Labor: evtl. Anämie, Leukozytose, BSG-Erhöhung, evtl. Thrombozytose (Merke: eine Thrombozytose kann auch auf Prozesse im Magen-Darm-Trakt hindeuten).

Komplikationen:

*   Wachstumsstörungen im Kindesalter,
*   außerhalb des Magen-Darm-Traktes gelegene Symptome (seltener als bei M. Crohn):
*   Haut: z.b. Erythema nodosum,
*   Augen: Uveitis (Entzündung der mittleren Augenhaut = Uvea), Episkleritis (Entzündung des lockeren Bindegewebes zwischen Sklera und Bindehaut),
*   Gelenke: Arthritis, ankylosierende Spondylitis (M. Bechterew),
*   Leber: z.b. sklerosierende Cholangitis.
*   Malabsorptionssyndrom mit Gewichtsverlust,
*   massive Blutung,
*   toxische Dickdarmerweiterung (= Kolondilatation) mit septischen Temperaturen, Bauchfellentzündung (Peritonitis), Perforationsgefahr!
*   Karzinomrisiko (korreliert mit der Dauer und dem Ausmaß der Kolonerkrankung, nach 15 Krankheitsjahren ca. 3faches Krebsrisiko, häufiger als bei M. Crohn).

Antwort 318
Differenzialdiagnosen zur Colitis ulcerosa:

*   Morbus Crohn,
*   Divertikulitis,
*   Appendizitis,
*   Nahrungsmittelallergie (Sprue, Zöliakie),
*   Reizdarm-Syndrom,
*   Kolonpolypen,
*   Kolon- und Rektumkarzinom,
*   Infektiöse Kolitis (Bakterien: Campylobacter, Shigellen, Salmonellen, Yersinien, E. coli, Gonokokken, Chlamydien; Viren: Zytomegalie, HIV; Parasiten: Amöben, Bilharziose u.a.),
*   Ischämische Kolitis,
*   Strahlenkolitis.

Antwort 319
Vgl. Antwort zur Frage **59**.

Antwort 320
Die Normalwerte der Leukozyten werden meist mit 4000-10000 /µl angegeben. (Die Normalwerte für Leukozyten variieren in den verschiedenen Lehrbüchern stark!) Als Leukozytose wird eine aufgrund einer physiologischen Abwehrreaktion erhöhte Leukozytenzahl bezeichnet. (Die pathologische Erhöhung der Leukozyten bei hämatologischen Tumoren heißt nicht Leukozytose sondern Leukämie).

Leukozytose = Vermehrung der Leukozytenzahl (> 10000 /µl): bei nichtviralen Infekten und akut-lokalen Infektionen, körperlicher Anstrengung, Stress, bei Rauchern, Kortisontherapie, M. Cushing, Apoplexie, epileptischem Anfall, Leukämie u. v. m.

Antwort 321
Leukopenie = Verminderung der Leukozytenzahl (< 4000 /µl): bei Viruserkrankungen, bei einigen bakteriellen Erkrankungen (Typhus, Brucellose, Borreliose), bei Knochenmarksschädigung, im Endstadium schwerster Infektionen, nach Bestrahlung, Chemotherapie, Hypersplenie-syndrom, Vitamin-B12-Mangel u. a.

Antwort 322
Vgl. Antwort zu Frage **113**.

Antwort 323
Durchführung einer intramuskulären ventroglutealen Injektion nach von Hochstetter:

Ventrogluteale Injektionsstelle nach von Hochstetter aufsuchen:
- Der Patient liegt auf der linken oder rechten Seite, oberes Bein leicht angewinkelt.
- Injektionsort bestimmen: Für eine Injektion auf der rechten Seite wird die linke Hand eingesetzt, für eine Injektion auf der linken Seite wird die rechte Hand eingesetzt. Im Folgenden wird die Injektion auf der linken Seite geschildert:
- Mit dem Zeigefinger der rechten Hand wird die Spina iliaca anterior superior (der vordere obere Darmbeinstachel) ertastet.
- Der Zeigefinger bleibt auf der Spina iliaca anterior superior liegen, der Mittelfinger wird maximal entlang des Darmbeinkammes (Crista iliaca) gespreizt.
- Der Zeigefinger bleibt weiterhin liegen, der Mittelfinger löst sich und die Hand wird ca. 2 cm bauchwärts abgedreht, bis der Handballen in Richtung des Trochanter major des Oberschenkels zeigt, bzw. auf diesem (dem Trochanter major) zu liegen kommt.
- Der ventrogluteale Injektionsort nach von Hochstetter liegt nun in der Spitze des Dreiecks zwischen Mittel- und Zeigefinger.

- Kontrolle des zu injizierenden Medikamentes (richtiges Medikament, richtige Applikationsform, richtige Dosis, richtiger Patient, richtige Zeit, Verfallsdatum)
- Ampulle mit untergelegtem Tupfer öffnen,
- Medikament aufziehen,
- Spritze entlüften (Injektionskanüle nicht entlüften; mindestens 55 mm Länge!).
- Einstichstelle desinfizieren,
- Haut trocknen lassen,
- im Winkel von 90 Grad zügig einstechen,
- Kanüle am Kanülenrand festhalten,
- Aspiration,
- Medikament langsam injizieren,
- Kanüle am Kanülenrand festhalten und zügig entfernen,
- sofort in den Kanülenabwurfbehälter entsorgen (Plastikhülse auf keinen Fall auf Nadel zurückstecken!),
- Einstichstelle mit Tupfer komprimieren,
- Injektionsdepot mit kreisenden Bewegungen verteilen.

Antwort 324
Vgl. Antwort zu Frage **6**.

Antwort 325
Vgl. Antwort zu Frage **20**.
Die Prüferin legte Wert darauf, dass – aufgrund des Schamgefühls – zunächst eine ausdrückliche Erlaubnis des Patienten eingeholt werden müsse.

Antwort 326
Beim geschilderten Krankheitsbild handelt es sich um eine periphere arterielle Verschluss-krankheit (pAVK).
Darunter werden Erkrankungen verstanden, die durch verengende (stenosierende) oder ver-schließende (obliterierende) Veränderungen an den Arterien verursacht werden und zu Durch-blutungsstörungen in den jeweiligen versorgungsabhängigen Geweben und Organen führen. Die häufigste Ursache ist die Arteriosklerose (Raucher, Diabetiker).
Kommt es aufgrund der arteriellen Minderdurchblutung zu belastungsabhängigen Schmerzen unterhalb der Stenose, muss der Patient nach einer gewissen Gehstrecke stehen bleiben, um sich zu erholen („Schaufensterkrankheit" oder Claudicatio intermittens), später kommt es zu Ruhe-schmerzen und Nekrosen.
Rauchen ist ein Risikofaktor erster Ordnung für die Entstehung einer arteriellen Verschluss-krankheit. Gibt der Patient das Rauchen auf, so bessert sich die Prognose seiner arteriellen Ver-schlusskrankheit zwar entscheidend, bestehende arterielle Veränderungen sind jedoch nicht bzw. nur sehr begrenzt rückbildungsfähig.

Antwort 327
- Inspektion und Palpation: Hautfarbe und -temperatur, Nekrose, Gangrän, trophische Störun-gen (Haut, Fußpilz usw.), Pulsstatus (Pulsverlust bei Lumeneinengung um 90 % oder mehr).
- Auskultation: systolisches Stenosegeräusch bei Lumeneinengung um 2/3 oder mehr (Arteriae iliacae, Arteriae femorales, Arteriae popliteae).
- Funktionsprüfungen: Blutdruckmessung (Arteriendopplerdruck) an Oberarmen und Unter-schenkeln, Lagerungsprobe nach Ratschow, standardisierter Gehtest (Metronom, Laufband).
- Gerätetechnische Verfahren wie Dopplersonografie, Arteriografie (Röntgenkontrast-darstellung der Gefäße zur Diagnostik von Arterienverlauf, Stenosen und Kollateralen) u.a. bleiben Fachärzten oder Kliniken vorbehalten.

Antwort 328

Der Ratschow-Test ist eine Funktionsprüfung zum Nachweis von arteriellen Durchblutungsstörungen der unteren Extremität.

Der auf dem Rücken liegende Patient hebt beide Beine senkrecht nach oben und rollt mit den Füßen. Dem Gesunden ist dies 10 min problemlos möglich. Beim Patienten mit arterieller Durchblutungsstörung treten fleckförmiges oder diffuses Abblassen der Hautfarbe (vor allem Fußsohle) und evtl. Schmerzen im Bereich der Wade auf. Der Zeitpunkt des Auftretens dieser Symptome wird dokumentiert. Danach setzt sich der Patient auf und lässt die Beine nach unten hängen. Beim Gesunden kommt es innerhalb von 8 Sekunden zu einer diffusen Hautrötung (reaktive Hyperämie) und einer Wiederauffüllung der Venen. Bei Patienten mit arteriellen Durchblutungsstörungen erscheinen Nachröte wie auch Venenfüllung verzögert. Dafür ist die Nachröte deutlich überschießend (düsterrot).

Der positive Ratschow-Lagerungstest besteht also aus zwei Teilen:

1. Hochlagerung der Beine → Abblassen des ischämischen Fußes,
2. Herabhängen der Beine → verspätet auftretende und verstärkte reaktive Hyperämie.

Antwort 329

Ursachen für Erbrechen können u.a. sein:

- Gastrointestinale Erkrankungen:
  - o Entzündungen: Gastroenteritis, Pankreatitis, Ulkuskrankheit, Peritonitis,
  - o Passagestörungen und Obstruktionen: Subileus, Ileus, Stenosen, diabetische Gastroparese, Volvulus, Hiatushernie, Karzinome,
  - o Regurgitation von Speisen: Achalasie, Divertikel, Ösophaguskarzinom,
  - o Erbrechen bei oberer gastrointestinaler Blutung (kaffeesatzartig oder rot).
- Schwere Schmerzen verschiedener Ursache: Gallenkolik, Nierenkolik, Pankreatitis, Herzinfarkt, Hodentorsion, Glaukomanfall, stielgedrehte Ovarialzyste, akutes Abdomen.
- Erkrankungen des zentralen Nervensystems: Hirndruck, Meningitis, Enzephalitis.
- Störungen des Gleichgewichtsorganes: Seekrankheit, Reisekrankheit (Kinetosen), M. Menière, Neuronitis vestibularis.
- Vergiftungen und Medikamente: Alkohol, Lebensmittelintoxikationen, viele Medikamente (z.B. Digitalis und Zytostatika).
- Urämie, diabetische Ketoazidose
- Schwangerschaft
- Strahlenexposition: Ganzkörperbestrahlung.
- Psychogene Essstörungen (Anorexia nervosa, Bulimie).

Antwort 330

Bei der subkutanen Injektion wird das Medikament (z.B. Insulin, Heparin) - unter die Haut = subkutan - in das Unterhautfettgewebe gespritzt. Kanülengröße: 22-27 G, die Kanülenlänge für adipöse Patienten liegt bei ca. 25 mm, für Normalgewichtige bei ca. 12 mm.

Als Injektionsorte kommen Körperbereiche mit ausgeprägter Subkutis in Betracht: Um den Bauchnabel, Oberschenkel, Oberarm.

- Nach Desinfektion der Haut und Einhalten der vorgeschriebenen Einwirkzeit wird eine Hautfalte mit Daumen und Zeigefinger abgehoben.
- Die Kanüle wird senkrecht in die Hautfalte eingestochen.
- Das Medikament wird ohne Aspiration langsam injiziert.
- Die Kanüle wird zügig entfernt, der Punktionsbereich mit einem Tupfer komprimiert, die
- Injektionslösung mit kreisenden Bewegungen im Gewebe verteilt.

Bei regelmäßigen subkutanen Injektionen sollten die Einstichstellen nach einem definierten Injektionsschema regelmäßig gewechselt werden.

Störungen der Hautdurchblutung, Ödeme, Infektionen der Haut und Schockzustände sind Kontraindikationen für die subkutane Injektion.

Antwort 331

Der Erreger der Toxoplasmose ist das Protozoon (= tierischer Einzeller) Toxoplasma gondii. Toxoplasma gondii kann vom Tier auf den Menschen übertragen werden (Zoonose) und kommt vor allem im Katzenkot vor.

Die diaplazentare Übertragung führt zu einer angeborenen Infektion (0,25-5 pro 1000 Schwangerschaften).

Klinik:

- Frühe Fetusinfektion (selten, schwerer Krankheitsverlauf):
- Generalisation mit Hepatosplenomegalie, Ikterus, Myokarditis, interstitieller Pneumonie (Zyanose, Atemnot), Hautblutungen, Durchfall, Erbrechen,
- Enzephalitis mit der Trias: Hydrozephalus (Wasserkopf), Chorioretinitis (Ader-Netzhautentzündung), intrakranielle Verkalkungen (Röntgenbild).
- Späte Fetusinfektion (häufiger, leichterer Krankheitsverlauf): Als Komplikation können postenzephalitische Schäden mit Intelligenzdefekten auftreten.
- Infektion beim Erwachsenen: In der Regel verläuft die Toxoplasmoseinfektion beim Erwachsenen ohne krankhafte Erscheinungen, vergrößerte Lymphknoten (vor allem am Hals) sind das einzige Symptom. In selteneren Fällen kommt es zu einer fieberhaften Erkrankung mit generalisierter Lymphknotenschwellung. (Die Lymphknotenschwellung ist nicht schmerzhaft und kann mehrere Wochen andauern).

Diagnose:

Anamnese (Katzen), Klinik, Serologie (IgM-Antikörper beweisen frische Infektion), Erregernachweis aus dem Liquor, Lymphknotenhistologie, CT, NMR (Ausbreitung der Lymphknoten?)

Therapie:

Bei Erstinfektion in der Schwangerschaft: Antibiotikum (frühe Behandlung soll die Infektion des Feten in bis zu 50 % der Fälle verhindern).

Prognose:

Ein Drittel der intrauterin infizierten Kinder wird tot geboren oder ist bei der Geburt erkennbar krank (bei früher Fetusinfektion). Zwei Drittel der Kinder sind bei der Geburt asymptomatisch, entwickeln aber Monate oder Jahre später neurologische, psychomotorische oder ophthalmologische Veränderungen. Die meisten Kinder mit angeborener Toxoplasmose kommen mit einem angeborenen Hirnschaden auf die Welt.

Vorbeugung:

Genuss von rohem Fleisch und Katzenkontakt meiden, Früchte und Gemüse waschen, Händewaschen nach Kontakt mit diesen Nahrungsmitteln, Toxoplasmose-Screening schwangerer Frauen.

Antwort 332

Für die Toxoplasmose besteht für den direkten oder indirekten Erregernachweis nach §7,3 des Infektionsschutzgesetzes eine nichtnamentliche Meldepflicht, jedoch nur bei konnataler Infektion.

Antwort 333

Das Bild zeigte eine Frau mit ausgeprägtem Quincke-Ödem (auch: Angioödem, angioneurotisches Ödem).

Das Quincke-Ödem (benannt nach dem Internisten Heinrich Irenaeus Quincke) ist eine schmerzhafte, akut auftretende, umschriebene Schwellung im Unterhautfettgewebe, die Stunden bis Tage anhalten kann.

Innerhalb von Minuten entsteht eine Schwellung, die am häufigsten an Augenlidern, Lippen oder Genitalien vorkommt. Bei Beteiligung der Luftwege, insbesondere der Stimmritze, tritt eine lebensbedrohliche Atemnot auf, die eine sofortige Behandlung erfordert (Notarztindikation!).

Ursachen:

- Das Quincke-Ödem tritt meist im Rahmen einer Nesselsucht (Urtikaria) auf, z.b. bei allergischer Reaktion.
- Angeborenes Quincke-Ödem: Defekt eines C_1-Esterasehemmers (seltenes autosomal dominant vererbtes hereditäres Angioödem).
- Erworbenes Quincke-Ödem: Mangel des C_1-Esterasehemmers infolge einer Autoimmunerkrankung (paraneoplastische Antikörper),
- Unerwünschte Arzneimittelwirkung z.b. bei ACE-Hemmer.
- Physikalisch bedingt durch Druck oder Vibrationen.

Therapie:

Bei Befall der Luftwege werden Glukokortikoide und Antiallergika intravenös verabreicht; in schweren Fällen ist eine Intubation erforderlich. (Behandlung wie bei der Urtikaria und Anaphylaxie). Bei C1-Esterasehemmer-Mangel sind sowohl Glukokortikoide wie auch Antihistaminika wirkungslos. Eine effektive Therapie ist dann nur durch C1-Esteraseinhibitor-Ersatz möglich.

Antwort 334

Vgl. Antwort zu Frage **118**

Die praktische Demonstration der Untersuchung der Eigenreflexe mit dem Reflexhammer sollten Sie geübt haben ...

Antwort 335

Im Notfall ist Jeder, auch der Heilpraktiker, zu Hilfe „im Rahmen seiner Möglichkeiten" verpflichtet. Sie dürfen also nicht nur Geburtshilfe leisten, sie sind dazu sogar ausdrücklich verpflichtet.

Außerhalb von Notfällen ist dem Heilpraktiker die Ausübung der Geburtshilfe verboten (Hebammengesetz vom 04.06.95, zuletzt geändert durch Gesetz vom 23.03.92).

II. Abschnitt, Vorbehaltene Tätigkeiten §4

(1) Zur Leistung von Geburtshilfe sind, abgesehen von Notfällen, außer Ärztinnen und Ärzten nur Personen mit einer Erlaubnis zur Führung der Berufsbezeichnung "Hebamme" oder „Entbindungspfleger" sowie Dienstleistungserbringer im Sinne des § 1 Abs. 2 berechtigt. Die Ärztin

und der Arzt sind verpflichtet, dafür Sorge zu tragen, dass bei einer Entbindung eine Hebamme oder ein Entbindungspfleger zugezogen wird.

(2) Geburtshilfe im Sinne des Absatzes 1 umfasst Überwachung des Geburtsvorgangs von Beginn der Wehen an, Hilfe bei der Geburt und Überwachung des Wochenbettverlaufs.

Antwort 336

Das letzte Stadium der Geburt ist die Plazentarphase (Nachgeburtsphase). In Abhängigkeit von Stärke und Dauer der Nachgeburtswehen beansprucht sie im Schnitt 10–30 Minuten. Mit der Ausstoßung der Plazenta (Nachgeburt) ist die Geburt beendet.

Antwort 337

Von einem Laxanzienabusus (Missbrauch von Abführmitteln) spricht man, wenn Personen, die nicht an einer behandlungsbedürftigen Verstopfung (Obstipation) leiden, Abführmittel (Laxanzien) missbräuchlich in sehr hohen Dosen (zum Teil 100fach höhere Tagesdosis) zur (vermeintlichen) Gewichtsreduktion oder aus anderen Gründen einnehmen.

Der Laxanzienabusus ist häufig bei Anorexie- oder Bulimie-Patienten zu beobachten.

(Mit Laxanzien kann das Körpergewicht eigentlich nicht wirkungsvoll reduziert werden. Bei Überdosierung verliert der Körper lediglich Wasser und Elektrolyte, jedoch kein Fett).

Ein zu intensiver oder zu häufiger Einsatz von Laxanzien führt zur Darmträgheit durch Gewöhnung, eventuell zu einem Verlust von Elektrolyten, insbesondere von Kalium. Der Kaliummangel zieht wiederum eine abgeschwächte Darmperistaltik nach sich.

In extremen Fällen kann es als Folge der Hypokaliämie zu Herzrhythmusstörungen, Nierenversagen, Subileus- oder Ileuszuständen kommen.

Schleimhautreizende Anthrachinon-Abführmittel können die Darmschleimhaut und die enthaltenen Nervenendigungen schädigen; es lagern sich (reversibel) Pigmente in die Dickdarmschleimhaut ein (Melanosis coli).

Antwort 338

Die normale Stuhlfrequenz variiert stark, normal sind Stuhlfrequenzen von 3x pro Woche bis 3x pro Tag!

Eine Stuhlfrequenz von weniger als 3x pro Woche wird als Obstipation, eine Stuhlfrequenz häufiger als 3x pro Tag wird als Diarrhö bezeichnet.

Antwort 339

Die geschilderte Symptomatik spricht für eine (Meningokokken)-Meningitis.

Besonderheiten:

In Deutschland werden jährlich mindestens 2000 Fälle von bakterieller Meningitis gemeldet. Darunter sind etwa 800 Meningokokkeninfektionen (ca. 50 % in der Altersgruppe 0-5 Jahre).

Meldepflicht:

Verdacht, Erkrankung und Tod (§ 6 Infektionsschutzgesetz)

Erreger:

Neisseria meningitidis (Meningokokken, gramnegative Kokkenbakterien)

Reservoir:

Der Mensch ist das einzige Erregerreservoir: Erkrankte und symptomlose Keimträger (5-10 %, unter epidemischen Bedingungen bis 50 %).

Übertragungsweg:

Tröpfcheninfektion

Inkubationszeit:

2-3 Tage

Klinik:

Gehäuftes Auftreten in den Winter- und Frühlingsmonaten. Unabhängig von der Art des Erregers beginnen Hirnhautentzündungen meist mit den Kardinalsymptomen:

* Fieber,
* Kopfschmerz,
* Nackensteifigkeit (Meningismus),
* Meningismuszeichen nach Brudzinski, Kernig und Lasègue sind positiv.

Ebenfalls unabhängig vom Erreger treten weitere Symptome auf:

* Schläfrigkeit (Somnolenz), Aktivitätsverlust (Stupor), Erregungszustände (selten),
* Licht- und Geräuschempfindlichkeit,
* Überstrecken des Kopfes und Lordose der Wirbelsäule (Opisthotonus),
* evtl. Hirnnervenlähmung, Hirndruck ↑, Lähmungen, Krampfanfälle, gesteigerte Reflexe.

Bei Meningokokkenmeningitis zusätzlich:

* als Vorerkrankung oft Pharyngitis (bzw. Infekt oder Sepsis),
* Hautsymptome (Erregermetastasen in Form von Petechien und hämorrhagischen Nekrosen).

Merke: Petechien können speziell bei Kindern Vorboten eines perakuten Waterhouse-Friderichsen-Syndroms (= Nebennereninsuffizienz mit Blutungen und Schock bei Meningo-kokkensepsis) sein.

Diagnose:

Anamnese, Klinik, mikroskopischer und kultureller Erregernachweis im Liquor oder im Blut

Therapie:

Antibiotikum so früh wie möglich

Prognose:

Unbehandelt beträgt die Letalität 85 %, bei verzögerter Behandlung 10-15 %, bei rechtzeitiger Behandlung unter 1 %.

Vorbeugung:

Die aktive Impfung ist möglich. Chemoprophylaxe für Personen mit engem Kontakt zu Erkrankten (z.B. Familie) und zur Sanierung von symptomlosen Keimträgern.

Antwort 340

* Brudzinski-Zeichen: passive Kopfbeugung am Liegenden führt zur reflektorischen Beugung der Beine in den Kniegelenken (positiv bei Meningitis, Subarachnoidalblutung, evtl. bei Enzephalitis)

- Kernig-Zeichen: Unmöglichkeit der aktiven Streckung des Beins im Kniegelenk, wenn der Patient sitzt oder das Bein in der Hüfte gebeugt ist (positiv bei meningealem Syndrom, Ischiassyndrom, Bandscheibenschaden).
- Lasègue-Zeichen: bei Anheben des gestreckten Patientenbeines (dadurch Dehnung des N. ischiadicus) ausgelöster Schmerz in Gesäß und Oberschenkel der erkrankten Seite (positiv bei Bandscheibenvorfall, Ischiassyndrom und meningealem Syndrom).

Antwort 341

Ein Opisthotonus ist gleichsam die Extremform der Nackensteife, des Meningismus.

Der Opisthotonus ist ein Krampf in vor allem der Streckmuskulatur des Rückens. Er führt zu einer starken Rückwärtsneigung des Kopfes und zur Überstreckung von Rumpf und Extremitäten.

Der Opisthotonus kommt als Symptom bei einigen neurologischen Erkrankungen wie Schädigungen des Mittelhirnes, Gehirnblutungen, Meningitis und auch bei Tetanus vor.

Antwort 342

Die geschilderte Klinik spricht für ein Erysipel.

Das Erysipel (Wundrose) ist eine akute Entzündung des Koriums. Die Erreger dringen meist über eine Hautverletzung (Geschwür, Fußmykose) ein und breiten sich dann über Lymphspalten aus.

Erreger:
Betahämolysierende Streptokokken der Gruppe A.

Reservoir:
Mensch.

Übertragungsweg:
Direkter Kontakt, verschmutzte Gegenstände.

Inkubationszeit:
Stunden bis 2 Tage.

Klinik:
Es kommt zu Entzündung der Haut und des Unterhautzellgewebes (mit Ausbreitung auf dem Lymphweg). Die häufigsten Eintrittspforten sind z.B. Ulcus cruris, Fußpilz, Rhagaden am Naseneingang.

- Schüttelfrost, hohes Fieber,
- scharf begrenzte, schmerzhafte, ödematöse Rötung mit flammenförmigen Ausläufern, oft mit Bläschen und Blasen, Gangrän oder Vordringen in die Subkutis.
- Komplikationen: Rezidive, Verstopfung der Lymphbahnen (mit Elephantiasis), Sepsis.

Diagnose:
Anamnese, Klinik, Abstrich, ggf. Blutkultur (bei Sepsis).

Therapie:
Antibiotikum, Bettruhe, Hochlagern der Extremität.

Antwort 343

Nach §24 und §34 des Infektionsschutzgesetzes besteht für *„Scharlach oder sonstige Streptococcus-pyogenes-Infektionen"* ein Behandlungsverbot für den Heilpraktiker.

Antwort 344

Streptokokken sind kleine, runde, grampositive Kokken. Die Gattung der Streptokokken umfasst zahlreiche Arten. Aus praktischen Gründen wird in der Medizin eine Einteilung gebraucht, die auf dem Hämolyseverhalten (alpha-, beta-, gammahämolysierend) und der Antigenstruktur (A, B, C bis V) beruht.

Streptokokken-Infektionen mit betahämolysierenden Streptokokken der Gruppe A (Streptococcus pyogenes) können in akute Infekte und in deren Folgekrankheiten (streptokokkenallergische Zweiterkrankungen, siehe unten) unterteilt werden:

<u>Akute, invasive Infekte mit Streptococcus-pyogenes-Bakterien</u>: Die Bakterien dringen über die Haut oder die Schleimhaut ein und breiten sich vom primären Infektionsherd ins Gewebe aus: z.B.

- Scharlach,
- Angina tonsillaris,
- Erysipel,
- Phlegmone,
- Nebenhöhlenentzündung (Sinusitis),
- Mittelohrentzündung (Otitis media),
- Hirnhautentzündungen,
- Wundinfekte u.v.m.
- Von primären Herden aus kann es zu Septikämien (Puerperalsepsis) oder zur hämatogenen Streuung mit Befall anderer Gewebe kommen (z.B. hämatogene Osteomyelitis).

<u>Folgekrankheiten</u>: Glomerulonephritis, rheumatisches Fieber; 3 Wochen nach Therapie einer Streptokokkeninfektion der Antigengruppe A sollte eine Urinuntersuchung durchgeführt werden, um eine als Folgekrankheit auftretende Glomerulonephritis nicht zu übersehen.

<u>Exkurs: Andere Streptokokkeninfektionen</u>
- Streptococcus pneumoniae (Pneumokokken):
  - 40-50 % gesunder Erwachsener sind Keimträger!
  - Lappenpneumonie (Lobärpneumonie), Bronchopneumonie,
  - akute Verschlechterung einer chronischen Bronchitis, Mittelohrentzündung, Nasennebenhöhlenentzündung, Hirnhautentzündung (Meningitis), Hornhautulkus, Septikämie.
- <u>Streptococcus viridans.</u>
  - 50-70 % aller bakterieller Endokarditiden.
- <u>(S. mutans, S. sanguis und S. mitis</u> sind (neben Actinomyces viscosus und A. naeslundii) für die Zahnkaries verantwortlich.

Antwort 345

Nein.

Antwort 346
Vgl. Antwort zu Frage **76**.

Antwort 347
Vgl. Antwort zu Frage **26**.
Besonderer Wert wurde in dieser Prüfung auf die Dyspnoe bei „Diabetes mellitus" (Präkoma) gelegt. Erfreut war die Prüferin über die Erwähnung der Zystischen Fibrose (Mukoviszidose, CF). Diese ist übrigens auch häufig eine erwägenswerte Diagnose bei unklarem chronischem Husten von Kindern.

Antwort 348
Die Zystische Fibrose ist die häufigste angeborene Stoffwechselkrankheit (1:2 000), autosomal-rezessiv vererbt (Defekt auf Chromosom 7). In Deutschland sind ca. 5 % der Bevölkerung heterozygote Träger des CF-Gens.
Der Gendefekt führt zu einer mangelhaften Chlorid- und Wassersekretion. Dies führt zur vermehrten Produktion eines zähen Schleims, der die Darmschleimhaut überzieht und unter anderem die Bauchspeicheldrüsengänge und die Bronchiolen verstopft. Dadurch kommt es zu schweren Komplikationen im Bereich der Atemwege und zu intestinaler Maldigestion und Malabsorption. Der erhöhte Elektrolytgehalt des Sekrets von (Schweiß-) Drüsen führt zu Flüssigkeits- und Elektrolytverlusten und zu einem typischen salziger Hautgeschmack.

Antwort 349
Petechien sind kleinste, stecknadelkopfgroße Kapillarblutungen in Haut und Schleimhäute.
Petechien sind Zeichen einer Störung der Blutstillung, einer verringerten Zahl oder gestörten Funktion der Blutplättchen (Thrombozytopenie, Thrombozytopathie).

Antwort 350
Eine Verweiblichung der männlichen Brust heißt Gynäkomastie.
Die echte Gynäkomastie durch Vermehrung des Drüsengewebes muss dabei von einer falschen Gynäkomastie durch Fetteinlagerung - wie sie bei Fettsucht (Adipositas) auftritt - unterschieden werden.
Ursachen der echten Gynäkomastie sind in der Regel Störungen im Hormonhaushalt. (Es ist dabei zu beachten, dass auch der männliche Organismus physiologisch in geringer Menge Östrogene bildet).
Bei den Hormonstörungen, die zu einer Gynäkomastie führen, lassen sich im Wesentlichen unterscheiden:

• Erhöhte Ansprechbarkeit des Brustgewebes auf weibliche Geschlechtshormone.
• Das Vorhandensein von erhöhten Mengen an weiblichen Geschlechtshormonen: z.B. bei der Hormontherapie des Prostatakarzinoms, bei Östrogen produzierenden Hodentumoren, bei Leberzirrhose (Östrogene werden in der Leber vermindert abgebaut), bei Erkrankungen der Hy-

pophyse und des Hypothalamus. Auch in der Pubertät kann ein Überschuss an Östrogen entstehen, der die Brust anwachsen lässt (Pubertätsgynäkomastie).

* Die verringerte Produktion von männlichen Geschlechtshormonen (Unterfunktion der Keimdrüsen, Altersgynäkomastie, verringerte Androgenbildung im Hoden bei gleichzeitigem Östrogenüberschuss).

* Andere Ursachen: Schilddrüsenerkrankungen, Dialyse bei Niereninsuffizienz (Nierenversagen).

* Aufnahme hoher Hormonkonzentrationen durch die Ernährung (hormonbehandeltes Fleisch).

In Europa ist beschrieben, dass der übermäßige Genuss von mit Hopfen gebrautem Bier durch den Gehalt der Hopfenblüten an Phytoöstrogenen an der Entstehung einer Gynäkomastie beteiligt sein kann. Wesentlich ist aber vor allem die hohe Kalorienzufuhr bei der Aufnahme alkoholischer Getränke (Zunahme des Körperfetts – so genannte "falsche Gynäkomastie"). Auch Anabolika können eine Ursache für die Entstehung der Gynäkomastie sein.

Merke: Bei der Gynäkomastie junger Männer muss immer ein maligner Hodentumor (v.a. Chorionepitheliom) ausgeschlossen werden.

Beim einseitigen Befund der Gynäkomastie ist auch beim Mann an das Vorliegen eines Mammakarzinoms (Brustkrebs) zu denken (Ca. 1 % der Mammakarzinome entwickeln sich bei Männern!).

Antwort 351

Die beschriebene Venenhautzeichnung heißt Caput medusae („Medusenhaupt", Kopf der Medusa): Es handelt sich um eine sichtbare pathologische Erweiterung geschlängelter Venen (Venae paraumbilicales) in der Bauchdecke, im Bereich des Bauchnabels. Die geschlängelten Venen sind Zeichen eines Umgehungskreislaufs von der Pfortader zur Vena cava inferior bei Pfortaderstauung.

Die häufigste Ursache für eine solche Pfortaderstauung ist eine Leberzirrhose, bedingt z.B. durch Alkoholmissbrauch oder Hepatiden.

Durch die leberzirrhotisch bedingte pathologische Stauung im Pfortaderkreislauf der Leber kommt es zur Ausbildung portokavaler Anastomosen (Verbindung, Kurzschluss), die das Blut in einem Umgehungskreislauf den Hohlvenen und somit dem Herzen zuführen.

Die unter der Bauchdecke im Bereich des Bauchnabels gelegenen Venae paraumbilicales werden durch die erhöhte Belastung ausgedehnt und unter der Haut sichtbar.

Normalerweise verschließen diese Venen nach der Geburt irreversibel. Nur etwa 1 % der Patienten mit Pfortaderstauung können sie für diesen Umgehungskreislauf in höherem Alter wieder öffnen.

Deshalb sieht man den Umgehungskreislauf über das „Caput medusae" sehr viel seltener als den gängigen Umgehungskreislauf über die Speiseröhrenkrampfadern (Ösophagusvarizen).

Der Begriff hat seinen Ursprung in der griechischen Mythologie. Die Medusa trug nach ihrer Verwandlung durch Athene Schlangen als Haare auf dem Kopf, ein Bildnis, das dem beschriebenen Befund ähnelt.

Ursprünglich war Medusa schön. Als Pallas Athene sie jedoch mit Poseidon in einem ihrer Tempel überraschte, wurde sie von der erzürnten Athene in jene Gestalt verwandelt, als die sie gefürchtet war: Ein geflügeltes Ungeheuer mit Schlangenhaaren, langen Eckzähnen, einem Schuppenpanzer, glühenden Augen und heraushängender Zunge; so sahen auch ihre Schwestern, die Gorgonen aus. Der Blick der Medusa ließ jeden sofort zu Stein erstarren, der sie erblickte.

Antwort 352

Die häufigsten Todesursachen bei Leberzirrhose sind Leberversagen und/oder Ösophagusvarizenblutung.

Die Ösophagusvarizen stehen unter einem hohen Druck (Hochdruck der Pfortader führt zur Ausbildung dieses Kollateralkreislaufs), die Patienten leiden an zusätzlichen Gerinnungsstörungen (Gerinnungsfaktoren werden in der Leber gebildet) oft auch an einer Thrombozytopenie (direkte Knochenmarksschädigung durch fehlende Entgiftung?). Bei einer Blutung ist Blutstillung aufgrund der schwer zugänglichen Lokalisation nur schwer möglich (Notarzt! Schon bei Verdacht auf Blutung!)

Antwort 353

Strohgelbe Blässe, atrophische Zunge und die allgemeinen Anämiesymptome (siehe unten) sprechen für eine Vitamin-B12-Mangelanämie. Typisch für diese Erkrankung ist auch der Ausfall der Tiefensensibilität (Vibrationsempfinden) beim Stimmgabelversuch.

Allgemeine Anämiesymptome:

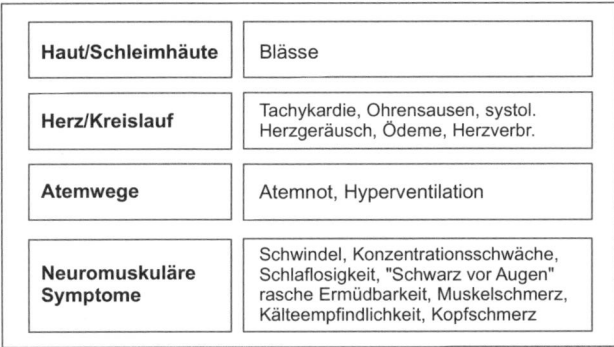

Haut/Schleimhäute	Blässe
Herz/Kreislauf	Tachykardie, Ohrensausen, systol. Herzgeräusch, Ödeme, Herzverbr.
Atemwege	Atemnot, Hyperventilation
Neuromuskuläre Symptome	Schwindel, Konzentrationsschwäche, Schlaflosigkeit, "Schwarz vor Augen" rasche Ermüdbarkeit, Muskelschmerz, Kälteempfindlichkeit, Kopfschmerz

Antwort 354

Der Mangel an Vitamin B12 u./o. Folsäure führt zur Bildungsstörung der DNS und zur Ausreifungsstörung der Zellen. Dies führt zu einer Verminderung aller Blutzellen, besonders der Erythrozyten. Leitsymptom: Im Differenzialblutbild und Knochenmark sind die Erythrozyten sehr groß (megaloblastär, Megaloblasten) und vermehrt mit Hämoglobin beladen (MCH ↑: hyperchrom); bei Vitamin-B12-Mangel zusätzlich: gastrointestinale und neurologische Störungen.

Vitamin-B-12-Mangelanämie

Ätiologie:

- Mangel an „Intrinsic-Faktor:" „Intrinsic-Faktor" wird in den Belegzellen (= Parietalzellen) der Magenschleimhaut gebildet. Der Faktor wird für die Resorption von Vitamin B12 („Extrinsic-Faktor") im Endstück des Dünndarms (= terminales Ileum) benötigt:

  o Zustand nach Magenresektion,

  o perniziöse Anämie (M. Biermer): Ursache ist eine Autoantikörperbildung gegen die den „Intrinsic-Faktor" bildenden Belegzellen des Magens und gegen den eigentlichen „Intrinsic-Faktor". Es kommt zur atrophischen Immungastritis (Magenschleimhautentzündung) Typ A.

- Mangelernährung (Vegetarier), selten,
- Dünndarmkrankheiten mit gestörter Resorption („Malabsorptionssyndrom", z.B. M. Crohn),
- bakterielle Überwucherung des Ileums,
- Befall mit Fischbandwurm (soll Vitamin B12 aus seiner Intrinsic-Faktor-Bindung lösen).

Klinik:

Schleichender Krankheitsbeginn mit der klinischen Trias (drei Symptome, die für eine bestimmte Krankheit charakteristisch sind):

- Anämiesymptome: strohgelbe Blässe (Anämie und diskreter Ikterus: Kombination aus einer Blutbildungsstörung und einem verstärkten Abbau der Erythrozyten), allgemeine Anämiesymptome (siehe Antwort zu Frage353),
- gastrointestinale Symptome: atrophische Magenschleimhautentzündung (Typ A), Entzündung der Zunge (Hunter-Glossitis) mit Zungenbrennen und Lackzunge (glatte, tiefrote Zunge), Schleimhautveränderungen,
- neurologische und psychiatrische Symptome: Gangunsicherheit, spastische Lähmungen, schmerzhafte Empfindungsstörungen (Parästhesien) an Händen und Füßen, evtl. Fehlen der Eigenreflexe, Störung der Tiefensensibilität bzw. des Vibrationsempfindens (Stimmgabelversuch), organisches Psychosyndrom,
- Symptome der ursächlichen Erkrankung (z.B. Dünndarmentzündung im terminalen Ileum).

Merke: Es gibt einen Vitamin-B12-Mangel mit neurologischen Störungen ohne gleichzeitige Anämie! Bei unklaren neurologischen Symptomen deshalb immer an Vitamin-B12-Mangel denken.

Diagnose:

Anamnese, Klinik, typische Laborbefunde, Knochenmarksuntersuchung

Diagnose einer perniziösen Anämie: Nachweis von Autoantikörpern gegen Belegzellen und „Intrinsic-Faktor", Magenspiegelung (ÖGD = Ösophago-Gastro-Duodenoskopie) mit Gewebsentnahme (Biopsie).

Labor: Leukozyten und Thrombozyten vermindert (Bildungsstörung), Laborzeichen einer ineffektiven Bildung von roten Blutkörperchen mit Hämolyse (Zelluntergang): Eisen ↑, LDH ↑, indirektes Bilirubin ↑, Haptoglobin ↓, Vitamin B12 ↓, typischer Knochenmarkbefund.

Therapie:

Falls möglich <u>kausal</u>: Behandlung einer Dünndarmentzündung (M. Crohn), eines Fischbandwurms usw. <u>Symptomatisch</u>: Vitamin-B12-Substitution intramuskulär (oder hohe Dosen oral). Durch die nach Vitamin-B12-Gabe einsetzende Blutbildung kommt es häufig zur Hypokaliämie ⇒ Kaliumgabe und zum Eisenmangel ⇒ Eisengabe. Gleichzeitigen Folsäuremangel nicht übersehen (Labor)!

Bei perniziöser Anämie (siehe oben) ist das Magenkarzinomrisiko stark erhöht. Deshalb: <u>Jährliche Magenspiegelungen</u> bei Perniziosa-Patienten zur Früherkennung eines Magenkarzinoms.

<u>Folsäureanämie</u>

Ähnliche Ursachen und ähnliches klinisches Bild wie bei Vitamin-B12-Mangel. Zum Folsäuremangel führen: Behandlung mit bestimmten Medikamenten („Folsäureantagonisten"), Mangelernährung (Alkoholiker), erhöhter Bedarf (Hämolyse, Schwangerschaft) und gestörte Aufnahme im Dünndarm (Malabsorption). Labor: Folsäure im Blut erniedrigt, megaloblastäre Anämie.

Therapie:

Substitution von Folsäure.

Antwort 355

Klinische Symptome bei Diabetes mellitus:

- Familiäre Belastung („erbliche Disposition", Anamnese!),
- Schwangerschaftskomplikationen,
- starker Durst und vermehrte Wasseraufnahme (<u>Polydipsie</u>), vermehrte Harnausscheidung (<u>Polyurie</u>),
- Übergewicht; bei Manifestation eines Diabetes anfangs aber auch Gewichtsabnahme (!),
- Leistungsminderung, Müdigkeit,
- Kopfschmerz, Schwindel,
- Sehstörungen, nächtliche Wadenkrämpfe (Störungen im Wasser-/Elektrolythaushalt),
- kurzfristige <u>Unterzuckerung</u> (= Hypoglykämien) mit Heißhunger und Schwitzen (vorübergehender Hyperinsulinismus im Anfangsstadium eines Diabetes),
- <u>Fettstoffwechselstörungen</u>: Fettleber, Hypertriglyzeridämie (Typ I und IV n. Fredrickson),
- Gallenblasenentzündungen,
- Dupuytren-Kontraktur,
- Resistenzschwäche (Anfälligkeit gegenüber Infektionen),
- <u>Hauterscheinungen</u>:
  - o Juckreiz (Pruritus),
  - o Hautinfektionen (Candidamykose, Furunkulose, Abszess , Erysipel u. a.),
  - o Rötung des Gesichtes (Rubeosis diabetica), Necrobiosis lipoidica (zur Nekrose führende granulomatöse Entzündung der Haut).
- <u>Potenzstörungen</u>, Amenorrhö,
- Sehverschlechterung (Retinopathie).
- Sonderform Gestationsdiabetes (Schwangerschaftsdiabetes) : Die <u>Mutter</u> ist gefährdet durch ein erhöhtes Risiko für Harnwegsinfektionen, Notwendigkeit einer operativen Entbindung, Hydramnion (Fruchtwasservermehrung) und Blutdrucksteigerungen (Gestose). Das <u>Kind</u> ist

gefährdet durch eine Embryofetopathia diabetica (mit Geburtsgewicht größer als 4500g), Großwuchs (Makrosomie), Atemnotsyndrom, Unterzucker (Hypoglykämie) nach der Geburt, Ikterus u. a.

Die Entwicklung eines Typ-1-Diabetes verläuft in der Regel rasch. Der Typ-2-Diabetes entwickelt sich meist schleichend, anfangs ohne gravierende Symptome. Nur Routinekontrollen von Blutzucker bzw. Urinzucker ermöglichen deshalb eine frühe Diagnose.

Antwort 356

Rubeosis diabetica (oder Rubeosis faciei) beschreibt eine dauernde Rötung des Gesichts, oft nur der Stirn oder der Wangen („Rotbäckchen"). Es findet sich als Symptom bei Diabetes mellitus jedoch auch bei anderen Erkrankungen z.b. Polyglobulie, Hypertonie und akute Pankreatitis.

Antwort 357

Beim Nüchternblutzucker wird der Glukosegehalt im Serum (Plasma, Vollblut) nach 8-stündiger Nahrungskarenz bestimmt: Er ist der entscheidende Wert für die Diagnose Diabetes mellitus („einfach, ausreichend, kostengünstig!").

Bei einer leichten Erhöhung ($\geq 110 < 126$ mg/dl) spricht man von einer gestörten Glukose-Homöostase oder IFG (impaired fasting glucose). Diese stellt einen Risikofaktor für die zukünftige Entwicklung eines Diabetes mellitus und für Herz-Kreislauferkrankungen dar.

Antwort 358

HbA_{1c} wird auch als Glykohämoglobin (GHb) bezeichnet und ist eine Form des roten Blutfarbstoffs (Hämoglobin), an den Glukose gebunden ist. Der Anteil HbA1c vom gesamten Hämoglobin in Prozent wird in der Medizin zur Verlaufskontrolle von Patienten mit Diabetes mellitus verwendet.

HbA_{1c} zeigt als „Blutzucker-Langzeitgedächtnis" die Blutzuckerstoffwechsellage in den letzten 3 Monaten an, dient also zur Kontrolle der langfristigen Blutzuckereinstellung.

Tabelle:

Mittlerer Blutzuckerwert in den letzten 3 Monaten anhand des HbA1c

HbA1c (in %)	mittlerer Blutzucker in mg/dl	mittlerer Blutzucker in mmol/l
4,7	70	3,9
5,0	80	4,4
5,3	90	5,0
5,6	100	5,6
5,9	110	6,1
6,2	120	6,7
6,5	130	7,2
6,8	140	7,8
7,4	160	8,9

8,0	180	10
8,6	200	11,1
9,2	220	12,2
9,8	240	13,3
10,4	260	14,4
11,6	300	16,7

Antwort 359

Das <u>Diabetische Fußsyndrom</u> (DFS) ist eine Folgeerkrankung und Komplikation eines Diabetes mellitus mit Durchblutungsstörungen, Infektionen, Ulzerationen und neurologischen Auffälligkeiten. Dieses Syndrom ist in der Praxis sehr wichtig!:

15 % der Diabetiker entwickeln ein diabetisches Fußsyndrom. Gangrän und Amputationen sind beim Diabetiker 30-50mal häufiger als bei Nichtdiabetikern. 25 % aller Aufwendungen für Diabetiker werden durch diabetische Fußprobleme verursacht, 50 % aller Krankenhaustage bei Diabetikern entfallen auf die Behandlung des diabetischen Fußsyndroms!

Jede Verletzung am Fuß eines Diabetikers ist eine Notfallsituation und bedarf einer optimalen Therapie! Keine instrumentellen Manipulationen an Diabetikerfüßen (Fußpflege)!

3 Typen:

- <u>Neuropathischer diabetischer Fuß</u> (70 %): warmer Fuß, rosiges Aussehen, tastbare (!) Fußpulse (Mikroangiopathie!), vermindertes Vibrationsempfinden (gestörte Tiefensensibilität; Stimmgabelversuch). Ausgelöst durch falsche Fußpflege, enges Schuhwerk oder kleinste Traumen, bildet sich ein schmerzloses neuropathisches Geschwür (sog. Malum perforans) an druckbelasteten Regionen (Fußballen, Ferse).

- <u>Ischämischer Fuß</u>: periphere arterielle Verschlusskrankheit (Makroangiopathie; pAVK; siehe auch dort): Fußpulse nicht tastbar, erhaltene Tiefensensibilität (Stimmgabel), kühler Fuß, Nekrosen bzw. Gangrän der Zehen. Sind die Füße warm und die Fußpulse tastbar, so besteht <u>keine</u> AVK.

- <u>Kombinierte Form</u>: neuropathischer und ischämischer diabetischer Fuß (ungünstigste Prognose).

Antwort 360

Vgl. Antwort zu Frage **323**.

Besonderer Wert wurde darauf gelegt, dass vor der Injektion eine Aspiration durchgeführt werden muss, um zu erkennen, dass die Nadel fälschlicherweise in einem Blutgefäß liegt.

Antwort 361

Der Weg des Blutes durch das Herz:

Kleiner Kreislauf = Lungenkreislauf

Das venöse Blut des Körpers, das sich zunächst im rechten Vorhof befindet, gelangt durch die Trikuspidalklappe in die rechte Kammer, von dort durch die Pulmonalklappe in die Pulmonalarterie (Lungenarterie) und in den Lungenkreislauf. Das sauerstoffarme venöse Blut aus dem rechten Herzen wird in den Lungenkapillaren mit Sauerstoff beladen („arterialisiert") und fließt dann durch die vier Lungenvenen in den linken Vorhof.

Großer Kreislauf = Körperkreislauf

Das in der Lunge arterialisierte Blut, das sich zunächst im linken Vorhof befindet, gelangt durch die Mitralklappe in die linke Kammer, von dort durch die Aortenklappe in die Hauptschlagader (Aorta). Über die Gefäßäste der Hauptschlagader gelangt das sauerstoffreiche Blut zu Organen und Geweben, gibt dort Sauerstoff ab und nimmt Kohlendioxid auf. Das sauerstoffarme, venöse Blut der unteren Extremitäten gelangt über die untere Hohlvene (V. cava inferior), das der oberen Extremitäten über die obere Hohlvene (V. cava superior) zum rechten Vorhof zurück.

Antwort 362

Unter Puls wird die rhythmisch tastbare Ausdehnung (Pulsation) der Gefäßwand durch die Weiterleitung von Druckwellen verstanden. Sie kommt nicht durch die (sehr viel langsamere) Blutströmung, sondern durch die Druckpulswelle in der Kontraktionsphase (Systole) der Herzkammer zustande.

Der Puls kann durch Betasten oberflächlicher Arterien (z.B. A. radialis oder Speichenarterie am Handgelenk) gefühlt werden.

Der Puls wird mindestens 1 Minute ununterbrochen getastet, um nur zeitweise auftretende Arrhythmien des Herzens nicht zu verpassen.

Da die Pulswelle durch Kontraktion der Herzkammer hervorgerufen wird, entspricht die Zahl der Pulsschläge der Herzfrequenz (normal 60-100 Schläge/min). Durch Betasten des Pulses kann man zudem feststellen, ob der Herzrhythmus regelmäßig (rhythmisch) oder unregelmäßig (arrhythmisch) ist. Ein Geübter kann einen schnellen oder trägen Pulsablauf feststellen (und daraus diagnostische Schlüsse ziehen) und Aussagen über die Blutdruckamplitude (Differenz zwischen systolischem und diastolischem Blutdruckwert) machen. Fehlende Pulse an den normalerweise tastbaren Arterien deuten auf einen akuten oder chronischen Arterienverschluss hin.

Zusätzlich kann man den Patienten gleichzeitig über dem Herzen auskultieren. Dann kann die zentral auskultierte Frequenz mit der peripher palpierten Frequenz verglichen werden.

So erkennt man ein peripheres Pulsdefizit:

Ein peripheres Pulsdefizit ist die Differenz zwischen am Radialispuls getasteter peripherer Pulsfrequenz und über dem Herzen auskultierter zentraler Herzfrequenz infolge frustraner Herzkontraktionen.

Antwort 363

Der Befund ist typisch für eine linksseitige Hodentorsion.

Die wichtigste Differenzialdiagnose ist die Nebenhodenentzündung (Epididymitis).

Bei Nebenhodenentzündung wird der Schmerz bei Anheben des Hodens jedoch normalerweise besser (positives Prehn-Zeichen), bei Hodentorsion bleibt der Schmerz gleich oder wird stärker (negatives Prehn-Zeichen).

Die Differenzialdiagnose anhand des Prehn-Zeichens ist allerdings zu ungenau. Es sollte schnellstmöglich eine dopplersonographische Untersuchung der arteriellen Durchblutung durchgeführt werden (Notfall: Hodennekrose innerhalb 4-6 Stunden).

Antwort 364

Vgl. Anhang S. 347 f: Die wichtigsten Labor-Normalwerte.

Antwort 365

Anorexia nervosa (auch: Magersucht, Pubertätsmagersucht)

Allgemeines:

- Durch Nahrungsverweigerung und die ihr folgende Amenorrhö wird im übertragenen Sinne eine Verweigerung der Übernahme der weiblichen Rolle erzielt.
- Anerkennung wird durch hohes Leistungs- und Aktivitätsniveau gesucht.
- Genetische Faktoren scheinen von Bedeutung zu sein.
- Beginn zwischen dem 12. und dem 23. Lebensjahr.
- w > m (8:1).

Prädisponierende Faktoren:

- Soziokulturell vorgegebenes Schlankheitsideal: Diskriminierung „dicker" und Idealisierung „schlanker" Frauen, immer größere Kluft zwischen idealer und realer Figur, körperliche Attraktivität stellt wesentliche Quelle des weiblichen Selbstwertgefühls dar
- Bedingungen in der Familie (systemische Perspektive): Verstrickung, Rigidität, Überbehütung, Konfliktvermeidung (offener Ausdruck von Bedürfnissen und Gefühlen wird nicht akzeptiert).
- Kognitive Defizite: magisches Denken („Wenn ich etwas Schokolade esse, verwandelt es sich sofort in Fett"), dichotomes Denken („Wenn ich die Kontrolle einmal verliere, verliere ich sie für immer"), Übertreibung („Wenn ich zwei Pfund zunehme, kann ich keine Shorts mehr anziehen"), Übergeneralisierung („Fleisch aß ich früher, Fleisch macht immer dick").
- Auslösende Ereignisse: Trennung, Verlust, Angst.
- Biologische Faktoren.

Klinik:

- Ablehnung der Nahrungsaufnahme,
- bizarre Verhaltensweisen im Umgang mit Nahrung,
- deutliche bis extreme Abmagerung (bis zu 30 kg, mind. 20 % unterhalb der Norm),
- Hypotonie, Bradykardie und niedriger Grundumsatz,

- Obstipation (oft mit verursacht durch Laxanzien- und Diuretikamissbrauch und dadurch bedingte Hypokaliämie),
- heimliche Provokation von Erbrechen,
- Phasen von Heißhunger mit „Fressanfällen",
- übertriebener Ehrgeiz, der - wie die ganze Krankheit - etwas selbstzerstörerisches hat,
- übertriebene körperliche Aktivität,
- Gebrauch von Appetitzüglern, Diuretika, Laxanzien,
- fehlende Krankheitseinsicht,
- Körperwahrnehmungsstörung,
- sekundäre endokrine und metabolische Folgen (Amenorrhö, hypophysäre Störungen, Exsikkose, Elektrolytstörungen u.a.),
- psychisch: depressive Verstimmung, Kontaktstörungen, Leistungsehrgeiz, Zwänge.

Therapie:

- Somatotherapeutische Maßnahmen: bei zu starkem Gewichtsverlust („Wiederauffütterung", hochkalorische Sondenernährung)
- Psychotherapie: schwierig, da die Patienten in der Regel keine Krankheitseinsicht haben und dem „therapeutischen Arbeitsbündnis" ein starkes Autonomieideal entgegensteht.

Prognose:

Nach 5 Jahren bei 40 % der Patientinnen guter „Heilungserfolg", 25 % boten einen eher ungünstigen Verlauf. Nicht selten findet ein Syndromwandel zu anderer neurotischer Symptomatik bzw. eine Chronifizierung statt.

(Vgl. auch das Krankheitsbild der Bulimie; siehe Antwort zu Frage **284**.)

Antwort 366

Husten, subfebrile Temperaturen, Gewichtabnahme und Nachtschweiß lassen am ehesten an eine Lungentuberkulose denken. Differenzialdiagnostisch ist auf jeden Fall ein Bronchialkarzinom auszuschließen.

Als wichtige Anamnesefrage an den Patienten wollte die Amtsärztin hören: „Ist irgendjemand in Ihrer näheren Umgebung – Familie, Arbeitskollegen, Freunde – in letzter Zeit an Tuberkulose erkrankt?"

Antwort 367

Meldepflichtig ist nach dem Infektionsschutzgesetz § 6,1 *„die Erkrankung und der Tod an einer behandlungsbedürftigen Tuberkulose, auch wenn ein bakteriologischer Nachweis nicht vorliegt"* (Krankheitsverdacht ist also nicht meldepflichtig).

Der Heilpraktiker hat für Erkrankungen die im § 6,1 des Infektionsschutzgesetzes erwähnt sind Meldepflicht und Behandlungsverbot.

Antwort 368

Der Erreger der Tuberkulose ist Mycobacterium tuberculosis, ein grampositives, <u>säurefestes</u> Stäbchenbakterium. Die Inkubationszeit beträgt zwischen 4-12 Wochen.

Antwort 369

Die Tuberkulose ist eine der häufigsten Infektionskrankheiten (weltweit ca. 1/3 der Menschheit infiziert, vor allem in den Entwicklungsländern). Deutschland: jährlich ca. 15-20 Erkrankungen pro 100 000 Einwohner. Gefährdet (5x-A-Personenkreis):

• Abwehrgeschwächte (AIDS, Immunsuppression, Diabetes mellitus, Unterernährte, Masern),

• Alte,

• Alleinstehende (Obdachlose),

• Alkoholiker und

• Ausländer.

Antwort 370 ♡

Der Blutdruck wird normalerweise mit „RR" abgekürzt (z.b. RR 120/80 mmHg). RR steht für Riva-Rocci, Erfinder der Apparatur zur unblutigen, indirekten Blutdruckmessung mit aufzublasender Oberarmmanschette und Manometer.

Es wird der in den Blutgefäßen und Herzkammern herrschende Druck an einer Armarterie in mmHg (Hg = Quecksilber) bzw. Kilopascal gemessen. Ein systolischer Druck wird von einem diastolischen Druck unterschieden.

• Systolischer Druck = während der Systole der Herzkammern gemessener, hoher Druckwert (Norm < 140 mmHg);

• Diastolischer Druck = während der Diastole der Herzkammern gemessener Druckwert (Norm < 90 mmHg). Der diastolische Druck entspricht dem peripheren Widerstand der Gefäße.

Der Blutdruck wird in Millimeter Quecksilbersäule (mmHg) gemessen (andere Maßeinheiten haben sich in der Praxis nicht durchgesetzt).

Meist wird ein Blutdruckmessapparat nach Riva-Rocci (RR) benutzt. Hierzu wird, am liegenden oder entspannt sitzenden Patienten, eng um den Oberarm eine aufblasbare Gummimanschette angelegt. Unabhängig von der Körperstellung sollen sich die Ellenbeuge und der ganz leicht im Ellenbogengelenk gebeugte Unterarm in Herzhöhe befinden. Die Manschette wird unter Palpation des Radialispulses rasch bis zu einem Druck aufgepumpt, der ca. 30 mmHg oberhalb desjenigen Manometerdrucks liegt, bei dem der Radialispuls verschwindet. Anschließend wird der Manschettendruck allmählich, im Messbereich des systolischen und des diastolischen Drucks, um 2-3 mmHg pro Sekunde verringert. Gleichzeitig wird die Schlagader in der Ellenbeuge oder an der Innenseite des Oberarmes (vorher palpieren) mit dem Stethoskop abgehört (auskultiert). Beim ersten hörbaren Geräusch (Korotkoff I) wird am Manometer des Blutdruckmessgerätes der systolische Blutdruck abgelesen. Das Geräusch kommt durch Wirbelbildung an der durch die Druckmanschette verengten Ellenbeugenarterie zustande. Der diastolische Blutdruck wird abgelesen, wenn die Geräusche über der auskultierten Arterie völlig verschwinden, die Ellenbeugenarterie also wieder vollständig geöffnet ist (Korotkoff V). Lediglich dann, wenn Korotkoff-Geräusche bis zu einem Manschettendruck nahe 0 mmHg gehört werden wird der diastolische Druck bereits abgelesen, wenn die Geräusche deutlich leiser werden (Korotkoff IV). Zwischen zwei aufeinander folgenden Messungen sollte wenigstens eine halbe Minute verstreichen, dabei muss der Manschettendruck völlig abgelassen werden, um eine venöse Stauung zu vermeiden.

Die Druckwerte sollen - ungeachtet der bekannten Fehlerbreite der Methode - auf 2 mmHg genau abgelesen werden und nicht auf- oder abgerundet werden.

Eine Berücksichtigung der Weichteildicke (Muskelmasse) durch Korrektur der abgelesenen Drucke soll nicht erfolgen.

Die Standardmanschette (aufblasbarer Gummiteil 12-13 cm x 24 cm) ergibt bei Erwachsenen ausreichend verlässliche Werte bis zu einem Oberarmumfang von 33 cm. Für größere Ober-armumfänge und für Kinder sind folgende Manschettenmaße notwendig:

Patient	Oberarmumfang in cm	Gummiteil der Manschette Breite x Länge in cm
Kleinkind		5 x 8
Kind		8 x 13
Erwachsener	unter 33	12-13 x 24
	33-41	15 x 30
	über 41	18 x 36

Seitendifferenzen des Blutdrucks an den Armen sind bei Erwachsenen diagnostisch erst dann verwertbar, wenn sie 20 mmHg systolisch oder 15 mmHg diastolisch überschreiten.

Elektronische Geräte und Druckmanometergeräte verlieren häufig recht schnell ihre Eichgenauigkeit und sind deshalb mit Vorsicht zu verwenden. Gute Eigenschaften weisen Quecksilbermessgeräte auf (achten Sie auf einen Tresor zum Wegschließen des giftigen Quecksilbers).

Antwort 371

Beim geschilderten Krankheitsbild handelt es sich um eine hypertrophische Pylorusstenose.

Eine Pylorusstenose ist eine Engstellung im Gebiet des Magenausganges (Pylorus).

Sie führt zu einer gestörten Fortleitung des Mageninhalts in den Zwölffingerdarm und somit zu unstillbarem Erbrechen.

Ätiologie:

Die Erkrankung ist bereits mit der Geburt angelegt und kommt familiär gehäuft vor (evtl. erblich). Die Ursachen sind bislang ungeklärt.

Zu finden ist die Krankheit vor allem bei West- und Nordeuropäern mit einer Häufigkeit von 1:800, selten bei Asiaten und fast nie bei Afrikanern. Der Erkrankungsgipfel liegt bei drei Wochen nach der Geburt. Die Krankheit tritt besonders bei den erstgeborenen Knaben auf m>w (10: 1).

Therapie:

Die fehlende Nahrungsaufnahme und das wiederholte Erbrechen kann zu ausgeprägten Entgleisungen des Stoffwechsels („Coma pyloricum") und Austrocknung führen. Daher ist oftmals eine Zuführung von Flüssigkeiten durch Infusion erforderlich. Die endgültige Behandlung besteht in der Regel in einer operativen Korrektur der Engstelle.

Antwort 372
Beim geschilderten Krankheitsbild handelt es sich um eine Gürtelrose, Herpes zoster. Eine Viruserkrankung durch Reinfektion (erneute Infektion) mit dem Varicella-Zoster-Virus bei Teilimmunität nach Windpockenerkrankung oder (häufiger) durch Reaktivierung von Varicella-Zoster-Viren, die nach früherer Varizelleninfektion in den Spinalganglien persistieren. Die Gürtelrose ist demnach keine Infektion im eigentlichen Sinne, sondern die erneute Aktivierung des Varizella-Zoster-Virus nach einer mehr oder weniger langen Latenzzeit. Gehäuftes Auftreten bei Patienten mit Immunschwäche (Malignome, Leukosen, AIDS) und im Alter.

Klinik:

* Bläschenausschlag streng begrenzt auf ein oder mehrere Dermatome, evtl. Fieber,
* starke Schmerzen im Bereich der betroffenen Innervationsgebiete spinaler Nerven (oft Thorakalnerven, oft einseitig). Der Schmerz kann vor, während und nach dem Auftreten von Bläschen einsetzen. In der Regel erfolgt eine narbenfreie Abheilung.
* Komplikationen: Zoster ophthalmicus mit Hornhautläsion, Zoster oticus mit Fazialisparese, Zosterenzephalitis, Postzoster-Nervenschmerzen, Embryopathie bei Infektion der Mutter in der Frühschwangerschaft (sehr selten, bisher nur 15 Fälle beschrieben).

Antwort 373
Sonnenbestrahlung kann einen Herpes zoster aktivieren.

Antwort 374
Die geschilderten Symptome sind typisch für eine Ablatio retinae, eine Netzhautablösung. Die Ablösung der Netzhaut durch Eindringen von Glaskörper-Flüssigkeit (durch Risse nach Verletzung, durch Vernarbungen, durch Zugkräfte), führt unbehandelt zur Erblindung. Epidemiologie: relativ seltene Erkrankung (1:10000 pro Jahr)

Formen:

* Primäre (idiopathische) Ablatio (häufigste Form):
* Im Alter, bei Myopie und nach Kataraktoperation kann es zur Verflüssigung und Umstrukturierung des Glaskörpers kommen. An den Anheftungsstellen zwischen Netzhaut und Glaskörper, aber auch an anderen Stellen kommt es zu Rissen. (Bei 15-20 % der Patienten ist auch das zweite Auge betroffen)
* Sekundäre Ablatio entsteht z.B. nach perforierender Verletzung, Entzündung, Aderhautmelanom, Prellung. Prellungen (z.B. Schnee-, Squash- oder Tennisbälle) können auch nach Jahren noch verzögert eine Netzhautablösung zur Folge haben.
* Traktionsablatio entsteht durch strukturelle Veränderungen z.B. nach erfolglosen Netzhautoperationen und bei allen Formen der Unterversorgung der Netzhaut, z.B. bei diabetischer Retinopathie, Netzhautvenenverschlüssen, Frühgeborenen-Retinopathie und Entzündungen.

Klinik:

• Lichtblitze, in der Peripherie des Gesichtsfeldes

• „kurz darauf wird plötzlich ein Schwarm schwarzer Mücken" gesehen (Einblutungen).

Das Symptom der „schwarzen Mücken" ist nicht zu verwechseln mit den „mouches volantes" (fliegen-den Mücken), die bei den (harmlosen) Glaskörper-Trübungen auftreten. Letztere sind halbdurchsichtige Schlieren, die besonders vor hellem Hintergrund auffallen und bei Blickbewegungen etwas verzögert mitschwimmen.

• Später erscheint eine „Mauer" (meistens von unten aufsteigend = Netzhautablösung oben).

Antwort 375

Eine Netzhautablösung führt zur Erblindung und ist deshalb ein Notfall. Ein verant-wortungsbewusster Heilpraktiker wird dieses Krankheitsbild in der Akutphase nicht be-handeln sondern den Patienten schnellstmöglich in einer Augenklinik oder bei einem Au-genarzt vorstellen.

Merke: sofortige augenärztliche Untersuchung bei Auftreten dieser Symptome!

Therapie:

• Anheftung der Netzhaut durch Laser-Koagulation,

• periphere Läsionen: Unterlegen der Netzhaut mit Silikon-Plomben von der Skleraseite her (85-90 % Erfolg in unkomplizierten Fällen). Bei Läsionen im Bereich des hinteren Augenpols: evtl. Entfernung des Glaskörpers (Vitrektomie).

Antwort 376

Ziel der Lagerung bei einem Lungenödem sollte eine Drucksenkung im Lungenkreislauf sein. Sitzende Lagerung mit herabhängenden Beinen (z.B. auf einem Stuhl sitzend).

Antwort 377

Die geschilderte Klinik spricht für einen Patienten mit akutem Myokardinfarkt. Als erste Maßnahme sollte der Notarzt alarmiert werden.

Antwort 378

Die <u>Antibabypille</u>, umgangssprachlich auch kurz die Pille genannt, ist das von Frauen in den westlichen und östlichen Industrienationen seit 1960 am häufigsten verwendete Mittel zur Verhütung einer Schwangerschaft. Es handelt sich dabei um ein regelmäßig oral einzunehmendes Hormonpräparat, das die weiblichen Hormone Östrogen und Gestagen in unterschiedlicher Zusammensetzung und Dosierung enthält und das bei korrekter Anwendung den höchsten Schutz vor unbeabsichtigter Empfängnis bietet.

Der Pearl-Index, der angibt, mit welcher Zuverlässigkeit Methoden der Empfängnisverhütung eine Schwangerschaft verhindern, liegt bei 0,1–0,9. Je höher der Pearl-Index, desto weniger sicher ist die Verhütungsmethode.

Der Pearl-Index wird folgendermaßen ermittelt: Verhüten 100 Frauen ein Jahr lang mit der gleichen Methode, dann entspricht die Anzahl der Frauen, die in diesem Zeitraum trotzdem schwanger werden, dem Pearl-Index. Sollten 3 Frauen ungewollt schwanger werden, beträgt der Pearl Index also 3.

Umgekehrt gibt also der Pearl-Index an, wie viele von 100 Frauen pro Jahr, trotz Anwendung der genannten Verhütungsmethode, schwanger werden.

Einige Verhütungsmethoden mit Pearl-Index:

METHODE	Pearl-Index
ohne Verhütung	ca. 85
Knaus Ogino	15–38
Coitus interruptus	10–38
chemische Verhütungsmethoden	5–21
Portiokappe	2–14
Kondom	7–14
Diaphragma	4
Temperatur-Methode	2–5
Kupferspirale	0,05–3
Hormonstäbchen Implanon (Oberarm)	kleiner 0,1
Sterilisation	fast 0

Prinzipieller Wirkmechanismus der Antibabypille (vereinfacht):
Östrogene und Gestagene werden natürlicherweise vom weiblichen Körper produziert.
Sie regeln den Ablauf des Monatszyklus und den Verlauf einer Schwangerschaft.
Geringe Mengen an Östrogen fördern die Eireifung im Eierstock und den Follikelsprung und damit die Bereitschaft zur Empfängnis.
Ist es zur Befruchtung der Eizelle durch eine männliche Samenzelle und damit zu einer Schwangerschaft gekommen, produziert der weibliche Körper mehr Östrogen, was die Reifung einer neuen Eizelle unterbindet und einen weiteren Follikelsprung verhindert.
Die bereits befruchtete Oozyte, die sich geteilt und in der Gebärmutter eingenistet hat, kann ungestört zum Embryo heranwachsen. Auch Gestagene haben während der Schwangerschaft einen schützenden Einfluss auf die befruchtete Eizelle. Sie verdicken etwa den Schleim, der den Gebärmuttermund verschließt, so dass er für Spermien undurchlässig wird und verändern den Aufbau der Gebärmutterschleimhaut, so dass sich kein weiteres Ei mehr einnisten kann.

Antibabypillen enthalten heute das künstliche Östrogen Ethinylöstradiol. Dieses wird mit unterschiedlichen Typen von Gestagenen kombiniert.

Dem weiblichen Körper wird dadurch eine Schwangerschaft „vorgetäuscht".

Die in der Antibabypille enthaltenen Hormone unterdrücken wie bei einer Schwangerschaft die Eireifung, die Ovulation und verschließen die Gebärmutter gegenüber Spermien.

Die meisten Pillen führen einen regelmäßigen „Zyklus" dadurch herbei, dass nach 21 Tagen Pilleneinnahme entweder 7 Tage lang keine Pille genommen wird, oder über den gleichen Zeitraum eine Pille, die keine Hormone enthält.
Da in der Einnahmepause keine Hormone zugeführt werden, wird die auf Hormone angewiesene Gebärmutterschleimhaut abgestoßen, wobei es sich nicht um eine echte Menstruation handelt, sondern nur um eine Entzugsblutung.

Antwort 379

Die ABC-Regeln sind (waren) eine sehr leicht zu merkende Regel für Laien, um sich ein einfaches Schema der Herz-Lungen-Wiederbelebung leicht einprägen zu können.
Erste ABC-Regel (soll klären ob der Patient tot oder bewusstlos ist):

- A = Atmung (hören, sehen, fühlen)
- B = Bewusstsein (Ansprache, Schmerzreiz)
- C = Circulation (Tasten des Karotispulses; wird für Laienhelfer heute nicht mehr empfohlen)

Ergibt die erste ABC-Regel eine Bewusstlosigkeit, wird der Patient in die stabile Seitenlage gebracht. Ist der Patient dagegen klinisch tot, folgt die zweite ABC-Regel:

- A = Atemwege freimachen und freihalten (Kopf reklinieren; Ausräumen der Mundhöhle wird nicht mehr empfohlen).
- B = Beatmen (heute wird empfohlen, mit 30x Herzmassage zu beginnen und dann erst 2x zu beatmen.
- C = Circulation wieder herstellen (Herzmassage 30x, Druckpunkt „in der Mitte des Thorax", Eindrücktiefe 4-5cm, Frequenz: 100 pro Minute).

(Zurzeit werden neue Reanimationsrichtlinien propagiert, so dass diese einfachen Regeln eigentlich nicht dem Stand der Dinge entsprechen. Vgl. die Kurzzusammenfassung der neuen Richtlinien zur Durchführung der Herz-Lungen-Wiederbelebung im Anhang Seite 350. Neuerungen auch unter der Internetseite von kreawi: *www.kreawi.de*)

Antwort 380
Liegt ein Bewusstloser auf dem Rücken, so fällt die Zunge nach hinten und verschließt mit der Rachenhinterwand die Luftwege (… etwa wie beim Schnarchen). Durch Rückwärtsneigen des Kopfes (Reklination) und Vorziehen des Unterkiefers wird die Zunge mechanisch nach vorne gezogen und die Atemwege werden frei. Erst dann kann eine erfolgreiche Beatmung erfolgen.

Antwort 381
IgE ist die Abkürzung für Immunglobuline der Klasse E. Diese IgE-Antikörper (Immunglobuline) werden auf der Membranoberfläche von Mastzellen und basophilen Granulozyten an IgE-Rezeptoren gebunden. Kommen sie in Kontakt mit entsprechenden Antigenen, so kommt zur reaktiven Freisetzung von Mediatoren, besonders von Histamin aus diesen Zellen.
Krankhaft vermehrte Freisetzung von Mediatoren bei Antigenkontakt führt zum Krankheitsbild der Überempfindlichkeitsreaktion vom Soforttyp (Typ I der Allergie).
Atopien sind solche Überempfindlichkeitsreaktionen vom Soforttyp:

• Atopisches Ekzem (Neurodermitis)
• Rhinitis allergica (Heuschnupfen)
• Asthma bronchiale
• Allergische Konjunktivitis und Enteritis,
• Anaphylaktoide Reaktionen bis zum anaphylaktischen Schock (vgl. Antwort zu Frage **311**).

Antwort 382
Vgl. Antwort zu Frage **311**.

Antwort 383
Auslöser eines anaphylaktischen Schocks sind Allergene, die direkt in die Blutbahn gelangen, (Insektengift) oder Arzneimittel (Penicillin uva.) oder bestimmte Lebensmittel (Nüsse, Erdnüsse, Fische, Schalentiere), gegen die eine Allergie besteht, sowie Gifte.

Antwort 384
Bei der Neuraltherapie, bei der Lokalanästhetika Verwendung finden, kann es zu anaphylaktoiden Reaktionen bis hin zum anaphylaktischen Schock kommen.

Antwort 385
Vgl. Antwort zu Frage **123**.

Antwort 386

Diabetes mellitus ist der Krankheitsbegriff für verschiedene Formen von Glukose-Stoffwechselstörungen mit unterschiedlicher Ätiologie und Symptomatik. Gemeinsames Kennzeichen: absoluter oder relativer Mangel an Insulin. Im Nüchternzustand oder nach dem Essen (postprandial) steigt der Blutzucker pathologisch an (Hyperglykämie).

Epidemiologie:

In den westlichen Industrieländern beträgt die Zahl der Diabetiker ca. 2,5-7 % (davon ca. 85-90 % Typ-2-Diabetiker, 5-8 % Typ-1-Diabetiker). Männer und Frauen sind gleich häufig betroffen.

Klassifikation des Diabetes mellitus (WHO und American Diabetes Association, 1997):

1. Typ-1-Diabetes (frühere Bezeichnung: juveniler Diabetes oder insulinabhängiger Diabetes mellitus = IDDM): Eine Autoimmunreaktion führt zu einer irreversiblen Zerstörung der Betazellen des Pankreas. Dies verursacht einen absoluten Insulinmangel.

   A: Immunologisch bedingt; B: idiopathisch.

2. Typ-2-Diabetes (frühere Bezeichnung: „Altersdiabetes oder nicht insulinabhängiger Diabetes mellitus = NIDDM): Pathogenetisch umfasst der Typ-2-Diabetes sowohl Formen mit vorwiegender Insulinresistenz am peripheren (Post-)Rezeptor und relativem Insulinmangel als auch Formen mit schwerem pankreatischem Insulinsekretionsdefekt mit milder Insulinresistenz.

3. Andere spezifische Formen:

   A. Genetische Defekte in der B-Zellfunktion:
   B. Seltene genetische Defekte der Insulinwirkung,
   C. Krankheiten des exokrinen Pankreas (z.b. Pankreatitis, Trauma, Pankreaskarzinom, zystische Fibrose, Hämochromatose u. a.),
   D. Endokrinopathien (Vermehrung von Hormonen, die als Gegenspieler des Insulin wirken z.b. bei Akromegalie, Cushing-Syndrom, Phäochromozytom, Hyperthyreose, Somatostatinom, Glukagonom, Conn-Syndrom),
   E. Medikamenten- und chemikalieninduziert (z.b. Glukokortikoide, Schilddrüsenhormone),
   F. Infektionen (z.b. kongenitale Röteln, Zytomegalie),
   G. seltene immunologisch bedingte Formen (z.B. Anti-Insulin-Rezeptor-Antikörper),
   H. andere genetische Syndrome, die manchmal mit Diabetes vergesellschaftet sind (Down-, Klinefelter-, Turner-Syndrom, Chorea Huntington, Friedreich-Ataxie).

4. Gestationsdiabetes (GDM) (Schwangerschaftsdiabetes).

Antwort 387

Während die Diabetiker vor dem therapeutischen Einsatz von Insulin zu > 60 % im Coma diabeticum verstarben, ist ihr heutiges Schicksal durch das Ausmaß der Komplikationen – meist Gefäßschäden - bestimmt (gefäßbedingte Todesursachen bei Diabetes ca. 80 %).

Komplikationen eines Diabetes mellitus:

1. Gefäßschäden durch Mikro- und Makroangiopathie (siehe unten),
2. Resistenzminderung (bakterielle Haut- und Harnwegsinfektionen),
3. Hypertriglyzeridämie und Fettleber,
4. Hyper- bzw. hypoglykämisches Koma,
5. Verminderte Reninausschüttung mit Hypoaldosteronismus (Hyperkaliämie, Hyponatriämie, metabolische Azidose und evtl. Hypotonie).

Unterteilung der diabetischen Gefäßschäden (häufigste Komplikation):

- Makroangiopathie (unspezifische Schäden) mit Früharteriosklerose:
  - o Koronare Herzkrankheit (KHK) : 55 % der Diabetiker sterben am Herzinfarkt,
  - o Apoplexie (Hirnschlag),
  - o Periphere arterielle Verschlusskrankheit.

Aufgrund einer begleitenden Nervenschädigung (Neuropathie, siehe unten) fehlt beim Diabetiker oft der Schmerz als Warnsymptom (z.B. Angina pectoris, Claudicatio intermittens)!

- Mikroangiopathie (diabetesspezifisch) mit 4 typischen Verlaufsformen:
  - o Diabetische Nierenerkrankung (Nephropathie; Glomerulosklerose),
  - o Diabetische Netzhauterkrankung (Retinopathie),
  - o Diabetische Nervenerkrankung (Neuropathie),
  - o Diabetisches Fußsyndrom.

Die vier Verlaufsformen der diabetischen Mikroangiopathie:

1. Diabetische Nierenerkrankung (Nephropathie; Glomerulosklerose Kimmelstiel-Wilson): 30 % der Dialyse-Patienten sind Diabetiker. Frühsymptom: Nachweis von Mikroalbuminen im Urin (Mikroalbuminurie). Frühzeitige Behandlung eines Bluthochdrucks mit ACE-Hemmern verbessert die Prognose. Andere Nierenschäden bei Diabetes mellitus:
   - – Arterio-Arteriolosklerose der Nierengefäße,
   - – begleitende interstitielle Nephritis und Neigung zu Harnwegsinfekten.

2. Diabetische Netzhauterkrankung (Retinopathie):
   30 % aller Erblindungen in Europa (Netzhautablösungen, Glaskörperblutungen, Gefäßneubildungen, Mikroaneurysmen, Netzhautödeme, Exsudate). Retinopathie bei Typ-1-Diabetes: 90 % nach 15 Jahren, Typ-2-Diabetes 25 % nach 15 Jahren.

3. Diabetische Nervenerkrankung (Polyneuropathie):
   Nach 10-jähriger Krankheitsdauer haben ca. 50 % der Patienten eine Polyneuropathie.
   - – Periphere sensomotorische Neuropathie (am häufigsten); Frühsymptom: Vibrationsempfindungsstörung (Messung mittels Stimmgabel), später distal betonte, symmetrische Parästhesien („burning feet"), Areflexie (Achillessehnenreflexe nicht auslösbar), gestörtes Kalt/Warm-Empfinden, Schmerzempfindungsstörungen. Im weiteren Verlauf evtl. motorische Störungen. Die Nervenleitgeschwindigkeit ist vermindert.
   - – Autonome diabetische Neuropathie (ADN): Hier handelt es sich um eine Neuropathie des vegetativen sympathischen und parasympathischen Nervensystems):
   - – Kardiovaskuläre ADN: ventrikuläre Arrhythmien, Kammerflimmern, Ruhetachykardie, Herzfrequenzstarre, Hypotonie u. a.,
   - – ADN des Magen-Darm-Traktes (parasympathische Schädigung): Speiseröhrenmotilitätsstörung, evtl. Schluckbeschwerden, Magenlähmung (Gastroparese) mit Völlegefühl und Druck im Oberbauch, Durchfall im Wechsel mit Verstopfung, Verdauungsstörungen,
   - – ADN des Urogenitalsystems (parasympathische Schädigung): Blasenlähmung mit Blasenentleerungsstörungen (Restharnbildung, Harnwegsinfekte),erektile Impotenz,

- ADN des neuroendokrinen Systems: Verminderung/Fehlen der hormonellen Gegenregulation bei Hypoglykämie (nur eingeschränkte Wahrnehmung der Notfallsituation!); verminderte Adrenalinausschüttung bei körperlicher Belastung,
- ADN der Thermoregulation: verminderte Schweißsekretion, Vasodilatation (warmer diabetischer Fuß),
- ADN der Pupillen: gestörter Pupillenreflex.
4. Diabetisches Fußsyndrom (vgl. Antwort zu Frage **359**):

Antwort 388

Erwartete Antwort: Bestimmung des Nüchternblutzuckers und Durchführung eines oralen Glukosetoleranztests (OGTT).

- Nüchternblutzucker nach 8-stündiger Nahrungskarenz: Er ist der entscheidende Wert für die Diagnose Diabetes mellitus („einfach, ausreichend, kostengünstig!"). Bei einer leichten Erhöhung ($\geq 110 < 126$ mg/dl) spricht man von einer gestörten Glukose-Homöostase oder IFG (impaired fasting glucose). Diese stellt einen Risikofaktor für die zukünftige Entwicklung eines Diabetes mellitus und für Herz-Kreislauferkrankungen dar.
- Oraler Glukosetoleranztest (OGTT): Er wird nur noch in Ausnahmefällen durchgeführt. Es werden 75g Glukose nach einer Nüchternblutentnahme zugeführt, erneute Blutzuckerbestimmung 120 min nach der Zuckeraufnahme.

Andere Laborverfahren:

- HbA_{1c}: zeigt als „Blutzucker-Langzeitgedächtnis" die Blutzuckerstoffwechsellage in den letzten 3 Monaten an (dient zur Kontrolle der Blutzuckereinstellung)
- Fruktosamin (kein Routineparameter): zeigt, als „Blutzucker-Kurzzeitgedächtnis", die Blutzuckereinstellung in den letzten 2 Wochen an.

Laborwerte im Urin:

- Urinzuckerbestimmung. (Die normale „Nierenschwelle" für Glukose liegt bei 150-180 mg/dl Glukose im Blut. Erst bei dieser Blutkonzentration tritt Glukose in den Urin über).
- Bestimmung des Mikroalbumins im Urin als Zeichen einer Nierenschädigung.

Antwort 389

Bei Bestimmung des Gelegenheitsblutzuckers erwartet man beim Gesunden einen Blutzuckerwert unter 100 mg/dl. Ist der Gelegenheitsblutzucker ≥ 200 mg/dl ist ein Diabetes mellitus diagnostiziert. Bei Werten ≥ 100 mg/dl Bestimmung der Nüchternglukose, ggf. oraler Glukosetoleranztest (OGTT).

Antwort 390

Zunächst kann man ein Asthma cardiale von einem Asthma bronchiale unterscheiden.
Beim Asthma bronchiale werden Allergisches Asthma, Nichtallergisches Asthma und Mischformen unterschieden.

Asthma cardiale:

Als Asthma cardiale wird eine oft schwere Atemnot mit Husten bezeichnet, die anfallsweise meist nachts auftritt und durch eine Lungenstauung (Stauung im kleinen Kreislauf) bei Linksherzinsuffizienz verursacht wird. Zusätzlich kommt es zu einem Bronchospasmus mit verlängerter Ausatmungszeit.

Asthma bronchiale:

Der Begriff Asthma bronchiale bezeichnet eine anfallsweise Atemnot durch reversible Atemwegsverlegung (Obstruktion) auf dem Boden einer Entzündung und eines hyperreaktiven Bronchialsystems, ausgelöst durch exogene oder endogene Reize. Ca. 5 % der erwachsenen Bevölkerung und 7-10 % der Kinder leiden unter Asthma bronchiale.

Ätiologie:

1. Allergisches Asthma (extrinsic asthma): Durch allergenisierende Stoffe in Umwelt oder Arbeitswelt.

   Genetische Faktoren: Das allergische Asthma, bzw. die sog. atopischen Krankheiten Asthma bronchiale, allergische Rhinitis und Neurodermitis, kommen familiär gehäuft vor (autosomal-dominant vererbte Anlage zur überschießenden Immunglobulin E Bildung). Patienten mit diesen familiären Erkrankungen werden Atopiker genannt.

2. Nichtallergisches Asthma (intrinsic asthma):

   - Asthma durch Infektion,
   - chemisch- oder physikalisch-irritatives Asthma (Staub, kalte Luft u. a.),
   - Asthma- und Hustenbeschwerden infolge gastroösophagealen Refluxes,
   - Anstrengungsasthma (besonders bei Kindern und Jugendlichen),
   - pseudoallergisches Asthma (z.B. durch Acetylsalicylsäure = Aspirin®).

3. Mischformen aus 1 und 2 (bei Erwachsenen 80 % d. F).

Auslösende Ursachen eines akuten Asthmaanfalles können sein:

- Antigenexposition (z.B. Pollen, Hausstaubmilben), inhalative Reizstoffe,
- körperliche Anstrengung, kalte Luft,
- Virusinfekte der Atemwege,
- Asthma auslösende Medikamente (Acetylsalicylsäure).

Antwort 391

Klinik des Asthma bronchiale:

Asthma-Beschwerden können auf bestimmte Jahreszeiten beschränkt sein (z.B. saisonales Antigen bei Pollenallergie), ohne Zuordnung zu einer Jahreszeit oder ganzjährig auftreten.

- Leitsymptom: anfallsweise auftretende Atemnot unter dem Bild eines exspiratorischen Stridors (= während der Ausatmung auftretenden Atemgeräusches; merke: ein inspiratorischer Stridor deutet auf eine Verlegung der oberen Luftwege).
- Quälender Hustenreiz,
- Atemnot mit Orthopnoe (aufrechtes Sitzen mit Anspannung der Atemhilfsmuskulatur),
- verlängerte Ausatmung (Exspirium),
- Tachykardie (schnelle Herzfrequenz),
- Auswurf: Das Sputum ist zäh, spärlich, glasig.

- Perkussion: hypersonorer Klopfschall, Zwerchfelltiefstand; Auskultation: trockene Rasselgeräusche (bzw. kontinuierliche Nebengeräusche): Giemen, Pfeifen, Brummen; Vorsicht: im Endstadium, bei völliger Lungenüberblähung „trügerische Ruhe" über der Lunge, es sind dann kaum noch Lungengeräusche zu hören („silent chest").
- Weitere typische Befunde im EKG, im Röntgen-Thoraxbild, bei der Lungenfunktionsprüfung und in der Blutgasanalyse.

Komplikationen:

- Status asthmaticus (schweres Asthma über Stunden oder Tage),
- obstruktives Lungenemphysem,
- pulmonale Hypertonie mit Entwicklung eines Cor pulmonale,
- respiratorische Insuffizienz.

DD allergisches (extrinsic) und nichtallergisches (intrinsic) Asthma

	Extrinsic Asthma	Intrinsic Asthma
Atopiker in der Familie	häufig	
allergische Rhinitis/Konjunktivitis	sehr häufig	
Überempfindlichkeit gegen Analgetika		häufig
spezifisches IgE i. S. erhöht	ja	
positiver Haut- u./o. Provokationstest	ja	

Antwort 392

Erwartete Antwort. Deutliche Verlängerung der Exspiration und maximaler Einsatz der Atemhilfsmuskulatur.

Die Atemhilfsmuskulatur ist die Muskulatur, die bei forcierter Atmung und Atemnot willkürlich aktiviert werden kann.

Inspiratorische Atemhilfsmuskulatur:

- Mm. scaleni,
- Mm. sternocleidomastoidei,
- Mm. pectorales.

Exspiratorische Atemhilfsmuskulatur:

- äußere Bauchmuskulatur.

Antwort 393

Schulmedizinische Therapie des Asthma bronchiale:

- Atemschulung: Pressatmen und Hyperventilation vermeiden, „Lippenbremse" (durch Spitzen der Lippen und Verkleinerung der Mundöffnung bei der Ausatmung herbeigeführte Erhöhung des intrapulmonalen Drucks zur Verhinderung des Bronchialkollapses), produktives Abhusten lernen, Abhusten durch Klopfmassage fördern; Patientenschulung: Thera-

pieerfolgsmessung mittels Peak-flow-Messgerät (Peak flow: maximale Atemstromstärke bei forcierter Ausatmung in Liter pro Sekunde).
* Evtl. psychotherapeutische Maßnahmen, evtl. Klimabehandlung,
* evtl. Therapie eines gastrointestinalen Refluxes.
* Medikamente

Prophylaxe des Asthmaanfalls:

* Reizabschirmung: Rauchen einstellen, Allergenmeidung, Infektprophylaxe, Meidung inhalativer Schadstoffe (Kaltluft, Nebel, Staub usw.), Vermeidung starker körperlicher Anstrengung,
* anfallsauslösende Medikamente meiden (z.B. Acetylsalicylsäure = Aspirin®),
* Immuntherapie: Hyposensibilisierung im asthmafreien Intervall (gute Erfolge bei Pollen- und Insektengiftallergie. Durch subkutane Zufuhr des auslösenden Allergens in subklinischen Dosen kann sich eine Toleranz gegenüber dem betreffenden Allergen bilden).
* Infektprophylaxe und Impfung (Influenza, Pneumokokken),
* Medikamente: Mastzellstabilisatoren und Antiallergika (z.B. Cromoglicinsäure).

Therapie des Asthmaanfalls:
Jeder Asthmaanfall ist ernst zu nehmen! Notarzt anfordern! Soforttherapie: keine oralen Medikamente, keine Medikamente i.m., sitzende Lagerung, Legen eines Venenverweilkatheters, Beruhigung des Patienten, Sauerstoffgabe. Die weitere Therapie obliegt dem Notarzt.

Antwort 394

Eine Lungenembolie ist der Verschluss einer Lungenarterie durch einen Embolus. Der die Embolie auslösende Embolus ist meist ein aus den tiefen Beinvenen losgerissener Thrombus. Selten: Fettembolien (Fettgewebszerstörung bei Frakturen oder Weichteilschäden), Luftembolien (Tauchunfälle) oder Fremdkörperembolien.

Es gibt viele Risikofaktoren, die die Entwicklung einer tiefen Beinvenenthrombose begünstigen und damit das Risiko einer Lungenembolie nach sich ziehen.

90 % der zur Lungenembolie führenden tiefen Beinvenenthrombosen befinden sich im Einflussgebiet der unteren Hohlvene (V. cava inferior), davon 30 % in den Beckenvenen und 60 % in den unteren Extremitäten.

Ursachen für die Ausbildung einer tiefen Beinvenenthrombose:

* Allgemeine Risikofaktoren: höheres Alter, Adipositas,
* Mangel an physiologischen Hemmstoffen (Inhibitoren) der Blutgerinnung: Antithrombin-III-Mangel, Mangel an gerinnungshemmenden Faktoren Protein S und Protein C,
* Resistenz gegen physiologische Hemmstoffe der Blutgerinnung: Die häufigste erbliche Ursache einer tiefen Beinvenenthrombose ist die Resistenz gegen das antikoagulatorische aktivierte Protein C (APC). 5 % der europäischen Bevölkerung (Anamnese!).
* Faktor II (Prothrombin-)Mutation (führt zur erhöhten Faktor-II-Aktivität),
* Störung der Fibrinolyse (sehr selten),
* Therapie mit Östrogenen (östrogenhaltige Verhütungsmittel erhöhen das Thromboserisiko um den Faktor 4-5, vor allem in Kombination mit Rauchen), Schwangerschaft, Wochenbett, (Anmerkung: auf diesen Risikofaktor wurde vom prüfenden Amtsarzt besonders viel Wert gelegt),
* Thrombozytosen,
* erhöhte Blutviskosität (bei Polyglobulie, Exsikkose),
* Zirkulationsstörungen: z.B. Immobilisation (Bettlägerigkeit), Abknicken der V. poplitea durch längeres Sitzen („Flugzeugthrombose", Autositzthrombose), Varikosis, Phlebitiden, Herzinsuffizienz, Herzinfarkt,
* Tumoren im Abdominalbereich (z.B. Pankreas- und Prostata-Karzinome),
* chirurgische Eingriffe: postoperative Zustände, Frakturen, Verletzungen der Beine und des Beckens, Hüftgelenksersatz u. a.

Antwort 395

Klinik und Komplikationen der tiefen Beinvenenthrombose:

* Oft symptomlos! Lungenembolie meist erstes Symptom. Das Fehlen von Symptomen schließt eine Phlebothrombose nicht aus! Nur bei 1/3 aller Lungenembolien ist eine Phlebothrombose klinisch nachweisbar, nur ca. 10 % zeigen die klassische Trias <u>Schwellung</u>, <u>Schmerz</u>, <u>Zyanose.</u>
* Schwere und Spannungsgefühl im Bein, ziehende Schmerzen (Leiste, Poplitea, Wade),

- Überwärmung, Schwellung (Umfangsdifferenz messen!!), zyanotische Glanzhaut, sog. Pratt-Warnvenen: Kollateralvenen an der Schienbeinkante,
- Fieber oder subfebrile Temperaturen, Pulsanstieg,
- Druckempfindlichkeit im Verlauf der tiefen Venen,
- Wadenkompressionsschmerz (Mayr-Zeichen),
- Wadenschmerz bei Dorsalflexion im Sprunggelenk (Homans-Zeichen),
- Fußsohlendruckschmerz (Payr-Zeichen),
- Meyer-Druckpunkte entlang der inneren (medialen) Schienbeinkante.
- Komplikationen:
  - o 1. Lungenembolie: fast die Hälfte aller Patienten mit tiefer Beinvenenthrombose haben überwiegend asymptomatische (aber szintigrafisch nachweisbare) Lungenembolien!
  - o 2. Postthrombotisches Syndrom (PTS) mit chronisch venöser Insuffizienz (CVI).

Antwort 396
Klinik und Komplikationen der Lungenembolie:
Merke: Nur 1/4 der zur Lungenembolie führenden tiefen Beinvenenthrombosen zeigt klinische Symptome vor dem Auftreten der Lungenembolie. Plötzlich, meist nach dem morgendlichen Aufstehen, beim Stuhlgang (Druckerhöhung) oder bei plötzlicher Anstrengung:

- Atemnot/schnelle Atmung (Tachypnoe),
- Brustschmerzen,
- schneller Puls (Tachykardie),
- Husten,
- Angst, Beklemmungsgefühl,
- Schweißausbruch,
- Bewusstlosigkeit (Synkope) und Schock.

Die Mehrzahl tödlicher Lungenembolien verläuft in Schüben! Typisch für rezidivierende Lungenembolien: Schwindelanfälle, kurze Bewusstlosigkeiten, unklares Fieber und Tachykardie. Todesursache ist eine akute Rechtsherzinsuffizienz (Widerstandserhöhung im kleinen Kreislauf).

Komplikationen:
Lungeninfarkt und blutiger Auswurf (Hämoptyse), Infarktpneumonie, Rechtsherzversagen, Pneumonie, Pleuritis und Pleuraerguss, weitere Embolien.

Antwort 397
Eine Lungenembolie ist ein lebensbedrohlicher Notfall.
Notarzt informieren, Beruhigung des Patienten, halbsitzende Lagerung, peripherer venöser Zugang mit 500 ml Ringer-Laktat-Infusion, Sauerstoffgabe, Schockbehandlung;
Wie immer in einem Notfall: KEINE intramuskulären Injektionen! (In der Klinik wird evtl. versucht, das Gerinnsel durch Fibrinolyse aufzulösen. Nach einer intramuskulären Spritze ist eine solche lebensrettende Fibrinolyse nicht mehr möglich).

Antwort 398

Vgl. auch Antwort zu Frage **303**.

Hepatitis A

Erreger:

Hepatitis-A-Virus (HAV, RNS-Virus aus der Picorna-Gruppe).

Epidemiologie:

In Deutschland sind ca. 20 % der Virushepatitiden durch HAV verursacht. Die meisten Erkrankten sind Urlaubsrückkehrer aus südlichen Ländern mit mangelhaften Hygieneverhältnissen.

Übertragungsweg:

Fäkal-oral (verunreinigtes Wasser, Nahrungsmittel, rohe Meeresfrüchte u. Ä.), sexuell (selten).

Inkubationszeit:

15-45 Tage.

Infektiosität:

Entspricht der HAV-Ausscheidung im Stuhl (ca. 2 Wo. vor bis 2 Wo. nach Krankheitsbeginn).

Klinik:

- Regelmäßige Ausheilung,
- keine Virusträger (Viruspersistenz),
- keine chronischen Verläufe,
- lebenslange Immunität.

Diagnose:

Anamnese, Klinik, Labor (Serologie: IgM-Antikörper).

Hepatitis C:

Erreger:

Hepatitis-C-Virus (HCV), ein RNS-Virus.

Epidemiologie:

Weltweites Vorkommen, in Deutschland verantwortlich für 20-25 % aller Virushepatitiden 90 % der nach Bluttransfusionen auftretenden Hepatitiden waren durch HCV verursacht (durch Blutspender-Screening ist die transfusionsbedingte Hepatitis C heute stark zurückgegangen.)

Übertragungsweg:

Meist parenteral durch „needle-sharing" (= Benutzen derselben Nadel) bei Fixern; ferner: Tätowierungen, Dialyse, Kontakt mit Blut oder Blutprodukten, sexuell (selten).

Inkubationszeit: 15-180 Tage.

Diagnose:

Anamnese (Risikogruppe?), Klinik, Labor (Serologie).

Klinik:

- Viruspersistenz (HCV-Träger),
- > 50 % der Patienten entwickeln eine chronische Hepatitis mit der Gefahr einer Leberzirrhose (20 %) und der Entwicklung eines primären Leberzellkarzinoms (5 % der Zirrhosepatienten),
- tödlicher, fulminanter Verlauf in 1 % d. F.

Antwort 399

Nach §6,1 des Infektionsschutzgesetzes hat der Heilpraktiker schon bei Verdacht auf eine Virushepatitis Meldepflicht und Behandlungsverbot. Eine weiterführende Diagnostik ist Ihnen als Heilpraktiker deshalb nicht möglich.

Antwort 400

Vgl. Antwort zu Frage **182.**

Antwort 401

Kombinationsimpfstoffe sind Impfstoffe, die unterschiedliche Komponenten gegen verschiedene Infektionskrankheiten in sich vereinigen und somit Schutz gegen diese Krankheiten mit einer Impfung gewährleisten können. Empfohlen werden Kombinationsimpfungen mit diesen Impfstoffen, weil sie die Handhabung vereinfachen, die Zahl der Injektionen sowie der Impftermine verringern und somit die Kosten senken sowie die Durchimpfungsrate der Bevölkerung verbessern.

Die geringere Anzahl der Injektionen ist insbesondere für den Patienten (Kindern), angenehmer.

Der MMR-Impfstoff ist eine Kombinationslebendimpfung gegen Masern, Mumps und Röteln. Inzwischen ist auch die MMRV-Impfung in Deutschland zugelassen, mit einer zusätzlichen Komponente gegen Varizellen (Windpocken).

Im Oktober 2000 wurden erstmals auch hexavalente (sechsfach) Impfstoffe in der Europäischen Union zugelassen, die gegen sechs Infektionskrankheiten schützen sollen: Kinderlähmung, Diphtherie, Tetanus, Keuchhusten, Haemophilus-influenzae-Typ-B-Infektionen sowie Hepatitis B. Als Alternative bietet sich für Säuglinge die Fünffachimpfung mit gesonderter Immunisierung gegen Hepatitis B an. Dies bedeutet aber jeweils eine zusätzliche Injektion.

Als weitere Kombinationen kennt man DTP-Impfstoffe gegen Diphtherie, Tetanus und Pertussis sowie einen Kombinationsimpfstoff gegen Hepatitis A/B.

(Die Antwort zu dieser Frage wurde dem ausgezeichneten und informativen Artikel zu Impfungen in Wikipedia – www.wikipedia.org – entnommen).

Antwort 402

Das geschilderte Bild entspricht am ehesten einem Spontanpneumothorax. Diese häufigste Form des Pneumothorax tritt meist zwischen dem 30. und 40. Lebensjahr auf (häufig nach Platzen von angeborenen Emphysembläschen).

Beim Pneumothorax dringt Luft in den Pleuraraum. Dadurch wird der normalerweise negative intrapleurale Druck im Pleuraspalt aufgehoben. Es kommt zum teilweisen oder kompletten Kollaps des betroffenen Lungenflügels.

Antwort 403

Unter einem Pneumothorax („Gasbrust", „Pneu") versteht man das Eindringen von Luft in den Pleuraspalt, das zum teilweisen oder totalen Kollabieren der betroffenen Lunge führt. Die Luft kann auf 2 Wegen in den Pleuraspalt eindringen: von außen bei Verletzung der Brustwand (und mit ihr der Pleura parietalis) und von innen durch Verletzung von Lungenwand und Pleura visceralis.

- Geschlossener Pneumothorax: Die äußere bzw. innere Lufteintrittspforte ist wieder verschlossen, keine Verbindung mehr zur Außenluft.

- Offener Pneumothorax: Die Lufteintrittspforte ist offen, es besteht eine Verbindung zur Außenluft:

  o Äußerer offener Pneumothorax: Luft gelangt durch eine Öffnung in der Thoraxwand von außen in den Pleuraspalt; Ursache: z.b. Messerstichverletzung.

  o Innerer offener Pneumothorax: Luft gelangt durch eine Verbindung zum Bronchialsystem von innen in den Pleuraspalt; Ursache: z.b. Platzen einer Emphysemblase.

Ätiologie:

- Traumatischer Pneumothorax: entsteht durch Unfälle mit Verletzungen des Brustkorbs.

- Spontanpneumothorax: keine äußere Ursache erkennbar.

  o Symptomatischer Pneumothorax: spontanes Auftreten eines Pneumothorax bei vorbestehender Lungenerkrankung (in der Prüfung wurde vom Amtsarzt erwartet: Tuberkulose oder Tumor),

  o idiopathischer Pneumothorax (am häufigsten): spontanes Auftreten eines Pneumothorax ohne erkennbare vorbestehende Lungenerkrankung (z.b. Platzen einer Emphysemblase).

- Iatrogen (durch den Arzt verursacht): Pleurapunktion, Subklaviakatheter u. a.

Klinik:

Der idiopathische Spontanpneumothorax findet sich häufig bei hoch gewachsenen schlanken jungen Männern (18 bis 40 Jahre). Der symptomatische Pneumothorax findet sich im höheren Lebensalter bei Patienten mit vorbestehenden Lungenerkrankungen. Der traumatische Pneumothorax entsteht durch Unfallverletzungen des Brustkorbs:

- Leitsymptom: akuter, stechender, einseitiger, atemabhängiger Thoraxschmerz,

- Atemnot (unterschiedlich ausgeprägt),

- Beim nach außen offenen (traumatischen) Pneumothorax sind pfeifende („schlürfende") Atemgeräusche im Bereich der Verletzung hörbar (in- und exspiratorisch).

- Inspektion: vorgewölbte Thoraxhälfte; Perkussion: hypersonorer Klopfschall; Auskultation: abgeschwächtes oder fehlendes Atemgeräusch.

Komplikation (Sonderform):

Spannungs- oder Ventilpneumothorax:

Durch einen Ventilmechanismus kann bei der Atmung Luft in die Pleurahöhle eindringen, jedoch nicht mehr entweichen. Dies führt zu einem Überdruck in der Pleurahöhle der verletzten Thoraxseite. Aufgrund des zunehmenden Drucks in der Pleurahöhle wird das Mediastinum zur gesunden Lungenseite hin verdrängt und nun auch diese Lunge in ihrer Funktion behindert.

Klinik des Spannungs- oder Ventilpneumothorax:

- Akutes lebensbedrohliches Krankheitsbild,

- Leitsymptom: rasch zunehmende Atemnot (Dyspnoe) und schnelle Atmung (Tachypnoe),

- Todesangst, hochgradige Unruhe,

- Blässe, Zyanose,

- Halsvenenstauung (obere Einflussstauung vor dem rechten Herzen),

- Tachykardie, Hypotonie, Schock,
- schlürfende Atemgeräusche (beim nach außen offenen Spannungspneumothorax).
- Inspektion: Halsvenenstauung, Zyanose, eingeschränkte Atemexkursionen; Perkussion: hypersonorer Klopfschall; Auskultation: abgeschwächtes oder fehlendes Atemgeräusch.

Therapie:

- Spontanpneumothorax: ggf. Schmerzmittel, Sauerstoff, Klinikeinweisung mit Notarzt, Transport in Rückenlage mit angehobenem Oberkörper.
- Traumatischer Pneumothorax: Abdecken der Wunde (steril; Fremdkörper belassen, kein luftdichter Verband), Schmerzmittel, Sauerstoff, Klinikeinweisung mit Notarzt, Transport in Rückenlage mit angehobenem Oberkörper.
- Spannungs- oder Ventilpneumothorax: Druckentlastung durch Punktion. Technik: Einstechen einer großkalibrigen Kanüle von vorne in der Medioklavikularlinie (oder der vorderen Axillarlinie) im 2.-3. Zwischenrippenraum (Oberrand der Rippe, da die Interkostalarterien am Unterrand verlaufen) auf der betroffenen Seite. Dies führt zum hörbaren Entweichen der Luft durch die Kanüle. Klinikeinweisung mit dem Notarzt.

Antwort 404
Die Symptomatik spricht für das Krankheitsbild der Multiplen Sklerose (auch: MS, Encephalomyelitis disseminata). Die Multiple Sklerose ist eine chronische entzündliche, demyelinisierende und degenerative Erkrankung des zentralen Nervensystems.
Nach der Epilepsie ist sie die zweithäufigste neurologische Erkrankung jüngerer Erwachsener.

Antwort 405
Zum Krankheitsbild der Multiplen Sklerose vgl. Antwort zu Frage **12**.

Antwort 406
Unter Fieber (lat. Febris) wird eine Erhöhung der Körpertemperatur als Folge einer Sollwertverstellung im Wärmeregulationszentrum (Hypothalamus, Zwischenhirn) verstanden. Fieber ist keine Krankheit, sondern ein Symptom.
Die Messwert-Definitionen sind leider nicht einheitlich.
Wir haben die folgende Terminologie gewählt (bei rektaler Temperaturmessung):

- 36,5°C – 37,4°C: Normaltemperatur,
- 37,5°C – 38,0°C: subfebrile Temperatur,
- 38,1°C – 38,5°C: leichtes Fieber,
- 38,6°C – 39,0°C: mäßiges Fieber,
- 39,1°C – 39,9°C: hohes Fieber,
- 40,0°C – 42,0°C: sehr hohes Fieber.

Subfebrile Temperaturen und typische Fieberverläufe sind differenzialdiagnostisch wichtig und können auf bestimmte Erkrankungen hindeuten:

- Subfebrile Temperaturen: z.B. bei Pyelonephritis, Tuberkulose, Endocarditis lenta, Lymphome, Tumoren des Magen-Darm-Traktes, Beinvenenthrombose, Hyperthyreose, Arzneimittel („drug fever").

- Continua (Febris continua): Tagesschwankung bis 1°C, kontinuierliches Fieber über 39°C über mehrere Tage; z.b. bei Typhus abdominalis, Fleckfieber, Brucellose, infektiöser Endokarditis, Virusinfektionen.

- Remittierendes Fieber (Febris remittens): Tagesschwankungen 1-2°C, aber stets über Körpertemperatur; z.b. bei Lokal- oder Hohlrauminfektionen (Sinusitis, Segmentpneumonie).

- Intermittierendes Fieber (Febris intermittens): starke Tagesschwankungen > 2°C, Fieberspitzen wechseln mit Unter- oder Normaltemperatur; z.B. Eiter bildenden Infektionen, evtl. bei schubweiser Gift- oder Erregereinschwemmung ins Blut (Abszessfieber, septisches Fieber: hohe Fieberschübe mit oder ohne Schüttelfrost).

- Relapsfieber oder rekurrierendes Fieber (Febris recurrens): regelmäßige Fieberperioden, unterbrochen von einem bis mehreren fieberfreien Tagen; z.b. Malaria, Rückfallfieber, Cholezystitis.

- Undulierendes Fieber (Febris undulans; undula = Woge, kleine Welle): wellenförmig auf- und absteigender Fieberverlauf, Fieber mit längeren, evtl. Wochen dauernden Temperaturerhöhungen in Form allmählichen Anstiegs und Abfalls und mit fieberfreien Perioden; z.b. als Pel-Ebstein-Fiebertyp bei Hodgkin-Lymphom; i.e.S. Fiebertyp bei Brucellose mit 4–6 allmählich kürzer ausfallenden Perioden undulierenden Fiebers.

- Zweigipfliger Fieberverlauf (sog. Dromedartypus): 1) charakteristisch für viele Virusinfektionen (Poliomyelitis, Masern): Einer ersten Fieberphase mit unspezifischen Infektsymptomen folgt nach einem fieberfreien Intervall mit Befundbesserung eine zweite Fieberphase (Relaps), die von spezifischen Organmanifestationen (z.B. Lähmung bei Poliomyelitis, Exanthem bei Masern, Pneumonie, Enzephalitis u. a.) begleitet wird. 2) Komplikation nach bakteriellen Infekten.

Pro 1°C Fieberanstieg steigt die Pulsfrequenz um ca. 10 Schläge. Ein langsamer Fieberabfall über mehrere Tage wird als Lysis, ein rascher Fieberabfall (innerhalb weniger Stunden) als Krisis bezeichnet.

Antwort 407
Das prostataspezifische Antigen (PSA), wird v. a. von Epithelzellen der Prostatadrüsen sezerniert (Referenzbereich: <2,5 ng/ml Serum, maximal - je nach Alter 4,0 ng/ml). Erhöhte PSA-Konzentrationen finden sich bei Prostatakarzinom, benigner Prostatahyperplasie, Prostatitis, nach transurethraler Prostataresektion, Prostatabiopsie oder -massage. Diagnostisch wird der PSA-Wert als Screening-Wert (Suchtest) zur Früherkennung des Prostatakarzinom vor allem aber als Tumormarker zur Verlaufskontrolle eingesetzt.

Antwort 408

Als Verdauungstrakt werden die Organe zusammengefasst, die der Aufnahme, der Zerkleinerung dem Weitertransport, der Resorption und der Ausscheidung der aufgenommenen Nahrung dienen.

KOPFTEIL	
Lippen, Zähne, Mundhöhle, Zunge, Speicheldrüsen	Nahrungsaufnahme, Nahrungszerkleinerung, Beginn der Kohlenhydratverdauung durch Beimischung von Speichelamylase = Ptyalin
Rachen (Pharynx)	Übergang vom Mund zur Speiseröhre, Schluckreflex

RUMPFTEIL	
Speiseröhre (Ösophagus)	Transportrohr vom Mund zum Magen
Magen (Gaster, Venter)	Durchmischung des Speisebreis mit Magensaft (Salzsäure, Intrinsic-Faktor, Pepsinogen. Magenschleim). Beginn der Eiweißverdauung (Pepsinogen)
Dünndarm (Intestinum tenue) mit - Zwölffingerdarm (Duodenum) - Leerdarm (Jejunum) - Krummdarm (Ileum)	Hauptort der Verdauung. Resorption der verwertbaren Nahrungsbestandteile (Fette, Kohlenhydrate, Eiweiße, Vitamine, Spurenelemente, Wasser). Sekretzufluss an der Papilla Vateri, Beginn der Fettverdauung (Bauchspeicheldrüsen- und Gallensäfte zur Eiweiß-, Fett- und Kohlehydratverdauung) Im Ileum noch Immunabwehr (Peyer-Plaques)
Dickdarm (Grimmdarm oder Kolon) mit - Blinddarm (Caecum) - Wurmfortsatz (Appendix) - Aufsteigender Dickdarm (Colon ascendens) - Quer verlaufender Dickdarm (C. transversum) - Absteigender Dickdarm (C. descendens) - S-förmiger Dickdarm (Sigma) - Mastdarm (Rektum)	Resorption von Wasser und Elektrolyten. Rektum: Speicherort des Kots (Ampulla recti)

Antwort 409

Vgl. auch Antwort zu Frage 1.

Antwort 410

Die Milz ist von einer bindegewebigen, von Bauchfell überzogenen Kapsel umgeben. Von der Kapsel strahlen einzelne Bindegewebsstränge und einige glatte Muskelzellen in das Parenchym („Milzpulpa") ein.

Die Milz vereint in Bau und Struktur zwei Organe mit verschiedenen Aufgaben:
Der innere Anteil, die weiße Pulpa, übernimmt als lymphatisches Organ mit Ansammlungen von B-Lymphozyten (Lymphfollikel) und T-Lymphozyten immunologische Aufgaben.
Der äußere Anteil, die rote Pulpa, entfernt mittels ihrer Fresszellen (Phagozyten) schädliche Partikel und überalterte Zellen aus dem Blut. Außerdem speichert sie weiße Blutkörperchen (Leukozyten) und Blutplättchen (Thrombozyten), und schüttet sie bei Bedarf wieder aus.

Antwort 411
Die normal große Milz ist nicht tastbar. Eine pathologisch vergrößerte Milz kann palpiert werden.

Antwort 412
Differenzialdiagnose der Milzvergrößerung (Splenomegalie):

* Infektionen: Sepsis, Endocarditis lenta, Tuberkulose, Malaria, Mononukleose, Kala-Azar, Typhus, Paratyphus, Brucellose u. v. a.
* Allergisch-rheumatische Erkrankungen: Felty- und Still-Syndrom, Lupus erythematodes u. a.
* Portale Hypertension: Leberzirrhose, Pfortaderthrombose, Budd-Chiari-Syndrom (Abflussstörung im Bereich der Vv. hepaticae), Rechtsherzinsuffizienz.
* Bluterkrankungen: Hämolytische Anämien, Leukämien, Hodgkin- und Non-Hodgkin-Lymphome, Polyzythämie u. a.
* Speicherkrankheiten: Amyloidose, M. Gaucher, M. Niemann-Pick u. a.

Antwort 413
Vgl. zur Anatomie der ableitenden Gallenwege Antwort zu Frage **69**.

Antwort 414
Pro Tag produziert die Leber kontinuierlich 600-800 ml gelb-braune Galle (pH-Wert 7,4-8,5).
Die kontinuierlich in der Leber produzierte Galle wird nicht kontinuierlich in den Dünndarm abgegeben.
Vielmehr sammelt sie sich (aufgrund der geschlossenen Papilla Vateri) in den Gallengängen und fließt in die Gallenblase. Hier wird sie konzentriert und über hormonelle (Cholezystokinin) und nervale Steuermechanismen bei der Nahrungsaufnahme ins Duodenum entleert.

Antwort 415
Galle und Fettstoffwechsel:
Die Galle wird vor allem für die Fettverdauung benötigt.
Wesentliche Bestandteile der Galle sind:

* Gallensäuren,
* Gallenfarbstoff (Bilirubin),
* Cholesterin,
* Phospholipide,
* Enzyme,

- Zwischenprodukte des Stoffwechsels und Hormone,
- Wasser und Elektrolyte.

Die Gallensäuren

Die Leber bildet aus Cholesterin Gallensäuren, die über die Gallengänge ins Duodenum gelangen. Die Gallensäuren werden zu 95 % im unteren Dünndarm wieder resorbiert. Sie gelangen mit dem Pfortaderblut erneut in die Leber und werden nun wieder in die Galle abgegeben (enterohepatischer Kreislauf der Gallensäuren). Die Gallensäuren haben eine wichtige Aufgabe bei der Fettverdauung („Emulgierung der Fette" durch die Gallensäuren). Durch die Gallensäuren wird die Angriffsmöglichkeit der fettspaltenden Lipase deutlich verbessert.

Die Gallenfarbstoffe

Beim Abbau des Blutfarbstoffes Hämoglobin (und des Muskelfarbstoffes Myoglobin) entstehen Substanzen, die von der Leber mit der Galle als Gallenfarbstoffe ausgeschieden werden. Aus dem Häm des Blutfarbstoffes entsteht zunächst (grünliches) Biliverdin. Aus Biliverdin entsteht das wasserunlösliche, an Albumin gebundene, indirekte (unkonjugierte) Bilirubin. In den Leberzellen wird dieses Bilirubin in wasserlösliches, direktes (konjugiertes) Bilirubin umgewandelt, welches dann über die Gallenwege in den Dünndarm ausgeschieden wird. Vorwiegend im Dickdarm wird ein Teil des Bilirubins zu Urobilinogen umgewandelt. Urobilinogen wird zum größten Teil rückresorbiert und in der Leber abgebaut. Ein anderer Teil des Bilirubins wird zu Sterkobilinogen umgewandelt. Daraus entsteht Sterkobilin, das dem Kot die gelb-braune Farbe gibt.

Das Cholesterin

Für das Cholesterin ist die Leber das zentrale Stoffwechselorgan. Sie bildet den größten Teil des Cholesterins im Organismus (nur ein kleiner Teil wird mit der Nahrung aufgenommen!), baut Cholesterin auch wieder ab und scheidet es mit der Galle aus.

Antwort 416

Unter Cholestase („Gallestau") versteht man den Rückstau (Retention) von Bilirubin, Gallensäuren und anderen Bestandteilen der Galle (Cholesterol, Alkalische Phosphatase) durch verminderten, gestörten oder fehlenden Abfluss von Galle in den Darm.

Bei Cholestase werden extrahepatische von intrahepatischen Ursachen unterschieden:

- Extrahepatische (obstruktive) Cholestase: Verschlussikterus durch mechanisches Abflusshindernis in den ableitenden intra- oder extrahepatischen Gallenwegen, z.B. durch Gallensteine, Tumoren der Gallenwege, Stenose der Papilla Vateri, Pankreastumoren, Gallenwegsmissbildungen.
- Intrahepatische (nichtobstruktive, hepatozelluläre) Cholestase: durch unterschiedliche Störungen der Gallebildung oder Galleexkretion verursachter Übertritt des Gallenfarbstoffs Bilirubin und von Gallesäure ins Blut, z.B. bei Virushepatitis, Sepsis, Arzneimittelschädigung der Leber, Schwangerschaft (intrahepatische Schwangerschaftscholestase) sowie bei einigen erblichen Cholestasesyndromen.

Antwort 417

Symptome einer Cholestase:

* Ikterus („Gelbsucht"),
* generalisiertes Hautjucken (Pruritus),
* dunkler Harn (durch Bilirubinausscheidung im Urin),
* heller (acholischer) Stuhl,
* Steatorrhö (erhöhte Fettausscheidung mit dem Stuhl),
* Malabsorption,
* Vitaminmangel (fettlösliche Vitamine ADEK).

Antwort 418

Nach der Definition der WHO ist ein Lungenemphysem eine irreversible Erweiterung der Luft-räume distal der Bronchioli terminales infolge Destruktion ihrer Wand. Vgl. zum Krankheitsbild des Lungenemphysems Antwort zu Frage **157**.

Antwort 419

Beim Lungenemphysem werden klinisch zwei Typen unterschieden (fließende Übergange!):

* Typ A (PP = „pink puffer"): Emphysem dominierend, hagerer Typ (normal-untergewichtig), zeigt ausgeprägte Atemnot, keine Zyanose, respiratorische Partialinsuffizienz (Hypoxämie: zu wenig O_2), atmet schwer, „kämpft gegen sein Emphysem".
* Typ B (BB = „blue bloater"): Bronchitis dominierend, übergewichtig, wenig Atemnot, zeigt ausgeprägte Zyanose mit Polyglobulie, respiratorische Globalinsuffizienz (Hypoxämie und Hyperkapnie: zu viel CO_2), Husten, Auswurf (chronische Bronchitis), Cor pulmonale mit Rechtsherzinsuffizienz, „hat sich seiner Atemnot ergeben".

Antwort 420

Unterschenkelgeschwüre können durch chronische venöse Abflussstörung oder durch vermin-derten arteriellen Blutfluss entstehen:

Die chronisch-venöse Insuffizienz (CVI) führt zum Ulcus cruris venosum (häufig).

Die chronische arterielle Verschlusskrankheit fuhrt zum Ulcus cruris arteriosum (seltener).

Antwort 421

Ursachen für ein Ulcus cruris arteriosum:

* Chronisch arterielle Verschlusskrankheit (Arteriosklerose, Thrombangiitis obliterans)
* „Raucherbein"
* Panarteriitis nodosa
* diabetische Makro- und Mikroangiopathie
* Gefäßentzündungen (Vaskulitiden)

Antwort 422
Ursachen für ein Ulcus cruris venosum:
Das Ulcus cruris venosum ist die schwerste Form einer chronisch-venösen Insuffizienz.
Die der venösen Abflussstörung zugrunde liegende Erkrankung ist meist ein postthrombotisches Syndrom (z.b. nach einer tiefen Beinvenenthrombose) oder ein Krampfaderleiden (Varikosis).

Antwort 423
Die chronisch-venöse Insuffizienz (CVI) ist eine Folgeerkrankung von Veränderungen des tiefen und oberflächlichen Venensystems. Sie führt zu einer venösen Insuffizienz der unteren Extremitäten mit venöser Hypertonie im Stehen sowie Venen- und Hautveränderungen (vor allem im Unterschenkel- und Fußbereich).
Vgl. Antwort zu Frage **270**.

Antwort 424
Der Herpes zoster, umgangssprachlich auch Gürtelrose genannt, wird durch ein Virus verursacht (Varicella-Zoster-Virus). Der virale Erreger führt bei Erstinfektion zum Krankheitsbild der Varizellen (Windpocken). Der Erreger verbleibt nach der Erstinfektion in den Ganglienzellen und kann bei einer Resistenzminderung reaktiviert werden: Es kommt dann zum Krankheitsbild des Herpes zoster.

Klinik:
Nach einem Prodromalstadium mit Abgeschlagenheit und leichtem Fieber Schmerzen und typisch bläschenartige („herpetiforme") Hautefflorenzenzen im betroffenen Hautversorgungsgebiet eines Spinalganglions (in diesem Fall des Ophthalmikusastes des Nervus trigeminus: Dieser versorgt das Hautgebiet oberhalb des Unterlids im Gesichtsbereich). Die z. T. sehr heftigen, brennenden Schmerzen können den Hautveränderungen vorausgehen, begleiten oder längere Zeit überdauern (Postzosterneuralgie). In der Regel heilt der Herpes zoster innerhalb von 2-3 Wochen ab, es besteht meist lebenslange Immunität (Rezidive können jedoch vorkommen).

Therapie:
Schmerzmedikation, auch lokal in Salben- oder Puderform; Virostatika.
Da konsumierende Erkrankungen das Varicella-Zoster-Virus reaktivieren können, sollte der Heilpraktiker eine eingehende Anamnese und körperliche Untersuchung durchführen, um entsprechende Krankheiten nicht zu übersehen bzw. früh zu diagnostizieren (Tumorsuche: rektale Untersuchung, Urinstix, Haemoccult, Labor).
Er sollte den Erkrankten darauf hinweisen, dass jeder Kontakt zu Schwangeren strikt vermieden werden sollte (diaplazentare Übertragung des Herpes-zoster-Virus von der Mutter auf das Kind möglich).
Die Gabe von stärkenden Mitteln zur Kräftigung (Roboranzien: Vitamine, Spurenelemente usw.) bei Erschöpfungszuständen und Abwehrschwäche ist in der therapeutischen Wirksamkeit umstritten, findet aber therapeutische Anwendung.

Antwort 425

Epileptische Anfälle resultieren ursächlich aus einem Zusammentreffen ererbter Faktoren (endogene Disposition) mit Schadensmechanismen, die von außen auf das Gehirn einwirken (exogene Faktoren).

Als exogene Faktoren, die zu epileptischen Anfällen führen können, kommen z.b. in Frage:

* Gehirnfehlbildungen
* Hirnverletzungen
* Hirnblutungen
* Entzündungen
* Durchblutungsstörung
* Tumoren
* Stoffwechselstörungen (z.b. Hypoglykämie, Vergiftung)

Antwort 426

Die Symptome eines Schlaganfalls sind abhängig vom jeweils betroffenen intrazerebralen Gefäß. Mit Abstand am häufigsten betroffen ist die A. cerebri media, da sie zum einen das größte Gefäß und zum anderen die direkte Fortführung der A. carotis interna darstellt. Deshalb zunächst die Symptome bei:

Infarkt der A. cerebri media, versorgt die Zentralregion sowie die Capsula interna (Bündelung sensibler und motorischer Nervenfasern):

* Kontralaterale Hemiparesen (gegenseitige Halbseitenlähmung) mit Ausnahme der mimischen Stirnmuskulatur, die von beiden Großhirnhemisphären versorgt wird (Unterschied zu peripherer N.-facialis-Schädigung).
* Kontralaterale halbseitige Sensibilitätsstörungen, die ebenso wenig wie die Paresen komplett sein müssen.
* Aphasie (Sprachstörung) als Broca-, Wernicke- oder globale Aphasie, kommt ausschließlich vor bei Infarkt der sprachdominanten Hemisphäre.
* Hemineglect: Vernachlässigen der betroffenen Körperseite sowie evtl. der Reize aus der betroffenen Raumseite (therapeutischer Ansatz: Bobath-Konzept).
* Affektlabilität: nicht nachvollziehbare Stimmungsschwankungen.
* Akut „Déviation conjuguée": konjugierte Augenbewegung zur Infarktseite hin aufgrund von Zerstörung sekundär motorischer Augenmuskelareale
* Akut evtl. Bewusstseinsverlust sowie Inkontinenz.

Infarkt der A. cerebri posterior, versorgt insbesondere die Sehrinde:

* Kontralaterale Hemianopsie (halbseitiger Gesichtsfeldausfall)

Infarkt der A. basilaris, versorgt Hirnstamm und Kleinhirn:

* Lebensbedrohliche, vegetative Symptome wie etwa Ateminsuffizienz (Cheyne-Stokes-Atmung, Biot-Schnappatmung)

- Pathologische Pupillenreflexe
- Bewusstseinsverlust, Koma
- Streckkrämpfe, Tetraplegie
- Bei Überleben evtl. zerebelläre motorische Ausfälle: Ataxie, Nystagmus („Augenzittern"), Schwindel, Dysarthrie (zentral bedingte Sprechstörungen)
- Hemiplegia alternans Syndrome: Hirnnervenausfälle ipsilateral, Hemiparese sowie Sensibilitätsstörungen des Körpers kontralateral

Zum Beispiel:
⇒ Hemiplegia alternans oculomotoria: Oculomotorius-Lähmung auf der Herdseite („ipsilateral") und Halbseitenlähmung kontralateral. Hirninfarkt in der Mittelhirnregion (Mesenzephalon)
⇒ Hemiplegia alternans facialis: ipsilaterale N. facialis Lähmung und kontralateraler Halbseitenlähmung. Hirninfarkt im Ponsbereich
⇒ Wallenberg-Syndrom: ipsilateral Schädigung von N. trigeminus, N. vagus, N. glossopharyngeus. Horner-Trias (Miosis, Ptosis, Enophthalmus), Nystagmus, Hemiataxie. Kontralateral kommt es zu Empfindungsstörungen. Hirninfarkt im verlängerten Mark (Medulla oblongata)

Antwort 427

Ein Schlaganfall (Apoplexie) ist ein Notfall. Deshalb wird zunächst mit der Notrufnummer 112 Rettungsdienst und Notarzt benachrichtigt. Der Patient muss schnellstmöglich in eine auf Schlaganfälle spezialisierte Klinik (sog. „stroke unit").

Sinnvolle Erste Hilfe bis zum Eintreffen des Notarztes:

- Beruhigung des Patienten,
- Sicherung und Überprüfung der Vitalfunktionen (Atmung, Bewusstsein, Circulation; Puls, Blutdruck),
- Lagerung mit erhöhtem Oberkörper,
- nichts trinken, nichts essen,
- Sauerstoffgabe,
- peripherer Venenverweilkatheter,
- Infusion mit Ringerlaktat.

Antwort 428

Über 50 % aller Suizide werden von Menschen mit psychischen Störungen und Leidenszuständen (Depression, Psychosen, Schizophrenie) verübt. So sterben z.B. ca. 10-15 % der Depressiven an Suizid.

Patienten mit Suchterkrankungen (Alkohol, Drogen), chronischen Schmerzzuständen sowie alte Menschen („Alterssuizid), sozial Isolierte, Arbeitslose und religiös, ethnisch oder politisch Verfolgte sind ebenfalls überproportional häufig betroffen.

Antwort 429

Zu den „harten" Suizidmethoden (häufiger bei Männern) gehören z.B: Erschießen, Erhängen, Ertränken, Sprung aus großer Höhe. Zu den „weichen" Suizidmethoden (häufiger bei Frauen) gehören z. B: Vergiften mit Arzneimitteln oder Kohlenmonoxid (Autoabgas).

Antwort 430
Präsuizidales Syndrom ist die Bezeichnung für die Symptome, die einem Selbstmord (Suizid) bzw. einem Selbstmordversuch vorausgehen, z.b. die Einengung des Denkens auf Todeswünsche, Aggressionshemmung mit späterer Aggressionsumkehr auf die eigene Person, Ankündigungen des Selbstmords bzw. konkrete Selbstmordphantasien. (Direkt vor dem Selbstmord fehlen die Symptome übrigens häufig.)

Antwort 431
Bei einer glaubhaften akuten Drohung mit Selbstmord in der Praxis ist in der Regel eine stationäre Aufnahme in einer Psychiatrie erforderlich. Sie behalten den Patienten in Ihrer Praxis und informieren die Kreisverwaltungsbehörde. Diese kann eine Intensivmaßnahme nach dem Unterbringungsgesetz anordnen und durchführen lassen.

Bei Selbst- oder Fremdgefährdung und bei mangelnder Behandlungseinsicht kann eine Intensivmaßnahme nach dem Unterbringungsgesetz notwendig werden:

Auszug aus: Gesetz über die Unterbringung psychisch Kranker und deren Betreuung (Unterbringungsgesetz – UnterbrG) in der Fassung der Bekanntmachung vom 5. April 1992 (GVBl S. 60),

berichtigt durch Bekanntmachung vom 25.11.1992 (GVBl S. 851).

Artikel 1

Voraussetzungen der Unterbringung

(1) Wer psychisch krank oder infolge Geistesschwäche oder Sucht psychisch gestört ist und dadurch in erheblichem Maß die öffentliche Sicherheit oder Ordnung gefährdet, kann gegen oder ohne seinen Willen in einem psychiatrischen Krankenhaus oder sonst in geeigneter Weise untergebracht werden. Unter den Voraussetzungen des Satzes 1 ist die Unterbringung insbesondere auch dann zulässig, wenn jemand sein Leben oder in erheblichem Maß seine Gesundheit gefährdet. Die Unterbringung darf nur angeordnet werden, wenn die Gefährdung nicht durch weniger einschneidende Mittel, insbesondere durch Hilfen nach Art. 3, abgewendet werden kann.

...

Artikel 10

Sofortige vorläufige Unterbringung

(1) Sind dringende Gründe für die Annahme vorhanden, dass die Voraussetzungen für eine Unterbringung nach Art. 1 Abs. 1 vorliegen und kann auch eine gerichtliche Entscheidung ... nicht mehr rechtzeitig ergehen, um einen für die öffentliche Sicherheit oder Ordnung drohenden Schaden zu verhindern, so kann die Kreisverwaltungsbehörde die sofortige vorläufige Unterbringung anordnen ...

(2) In unaufschiebbaren Fällen des Absatzes 1 kann die Polizei den Betroffenen ohne Anordnung der Kreisverwaltungsbehörde in eine Einrichtung im Sinne des Art. 1 Abs. 1 einliefern ...

Antwort 432

Beim Pneumothorax tritt Luft in den Pleuraraum und führt zur Aufhebung des normalerweise negativen intrapleuralen Drucks. Dies führt zu einem teilweisen oder kompletten Kollaps des betroffenen Lungenflügels.

Dies kann z.b. im Rahmen einer Verletzung vorkommen: Posttraumatischer Pneumothorax: z.B. Messerstich, Rippenbruch, Pleurapunktion, Akupunktur!

Beim Spontanpneumothorax platzt plötzlich und ohne Vorboten eine (angeborene oder z.b. im Rahmen eines Asthma bronchiale oder einer Lungentuberkulose erworbene) Emphysemblase.

Als Komplikation eines Pneumothorax kann sich ein lebensbedrohlicher Spannungs- oder Ventilpneumothorax entwickeln. Beim Ventilpneumothorax wirkt die Verletzung zur Pleura als Einwegventil, d. h. beim Einatmen gelangt Atemluft in den Pleuraraum, während es bei der Ausatmung zum Verschluss der Wunde kommt.

Dieser Mechanismus führt zu einer Verdrängung des Mediastinums und des Zwerchfells. Dadurch wird der Blutrückfluss zum rechten Herzen behindert, es kommt zu zunehmender Atemnot, Zyanose, Brustschmerzen und zum Schock.

Vgl. Antwort zu Frage **403**.

Antwort 433

Die Notfalltherapie eines Spannungspneumothorax besteht in einer Druckentlastung durch Punktion.

Technik: Einstechen einer großkalibrigen Kanüle von vorne in der Medioklavikularlinie (oder der vorderen Axillarlinie) im 2.-3. Zwischenrippenraum (Oberrand der Rippe, da die Interkostalarterien, sowie Vene und Nerv am Unterrand der Rippe verlaufen) auf der betroffenen Seite. Dies führt zum hörbaren Entweichen der Luft durch die Kanüle. Klinikeinweisung mit dem Notarzt.

Antwort 434

Das Leitsymptom der Linksherzinsuffizienz ist die Atemnot (Dyspnoe).
Vgl. Antwort zu Frage **223**.

Antwort 435

Das Endstadium einer Linksherzinsuffizienz ist das Lungenödem.
Vgl. Antwort zu Frage **223**.

Antwort 436

Bei einer Lungenstauung sind bei der Auskultation der Lunge feuchte nichtklingende Rasselgeräusche zu hören.

Antwort 437

Leberhautzeichen:

- Gefäßspinnen (Spider naevi),
- Palmar- und Plantarerythem, Lacklippen, Lackzunge,

* Caput medusae („Medusenhaupt"; Kollateralkreislauf zur Umgehung der Leber),
* Evtl. Ikterus („Gelbsucht", Gelbfärbung) mit Pruritus (Juckreiz) und Kratzeffekten,
* Weißnägel, Dupuytren-Kontrakturen.

Antwort 438
Die Leberzirrhose ist eine Spätfolge verschiedener Lebererkrankungen.
* Alkoholabusus (bei uns ca. 60 % d. F.),
* Virushepatitis (30 %): Hepatitis B, C und D.
* Seltenere Ursachen:
  o Autoimmunhepatitis und primäre biliäre Zirrhose,
  o medikamenteninduziert, Leberschädigung durch Giftstoffe,
  o Stoffwechselkrankheiten: Hämochromatose, M. Wilson, Alpha-1-Proteaseinhibitor-Mangel,
  o herzbedingte Zirrhose: chronische Stauungsleber bei Rechtsherzinsuffizienz,
  o Verschluss der Lebervenen (Budd-Chiari-Syndrom),
  o Tropenerkrankungen (Leberegel, Bilharziose).

Antwort 439
Die häufigsten Todesursachen bei Leberzirrhose sind das Leberversagen und die Ösophagusvarizenblutung, seltener ist ein Leberzellkarzinom.

Antwort 440
Patienten mit peripher-arteriellem Verschluss werden mit <u>abhängiger</u> Extremität gelagert, um die Durchblutung über Kollateralen zu verbessern. Die Extremität wird weich, warm und druckfrei gelagert (in Watte einpacken).

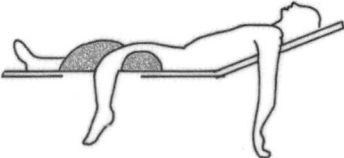

Antwort 441
Patienten mit venöser Thrombose (Bild: rechtes Bein) werden mit erhöhter Extremität gelagert um den venösen Abfluss zu verbessern. Nicht herumlaufen lassen, um das Abschwimmen von Thrombusfetzen zu vermeiden.

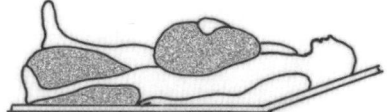

Antwort 442

Bewusstlose Patienten sind akut gefährdet durch:

- Verlegung der Atemwege durch Zurückfallen der Zunge → Atemstillstand → Kreislaufstillstand. Bewusstlose Patienten in Rückenlage ersticken an ihrer eigenen Zunge, da diese die
Atemwege verlegt.

- Fehlen von Schutzreflexen → Erbrechen führt nicht zum Glottisschluss → Magensaft, Blut
oder Fremdkörper können in die Lungen gelangen (Aspiration) → Ersticken, toxischer Lun-
genschaden und Aspirationspneumonie (hohe Letalität).

Um nicht zu ersticken, muss also jede bewusstlose Person schnell in eine Seitenlage gebracht
werden:

- o Kopf wird zum tiefsten Punkt des Körpers → keine Aspiration.
- o Kopfüberstreckung (Reklination) → verhindert das Zurückfallen der Zunge.

Antwort 443

DESINFEKTION.

Instrumente und Geräte sollten möglichst unmittelbar nach Gebrauch desinfiziert und gereinigt werden. Sie sind gegebenenfalls in Einzelteile zu zerlegen.

Es kommt – je nach Instrument – feuchte Wärme oder chemische Desinfektion in Frage. Wenn möglich, sollte feuchte Wärme angewendet werden.

Instrumentendesinfektion mittels feuchter Wärme:

Mögliche Verfahren sind:

1. Auskochen
2. Spülen in automatischen Desinfektions- und Reinigungsapparaten
3. wenn Temperaturen über 100°C erreicht werden sollen: in Wasser liegend in einem Autoklaven (siehe: Sterilisationsverfahren)

Instrumentendesinfektion mittels chemischer Verfahren:

Alle Oberflächen des Instruments müssen benetzt werden; der Kontakt zum Desinfektionsmittel darf nicht durch Luftblasen behindert sein. Es ist jeweils eine frische Desinfektionslösung zu verwenden. Sichtbar verschmutzte bzw. kontaminierte Stellen werden unmittelbar nach dem Einlegen in die Lösung abgerieben. Schläuche und Hohlkörper werden durchspült und luftfrei mit Desinfektionsmittel gefüllt.

STERILISATION:

Zur Sterilisation stehen zur Verfügung:

Thermische Verfahren

- Trockene Hitze:

    a) 200°C – 10 Minuten

    b) 180°C – 30 Minuten

    c) 160°C – 200 Minuten

- Feuchte Hitze (autoklavieren):

    a) 134°C, 3,04 bar (2 bar Überdruck), 5 Minuten

    b) 120°C, 2,05 bar (1 bar Überdruck), 20 Minuten

Chemische Verfahren

- Äthylenoxid
- Aldehyde
- Peroxide

Physikalische Verfahren

- Radioaktive Strahlen (Beta- oder Gammastrahlung)

Mechanische Verfahren

- Sterilfiltration

Allgemeine Grundsätze der Sterilisation

- Den thermischen Methoden ist immer der Vorzug zu geben bei Gegenständen, die in der Praxis mehrfach verwendet werden sollen und sterilisiert werden müssen.

- Dabei ist - wegen der deutlich geringeren Wärmeleitfähigkeit von Luft - die Dampfsterilisation mit höherem Energiegehalt (Autoklav) dem Verfahren mit trockener Hitze überlegen. Dampf wird dabei mit Überdruck auf die erforderliche Temperatur ($>100°C$) gebracht.

- Die zu sterilisierenden Objekte müssen sauber sein; sie werden deshalb vor der Sterilisation desinfiziert und gereinigt.

- Das Material darf nicht zu dicht gelagert werden, da nur von einer optimalen Sterilisation ausgegangen werden kann, wenn das Sterilisiermedium (Heißluft, feuchte Hitze usw.) überall hingelangt. Zwischenböden in der Sterilisierkammer müssen perforiert sein.

- Das zu sterilisierende Gut muss so verpackt werden, dass es nach der Sterilisation aseptisch entnommen werden kann und bis zum nächsten Gebrauch vor Rekontamination geschützt ist; die Verpackung darf die Wirksamkeit der Sterilisation nicht beeinträchtigen.

- Es sollen kleine Verpackungseinheiten hergestellt werden, denn durch Öffnen der Verpackung oder Behältnisse ist das gesamte eingelagerte Sterilgut als nicht mehr steril anzusehen. (z.b. Metallbehälter, in denen mehrere Instrumente lagern).

- Die Zeit des gesamten Sterilisiervorgangs besteht aus Anheizzeit, Ausgleichszeit (zum Erreichen einer möglichst gleichmäßigen Temperatur im ganzen Gerät), Einwirkungszeit (aus Abtötungzeit und Sicherheitszuschlag) und Kühlzeit. Der gesamte Vorgang braucht also sehr viel länger als nur die genannte Einwirkungszeit!

- Chemische oder physikalische Behandlungsindikatoren (z.B. Farbindikatoren) sollen eingesetzt werden, um:

  o   sterilisiertes von nicht sterilisiertem Gut unterscheiden zu können,

  o   zu kontrollieren, ob die erforderliche Temperatur erreicht worden ist.

- Es sollen Aufzeichnungen zu den Sterilisierungsvorgängen geführt werden ('Tagebuch').

- Mikrobiologische Kontrollen mit zugelassenen Bio-Indikatoren sind mindestens halbjährlich bzw. nach 400 Läufen erforderlich, um die einwandfreie Funktion des Sterilisators zu überprüfen.

  (Es kommen Proben mit Sporen von Bacillus stearothermophilus zum Einsatz. Nach dem Testlauf werden sie bebrütet und ein evtl. Keimwachstum ausgewertet. Sporenpäckchen enthalten sporenhaltige Erde (Bebrütung 14 Tage); Sporenstreifen: Bebrütung nur 4 Tage; Attest-Röhrchen: Bebrütung nur 1 Tag.)

Antwort 444
MRSA ist die Abkürzung für Methicillin-resistenter Staphylococcus aureus (auch: Multiresistenter Staphylococcus aureus; Oxacillin-resistenter Staphylococcus aureus = ORSA).

Es handelt sich um einen weltweit verbreiteten bakteriellen Erreger mit Mehrfachresistenz (Multiresistenz) gegen Antibiotika, der als Erreger von gefährlichen Infektionen in Krankenhäusern (geringer ausgeprägt auch in Altenheimen) zunehmend an Bedeutung gewinnt.

Der Anteil von MRSA an Staphylococcus-aureus-Infektionen in Krankenhäusern stieg von 1998 bis 2004 von ca.15 % auf über 20 %. (2009 wurde der MRSA-Erreger nach § 7 des Infektionsschutzgesetzes unter Meldepflicht gestellt).

Das Auftreten von MRSA in Krankenhäusern ist charakterisiert durch die Übertragung des Erregers durch die Hände des medizinischen Personals, die Möglichkeit einer monatelangen Persistenz bei Besiedlung des Nasenraums bzw. bei Infektionen mit diesem Erreger sowie durch eine starke Umweltresistenz (als Superantigen wirkende sehr hitzestabile Toxine).

Antwort 445
Die epidemisch aufgetretenen Durchfallerkrankungen wurden durch Noroviren verursacht.
Norovirus-Erkrankungen (auch: Norwalk-ähnliches Virus, Norwalk-like Virus) treten im gesamten Jahresverlauf auf, zeigen jedoch einen ausgeprägten saisonalen Gipfel in den Herbst- und Wintermonaten. Sie sind für einen Großteil der nicht bakteriell bedingten Gastroenteritis-Erkrankungen bei älteren Kindern und bei Erwachsenen verantwortlich. Bei Säuglingen und Kleinkindern stellen sie zusammen mit den Rotaviren häufige Ursachen akuter Gastroenteritiden dar. Die Norovirus-Erkrankungen sind durch abrupt einsetzendes heftiges Erbrechen und Durchfall gekennzeichnet. In der Regel besteht ein ausgeprägtes Krankheitsgefühl mit abdominalen Schmerzen, Übelkeit, Kopfschmerzen, Muskelschmerzen und Mattigkeit.

Antwort 446
Vgl. Antwort zu Frage **6**.

Antwort 447
Der Name Glaukom ist ein Sammelbegriff für Krankheiten des Auges, die mit einem <u>erhöhten Augeninnendruck</u> (intraokularer Druck) einhergehen.
Der normale Augeninnendruck ist in der Regel seitengleich zwischen 15 und 22 mmHg. Beim <u>akuten Glaukomanfall</u> (Winkelblockglaukom) treten Drucke zwischen 50 und 80 mmHg auf, beim chronischen Glaukom solche zwischen 25 und 45. Das Glaukom führt zu Druckschädigung des N. opticus an der Sehnervpapille. Dies führt zu zunehmenden Gesichtsfeldausfällen und letztlich unbehandelt zu Erblindung.
Beim akuten Glaukomanfall kommt es durch eine Abflussstörung des Kammerwassers zu einer akuten Augeninnendruckerhöhung.
Der akute Glaukomanfall macht 5 % der Glaukom-Fälle aus. Es verläuft als akutes (= Anfalls-)Glaukom (Augeninnendruck über 60 mmHg) und stellt einen Notfall dar.
Durch den hohen Druck ist das Auge prinzipiell stärker gefährdet als beim chronischen Glaukom, aber wegen der starken Beschwerden wird die Erkrankung früher bemerkt.

Epidemiologie:
Frauen : Männer = 2:1, Erkrankungsgipfel zwischen dem 55. und 70. Lebensjahr.

Ätiologie:
Bei Hyperopie mit zu kurzem Augapfel und flacher Vorderkammer ist der Kammerwinkel eng; Iris und Linse haben dadurch eine besonders breite Berührungsfläche. Dadurch kann es zum „Pupillarblock" kommen (z.B. bei plötzlicher Pupillenerweiterung bei Hell-Dunkel-Adaption: Übergang von einer sonnenbeschienen Terrasse in ein dunkles Zimmer): Die Hinterkammer ist gegenüber der Vorderkammer verschlossen, das Kammerwasser kann nicht abfließen und drückt zusätzlich die Iriswurzel nach vorn, die nun den Kammerwinkel ganz verlegt. Die Erkrankung verläuft zunächst immer anfallsweise, später auch chronisch.
Sekundäre Glaukome können auftreten infolge anderer Augenerkrankungen, Allgemeinerkrankungen und durch lokale oder systemische Kortison-Therapie.

Klinik:
spontane Auslösung (z.B. durch entzündliche Vorgänge im Auge oder durch pupillenerweiternde Medikamente = Mydriatika)

Leitsymptome eines Glaukomanfalls:

• Schmerzen: heftige Schmerzen im betroffenen Auge und um das Auge herum. Ausstrahlung in die Zähne, in den ganzen Kopf, evtl. sogar ins Abdomen!

• tastbare Härte des Augapfels: beim akuten Glaukomanfall fühlt sich der Augenbulbus steinhart an (= wichtigstes Symptom).

• Nebelsehen und Farbringe: bei Dunkelheit werden Farbringe um Lichtquellen gesehen (Folge des sekundären Hornhautödems, s.u.).

Weitere Symptome:

• Übelkeit, evtl. Erbrechen,

• Bindehaut gerötet, episklerale Gefäße erweitert (gemischte Injektion),

• Hornhautödem mit matt-hauchiger Trübung,

• Vorderkammer flach oder völlig aufgehoben,

• Iris verwaschen, Pupille erweitert und unregelmäßig entrundet.

Diagnose:
Anamnese, Klinik, Augendruckmessung, Palpation des Bulbus

Therapie:
Der akute Glaukomanfall ist ein Notfall, das Augenlicht ist in Gefahr! Der Patient muss sofort zu einem Augenarzt gebracht werden. Sofortmaßnahmen:

• Pilocarpin-Augentropfen (Miotikum),: vorsichtig beginnend mit 0,5 %, alle 10 Min. in den Bindehautsack eintropfen; dann 1 %ige Lösung, insgesamt über höchstens eine Stunde.

• Karboanhydrasehemmer (z.B. Azetazolamid) 500 mg i.v.,

• 20 %ige Mannitlösung infundieren, senkt die Kammerwasserproduktion,

• nur bei starken Schmerzen: Schmerzmittel.

Nachbehandlung:
Iridektomie: operative Herstellung einer Verbindung zwischen vorderer und hinterer Augenkammer (bei Engwinkelglaukom stets beide Augen behandeln).

Antwort 448
Vgl. Antwort zu Frage **147.**

Antwort 449
Vgl. Antwort zu Frage **47.**

Antwort 450
Vgl. Antwort zu Frage **46.**

Antwort 451

Kalte, warme und heiße Knoten der Schilddrüse sind Befunde, die bei der Untersuchung der Schilddrüse mittels Schilddrüsenszintigrafie auftreten können.

Die Schilddrüsenszintigrafie ist eine nuklearmedizinische Methode, die Aussagen über die Funktion (Jodspeicherung, Hormonproduktion) der Schilddrüse ermöglicht.

Der kalte Knoten ist ein Schilddrüsenbezirk, in dem szintigrafisch keine Jod- (oder Technetium-)Einlagerung stattfindet. Kalte Knoten sind hypofunktionell, sie produzieren wenig oder keine Schilddrüsenhormone. Kalte Knoten können ein Hinweis auf ein Karzinom der Schilddrüse sein und bedürfen sorgfältiger Abklärung (Sonografie, Biopsie, histologische Untersuchung).

Warme und heiße Knoten sind Schilddrüsenbezirke, in denen szintigrafisch eine hohe Jod- (oder Technetium-)Einlagerung nachweisbar ist. Warme und heiße Knoten sind hyperfunktionell, sie produzieren sehr viele Schilddrüsenhormone. (Ein heißer Knoten produziert sogar so viel Schilddrüsenhormon, dass die Restschilddrüse über den Regelkreis abgeschaltet wird und nur der heiße Knoten noch Schilddrüsenhormone herstellt).

Antwort 452

Längerfristige Glukokortikoidgabe führt über den hormonellen Regelkreis zu einer Atrophie der Nebennierenrinde (ACTH-Ausschüttung im Hypophysenvorderlappen wird durch Glukokortikoidgabe vermindert, die Nebennierenrinde atrophiert). Beim plötzlichen Absetzen des Medikaments kann die Nebennierenrinde die Produktion der Glukokortikoide nicht schnell genug und ausreichend hoch wieder aufnehmen: Es kann zu einer lebensgefährlichen Nebennierenrindeninsuffizienz kommen.

Antwort 453

Fallbeschreibung:

Der Patient zeigt die klinischen Anzeichen einer Subarachnoidalblutung. Sie alarmieren Notarzt und Rettungsdienst. Zu weiteren Maßnahmen der Ersten Hilfe vgl. Antwort zu Frage **427**.

Antwort 454

Die Subarachnoidalblutung ist eine spontane Blutung in den Subarachnoidalraum, meist aus angeborenen oder erworbenen Aussackungen (Aneurysmen) der Hirnarterien. Subarachnoidalblutungen können vor allem im jüngeren und mittleren Alter einem Schlaganfall zugrunde liegen.

Ätiologie:

- Riss angeborener (kongenitaler) sackförmiger Aneurysmen (hauptsächlich im Stromgebiet der Halsschlagader),
- Riss erworbener arteriosklerotischer Gefäßwanderweiterungen (seltener),
- weitere Ursachen: Gefäßmissbildungen, Einbruch intrazerebraler Blutungen in den Subarachnoidalraum, Blutkrankheiten, Antikoagulantien, Avitaminosen, Hirnvenenthrombosen.

Klinik:

Meist aus völliger Gesundheit heraus, in 2/3 d.F. während körperlicher Ruhe,

- stärkster, schlagartig einsetzender Kopfschmerz, vorwiegend in der Nacken-, aber auch in der Stirnregion. (Die Patienten machen bei der Schilderung der Kopfschmerzen in etwa die Handbewegung des „Abstreifens eines Motorradhelms".)
- Manchmal Vorboten (Prodromi): Kopfschmerzen und Augenmuskellähmungen,
- Übelkeit, Erbrechen,
- Bewusstseinsstörungen unterschiedlicher Ausprägung (Verwirrtheit bis Koma),
- evtl. Krampfanfälle,
- Meningismus (Nackensteifigkeit, positives Lasègue-, Kernig- und Brudzinski-Zeichen),
- evtl. zentral-vegetative Regulationsstörungen wie Temperatur- und Blutdruckanstieg,
- neurologische Ausfälle (Hemiparesen, Hirnnervenausfälle u.a).
- Komplikationen: Blutungsrezidiv, Hirninfarkt, Entwicklung eines Hydrozephalus („Wasserkopf")

Diagnose:

Anamnese, Klinik, Computertomogramm, MRT, Liquoruntersuchung, Gefäßdarstellung (Dopplersonografie, Angiografie)

Therapie:

Notarzt, neurologisch-neurochirurgische Intensivstation.

Konservativ: Strikte Bettruhe, Schmerz- und Beruhigungsmittel, Stabilisierung der Herz-Kreislauf-Situation (ggf. Senkung hoher Blutdruckwerte).

Operativ: Beseitigung der Blutungsquelle (Mikrochirurgie, Spezialclips, Koagulation)

Prognose:

Ca. 50 % der Patienten mit einer subarachnoidalen Aneurysmablutung sterben in den ersten 4 Wochen, meist an einer Rezidivblutung.

Antwort 455

Fallbeschreibung:

Das Kind hat einen Morbus Werlhof, eine durch Thrombozytenautoantikörper bedingte Thrombozytopenie. Thrombozytenzahlen unter 30 000/μl können zu lebensbedrohlichen Hirnblutungen führen (bei Kindern sehr selten!). Das Kind sollte zur weiteren Abklärung liegend (mit dem Krankenwagen) in eine Kinderklinik gebracht werden.

Antwort 456

Morbus Werlhof:

Definition:

Thrombozytopenie infolge einer verkürzten Thrombozytenlebensdauer. Diese ist bedingt durch gegen die Thrombozyten gerichtete Autoantikörper. (Die Thrombozytenbildung im Knochenmark ist nicht beeinträchtigt, sondern sogar reaktiv gesteigert.)

Zwei Verlaufsformen:

* Akute ITP: bevorzugt Kinder, meist nach Virusinfekten (ca. 1-2 Wochen nach Masern, Windpocken, Hepatitis, banalen Infekten), gute Prognose (Normalisierung innerhalb 6 Wochen),
* chronische ITP (= M. Werlhof): bevorzugt Erwachsene, Letalität ca. 4 %.

Klinik:

Spontan punktförmige Blutungen (Petechien), Purpura, flächenhafte Hautblutungen als Folge geringer Traumen, Nasenbluten, Hämaturie (Blut im Urin), Magen-Darm-Blutungen, Vaginalblutungen. Zu Blutungserscheinungen kommt es meist erst bei Werten von weniger als 30 000 Thrombozyten/µl.
Gefährlichste Blutung und häufigste Todesursache: Hirnblutung.

Diagnose:

Anamnese, Klinik, Rumpel-Leede-Test positiv; Labor: Thrombozytopenie, Plättchenlebenszeit stark verkürzt, typische Knochenmarkzytologie und -biopsie, Nachweis von Autoantikörpern gegen Thrombozyten, Blutungszeit verlängert.

Therapie:

Wenn die Thrombozyten unter 30 000/µl abfallen: Transfusion von Thrombozyten (wegen Antikörperbildung problematisch), Kortikoide, Milzentfernung (Splenektomie); als letzte Möglichkeit: Immunsuppressiva.

Antwort 457

Zum Nachweis einer Thrombozytopenie kann in der Praxis der Rumpel-Leede-Test dienen: Nach 10-15-minütiger venöser Stauung mit der Blutdruckmanschette (bei tastbarem Radialispuls!) treten punktförmige Blutungen unterhalb der Stauungsmanschette auf (Test auch mittels Saugglocke möglich.)
Auch die Blutungszeit lässt sich in der Praxis leicht und schnell überprüfen. Sie ist ein orientierender Suchtest bei Verdacht auf Störung der Thrombozytenfunktion oder der Blutgerinnung.
Die Blutungszeit (BZ) ist die Zeit zwischen einer Stichinzision und Blutungsstillstand (primäre Hämostase). Ist sie verlängert, kann dies Hinweis auf eine Thrombozytopenie sein.
Methoden: 1. Eintauchen der blutenden Fingerbeere in ein Wasserglas, bis der sich bildende Blutfaden abreißt; 2. Stich in Fingerbeere oder Ohrläppchen, Abtupfen des Bluts bis zum Auftreten von Fibrinfäden. Referenzbereich 120-300 Sekunden.

Antwort 458
Fallbeschreibung.
Die Patientin leidet an einer Depression. Wenn die Vitalstorungen und vegetativen Störungen das Erscheinungsbild bestimmen und die eigentliche (zyklothyme) Depression hinter der „Maske" körperlicher Symptome verborgen bleibt, so spricht man auch von „larvierter (maskierter) Depression".
Vermehrtes Schlafbedürfnis kann – wie Ein- und Durchschlafstörungen – zum klinischen Bild einer Depression gehören. Einige Fragen, die die Diagnose Depression stützen können:

- Haben Sie wenig Interesse oder Freude an Ihren Tätigkeiten?
- Sind Sie niedergeschlagen, schwermütig oder haben Sie das Gefühl der Hoffnungslosigkeit?
- Haben Sie das Gefühl, keine Energie mehr zu haben?
- Haben Sie verminderten Appetit oder ein übermäßiges Bedürfnis zu essen?
- Fühlen Sie sich als Versager oder haben sie das Gefühl die Familie oder Freunde enttäuscht zu haben?
- Haben Sie Schwierigkeiten sich auf etwas zu konzentrieren?
- Ist Ihnen aufgefallen, dass Ihre Sprache verlangsamt war oder waren Sie im Gegenteil eher „zappelig" und ruhelos und hatten einen starken Bewegungsdrang?
- Haben Sie Gedanken, dass Sie lieber tot wären oder sich Leid zufügen möchten?
- Hatten Sie in letzter Zeit Angstattacken, Furcht oder Panik?

Antwort 459
Vgl. Antwort zu Frage **431**.

Antwort 460
Wichtige Eigenreflexe sind:

- Bizepssehnenreflex (BSR),
- Radiusperiostreflex (RPR; Brachioradialreflex),
- Trizepssehnenreflex (TSR),
- Quadrizepssehnenreflex (PSR),
- Triceps-surae-Reflex (ASR, Achillessehnenreflex).

Vgl. Antwort zu Frage **118**.

Antwort 461
Ursachen einer chronischen arteriellen Verschlusskrankheit:

1. Arteriosklerose (Atherosklerose) mit entsprechenden Risikofaktoren (Rauchen, Diabetes mellitus, Bluthochdruck, Fettstoffwechselstörungen, Übergewicht, Bewegungsmangel, Stress und viele andere),
2. seltener: Gefäßentzündungen (Vaskulitiden) oder rezidivierende Thromboembolien.

Vgl. auch Antwort zu Frage **326**.

Antwort 462
Es gibt auch akute arterielle Verschlusskrankheiten und es gibt den Verschluss von Venen, z.B. die tiefe Beinvenenthrombose.
Ursachen der akuten arteriellen Verschlusskrankheit:

- Embolien (70 %); Emboliequelle ist in 90 % das Herz (Z. n. Herzinfarkt, Vorhofflimmern),
- Thrombosen auf dem Boden einer arteriellen Verschlusskrankheit.

Ursachen der tiefen Beinvenenthrombose: Virchow-Trias der Thromboseentstehung:
1. Gefäßwandschädigung (Entzündung, Atherosklerose, Trauma),
2. Blutstromveränderung (Wirbelbildung, Viskositätserhöhung, Strömungsverlangsamung),
3. Veränderung der Blutzusammensetzung mit Ungleichgewicht zwischen Gerinnung und Fibrinolyse (z.B. Hyperkoagulabilität, Thrombozytosen, Blutgerinnungsinhibitoren-Mangel).

Vgl. auch Antwort zu Frage **394**.

Antwort 463
Differenzialdiagnose der Splenomegalie (Milzvergrößerung):

• Bluterkrankungen und lymphatische Erkrankungen: z.B. Leukämie, Lymphome, Kugelzellanämie (und andere hämolytische Anämien), Polycythaemia vera

• Lebererkrankungen: akute Hepatitis, toxischer Leberschaden, Leberzirrhose

• Blutrückstau: z.B. Rechtsherzinsuffizienz, portale Hypertension

• Kollagenosen und Erkrankungen des rheumatischen Formenkreises: z.B. Felty-Syndrom, Still-Syndrom, Reiter-Krankheit, Lupus erythematodes

• Speicherkrankheiten: z.B. Lipidosen, Glykogenosen, Hämochromatose, M. Wilson, Amyloidose

• Akute Infektionen: z.B. Mononukleose, Röteln, Typhus, Paratyphus, Brucellose, Leptospirose, Malaria, Leishmaniose (Kala-Azar)

• Chronische Infektionen: z.B. Endocarditis lenta, Sarkoidose, Miliartuberkulose, Malaria, Syphilis

• Sonstiges: z.B. Sarkom, Milzzyste, Echinokokkuszyste, Milzabszess

Antwort 464

Differenzialdiagnose: Übelkeit und Erbrechen

Peritonitis

Perforationen: Magen, Dünndarm, Appendix, Gallenblase, Eileiter, Gebärmutter, Milz- oder Leberruptur, Tumoren. Gynäkologie, Urologie: Adnexitis, Hodentorsion. Gefäßerkrankungen: Mesenterialinfarkt, Mesenterialvenenthrombose.

Pseudoperitonitis

Diabetisches Koma, Urämie, Hyperlipidämie, Hämolytische Krise, Porphyrie, Hyperkalzämie.

Gifte/Medikamente

Lebensmittelvergiftungen, Alkoholvergiftung. Medikamente: Laxanzien, Diuretika, Morphine, Zytostatika u.a.

Differenzialdiagnose von Übelkeit und Erbrechen

Kopf/Psyche ua.

Gehirnerschütterung, Hirndruck, Migräne, M. Meniére; Glaukomanfall, Konversionsneurosen, Anorexie, Bulimie Schwangerschaft, Extrauteringravidität.

Niere

Nierensteine (Kolik), Niereninsuffizienz.

Leber, Galle

Hepatitis, Leberzirrhose, Cholelithiasis, Choledocholithiasis, Cholezystitis, Cholangitis, Papillenstenose, Karzinom der Gallenblase/-wege, Postcholezystektomiesyndrom.

Speiseröhre

Divertikel, Hiatushernie, Karzinom, Achalasie, Refluxkrankheit.

Magen

Gastritis, Ulkuskrankheit, Karzinom, Operation, Pylorospasmus, Autonome Neurogene Gastropathie (Diabetes mellitus).

Darm

Ulcus duodeni, Enteritis, Ileitis, Ileus, Subileus, Appendizitis, Kolitis, Divertikulitis, Karzinome, Invagination, Volvulus, chron. Obstipation.

Bauchspeicheldrüse

Pankreatitis, Pankreasnekrose, Pankreaszyste, Pankreastumor.

Antwort 465
Differenzialdiagnose bei Gewichtsverlust.

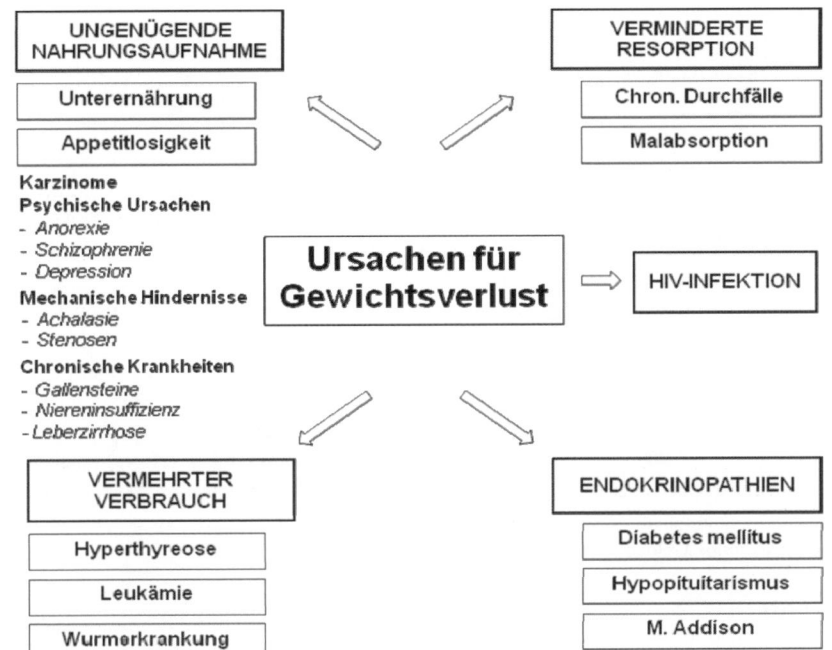

Antwort 466
Es handelt sich um die Aviäre Influenza („Vogelgrippe", „Geflügelpest").
Aufgrund einer *„Verordnung über die Meldepflicht bei Aviärer Influenza beim Menschen (Aviäre-Influenza-Meldepflicht-Verordnung – AIMPV, 11. Mai 2007)* ist diese Erkrankung nach §6 des Infektionsschutzgesetzes bei Krankheitsverdacht, Erkrankung und Tod meldepflichtig.

Antwort 467
Die Vogelgrippe oder Aviäre Influenza wird, wie auch die menschliche Grippe, vom Influenza-A-Virus verursacht, das in 15 Unterarten (sog. H-Subtypen) vorkommt. Alle Subtypen können Vögel infizieren, wobei die auch als "Geflügelpest" bekannten schweren Ausbrüche durch die mit H5 und H7 bezeichneten Subtypen verursacht werden.
Nach Herkunft der Erreger wird die in der menschlichen Bevölkerung etablierte „saisonale" Influenza von der Aviären Influenza („Vogelgrippe") abgegrenzt.
Seit Ende 2003 breitet sich eine Vogelgrippe-Epidemie des Subtyps H5N1 in Asien aus, die zu einem Massensterben von Geflügel geführt hat. Die Tierseuche trat zunächst in China, Indonesien, Japan, Kambodscha, Laos, Südkorea, Thailand und Vietnam, später auch in Europa auf.
Anmerkung: Im Jahr 2009 wurde eine neue Variante des Influenzavirus A (H1N1) unter dem Namen „Schweingrippe" oder Mexikogrippe bekannt und breitet sich seither als Pandemie weltweit aus. Beide Subtypen (Vogelgrippe und Mexikogrippe) wurden nach § 6 des Infektionsschutzgesetzes unter Meldepflicht gestellt (Meldepflicht schon bei Verdacht).

Antwort 468
In seltenen Fällen - bei intensivem Kontakt mit erkrankten Tieren - können Vogelgrippeviren auch auf Menschen übertragen werden. Die Übertragung auf den Menschen findet vermutlich durch Inhalation virushaltiger Staubteilchen (Geflügelkot) bzw. durch Schmierinfektion statt.
Die gegenwärtige Geflügelepidemie hat zu einzelnen Erkrankungen bei Menschen geführt, bei denen der Virus-Subtyp H5N1 nachgewiesen wurde. Von Ende 2003 bis Dezember 2005 sind in Südostasien (und in geringem Umfang in der Türkei) ca. 146 von der WHO bestätigte menschliche Erkrankungsfälle an Aviärer Influenza aufgetreten. Etwa die Hälfte der Betroffenen verstarb.
Eine Übertragung von Mensch zu Mensch wurde bisher nur in einigen wenigen außergewöhnlichen Fällen nachgewiesen. Extrem bedrohlich würde der Erreger allerdings, wenn das Virus durch eine Änderung des Erbmaterials leicht von Mensch zu Mensch übertragen werden könnte. Dies könnte zu einer hochgefährlichen Pandemie mit hoher Letalität führen (bis heute gibt es dafür keine Anhaltspunkte. Stand April 2008).

Antwort 469
Venen sind Gefäße, die zum Herzen hinführen. Normalerweise transportieren Venen sauerstoffarmes Blut zum rechten Herzen. Die Lungenvenen sind jedoch eine Ausnahme. Sie transportieren das sauerstoffreiche Blut aus der Lunge zum linken Herzen.

Antwort 470

Die häufigste Ursache für Auflagerung hellroten Blutes auf dem Stuhl sind Hämorrhoiden. Kolonblutungen zeigen dunkelrote Blutbeimischungen zum Stuhl oder dunkelrote, geleeartige Blutspuren, bei <u>Rektum</u>blutungen sind Streifen hellroten Blutes dem Stuhl aufgelagert. Blutbeimengung im Stuhl ist solange ein Karzinom, bis das Gegenteil bewiesen ist! Differenzialdiagnostisch sollte – neben dem Rektum- und Analkarzinom –gedacht werden an:

* Divertikel,
* Polypen,
* Gefäßmissbildungen,
* Analfissur (schmerzhaft),
* Analfistel,
* Anal- oder Rektumprolaps.

Vgl. auch Antwort zu Frage **21**.

Antwort 471

Kaffeesatzerbrechen (und Teerstuhl) finden sich bei oberen gastrointestinalen Blutungen, wenn Blut im Magen mit Salzsäure in Berührung kommt (z.B. Magen- oder Speiseröhrenblutung).

* Bluterbrechen (Hämatemesis): Erbrechen von kaffeesatzartigem oder hellrotem Blut (Kaffeesatz: Hämatinbildung durch Einwirkung von Salzsäure auf Hämoglobin); ohne Salzsäure im Magen (Achlorhydrie) oder bei massiver Blutung (Ausspülen der Salzsäure) fehlt der kaffeesatzartige Aspekt. Da Blut auch aus dem Nasen-Rachenraum, evtl. auch aus der Lunge stammen kann, muss Bluterbrechen nicht zwangsläufig auf eine GI-Blutung hindeuten.
* Teerstuhl: teerartiger, schwarzer, klebriger, glänzender Stuhl bei Blutungen > 100 ml aus dem Magen oder aus oberen Darmabschnitten und langsamer Darmpassage (Hämatinbildung). (Merke: auch Blutungen aus tieferen Darmabschnitten können bei einer trägen Darmpassage durch bakteriellen Abbau eine Schwarzfärbung des Stuhls bewirken, ebenso Eisentabletten.)

Antwort 472

Teerstuhl bzw. Kaffeesatzerbrechen findet sich bei Blutungsquellen im oberen Gastrointestinaltrakt. Die Blutungsquellen finden sich in Ösophagus, Magen und Duodenum: Beispiele für Krankheitsbilder:

* Geschwüre oder Erosionen: Duodenum, Magen, Ösophagus,
* Varizen: Ösophagus, Magenfundus,
* Mallory-Weiss-Syndrom (Schleimhauteinrisse im Ösophagus/Kardia-Übergangsbereich bei heftigem Erbrechen),
* Magenkarzinom.

Antwort 473

Fallbeschreibung.

Die Anamnese ist typisch für ein Mallory-Weiss-Sydnrom: Hierbei handelt es sich um durch Druckerhöhung beim Würgen und Erbrechen hervorgerufene Schleimhauteinrisse im Übergangsbereich von der Speiseröhre zum Magen. Das Krankheitsbild findet sich vor allem bei Alkoholkranken.

Antwort 474

In der Heilpraktikerpraxis kann man den Stuhltest auf okkultes Blut problemlos durchführen. Okkult bedeutet versteckt, verborgen. Mit dieser Untersuchung ist es möglich, mit dem Auge nicht sichtbare Blutspuren ("Mikromelaena") zu erkennen. Dieser Test gehört heute zum Bestandteil der Krebsvorsorge. Blutungen aus dem Magen-Darm-Trakt (Dickdarmpolypen, Karzinome im Magen-Darm-Trakt, blutende Geschwüre usw). können mit diesem Test festgestellt werden. Ein positives Ergebnis sollte immer Anlass für eine eingehende Untersuchung des Magen-Darm-Traktes (Magenspiegelung, Darmspiegelung) sein.

Durchführung

Vor der Untersuchung sollte der Patient 2 Tage kein rohes Fleisch essen. Auch Zahnfleisch- oder Nasenbluten kann zu falsch positiven Ergebnissen führen. An drei aufeinander folgenden Tagen werden dann auf drei speziellen "Löschpapierbriefchen" kleine Stuhlproben aufgebracht. Der Test wird ausgewertet, indem auf die auf dem Löschpapier angetrocknete Stuhlprobe ein chemisches Reagenz ("Entwicklerlösung") getropft wird. Verfärbt sich das Testfeld charakteristisch blau, so ist damit Blut im Stuhl nachgewiesen.

Antwort 475

Zwei Drittel der Patienten mit Dickdarmkarzinom haben beim Stuhltest auf okkultes Blut ein positives Testergebnis.

Ein Drittel der Dickdarmkarzinome bluten nicht. Diese Karzinome kann man mit dem Test nicht erfassen.

Antwort 476

Zu den chronisch entzündlichen Darmerkrankungen zählen der Morbus Crohn und die Colitis ulcerosa. In ca. 10 % d. F. ist eine sichere Differenzierung zwischen beiden Erkrankungen nicht möglich (sog. indeterminierte Colitis).

Jährlich 7 Neuerkrankungen pro 100 000 Einwohner, Häufigkeitsgipfel zwischen dem 20.-40. Lebensjahr, familiäre Häufung (insbesondere M. Crohn; spricht für genetische Veranlagung).

Antwort 477

Klinik der Colitis ulcerosa.

Vgl. Antwort zu Frage **317**.

Antwort 478

Klinik des Morbus Crohn.

* Bauchschmerzen und Durchfälle (meist ohne Blut), Blähungen,
* Symptome wie bei einer Appendizitis,
* schubweiser chronischer Verlauf,
* Labor: evtl. Anämie, Leukozytose, BSG-Erhöhung.

Komplikationen:

* Außerhalb des Magen-Darm-Traktes gelegene („extraintestinale") Symptome:

  o Haut: z.b. Erythema nodosum, (druckschmerzhafte rote Knoten, Unterschenkelstreckseiten)

  o Augen: Uveitis (Entzündung der mittleren Augenhaut = Uvea), Episkleritis (Entzündung des lockeren Bindegewebes zwischen Sklera = Lederhaut und Bindehaut),

  o Gelenke: Arthritis, ankylosierende Spondylitis (M. Bechterew),

  o Leber: z.b. primär sklerosierende Cholangitis.

* Wachstumsstörungen im Kindesalter,
* Malabsorptionssyndrom mit Gewichtsverlust; bei ausgedehntem Befall des terminalen Ileums evtl. Resorptionsstörung von Vitamin B12 (→ megaloblastäre Anämie) oder Gallensäuren (→ Gallensäure-Durchfall, Cholesterin-Gallensteine, Oxalat-Nierensteine),
* Darmverengungen (Stenosen) mit Darmverschluss (Ileus),
* Fisteln (40-50 %) und anorektale Abszesse: Analfisteln sind in 40 % d. F. das erste Symptom,
* Spätkomplikationen: kolorektales Karzinom (regelmäßige Koloskopien!).

Antwort 479

Als Risiken für die Entwicklung eines Kolonkarzinoms gelten:

* Vererbung: Patienten mit einer erblichen Polypose des Dickdarms (familiäre Adenomatose = FAP) entwickeln alle kolorektale Karzinome (Adenom-Karzinom-Sequenz!). Es gibt auch sog. Krebsfamilien, bei denen sich gehäuft kolorektale Karzinome finden (erbliches, nichtpolypöses, kolorektales Krebssyndrom = HNPCC).
* Ernährung: rotes Fleisch, tierische Fette, hohe Gesamtkalorienaufnahme, wenig Ballaststoffe und Bewegungsarmut erhöhen das Darmkrebsrisiko.
* Risikoerkrankungen: Kolonadenome, langjährige Colitis ulcerosa, M. Crohn u.a.

Antwort 480

Die familiäre Adenomatose und das kolorektale Krebssyndrom sind erbliche Krankheitsbilder, bei denen schon junge Menschen an Kolonkarzinomen erkranken können. Vgl. Antwort zu Frage **479**.

Antwort 481

Die häufigste Ursache für einen Harnverhalt beim älteren Mann ist die benigne Prostatahyperplasie. Dabei handelt es sich um eine gutartige Vermehrung von Epithel, Bindegewebe und glatter Muskulatur der Prostata (Adenomyofibromatose). Sie kann bei 60 % aller Männern über 50 Jahren nachgewiesen werden. Mit zunehmendem Alter steigt die Zahl der betroffenen Männer. Nur bei einem kleinen Teil wird sie durch Verlegung (Obstruktion) der Harnröhre (Urethra) symptomatisch.

Antwort 482

Klinik der Prostatahyperplasie:

• Verzögerter Miktionsbeginn, schwacher Strahl, verlängerte Miktionsdauer, Nachträufeln,
• Pollakisurie, Nykturie,
• rezidivierende Harnwegsinfekte, imperativer Harndrang und Inkontinenz durch die Restharnbildung (= diejenige Urinmenge, die nach dem Wasserlassen in der Blase verbleibt),
• im Endstadium akuter Harnverhalt und chronischer Harnstau (postrenales Nierenversagen, terminale Niereninsuffizienz).

Antwort 483

Rektaler Tastbefund bei Prostatahyperplasie: Prostata meist diffus vergrößert, prallelastisch, gut abgrenzbar und nicht schmerzhaft (Der Tastbefund erlaubt keinen Rückschluss auf Ausmaß der Abflussbehinderung), DD: Prostatakarzinom.

Antwort 484

Das Prostatakarzinom metastasiert lymphogen in regionäre Lymphknoten, hämatogen vor allem in Skelett, Leber und Lunge.

Antwort 485

Einige fieberhafte Kinderkrankheiten:

- Masern
- Scharlach
- Mumps
- Röteln
- Windpocken
- Ringelröteln (Erythema infectiosum acutum; Parvovirus B19)
- Dreitagefieber (Exanthema subitum; humanes Herpesvirus Typ 6)

Antwort 486

Einige Stoffwechselerkrankungen:

- Diabetes mellitus („Zuckerkrankheit")
- Hyperurikämie und Gicht (Arthritis urica)
- Fettstoffwechselstörungen (Hyperlipoproteinämien):
  - o Hypertriglyzeridämie (> 200 mg/dl),
  - o Hypercholesterinämie (> 200 mg/dl),
  - o kombinierte Hyperlipidämie (Erhöhung von Triglyzeriden und Cholesterin).
- Angeborene Stoffwechselanomalien:
  - o Alkaptonurie
  - o Phenylketonurie
  - o Speicherkrankheiten
  - o Cystinurie

Antwort 487

Labornormalwerte für Triglyzeride und Cholesterin:

Triglyzeride	mg/dl	bis 180
Cholesterin	mg/dl	Risiko > 200
LDL-Cholesterin	mg/dl	Risiko > 150
HDL-Cholesterin	mg/dl	Risiko < 40

Antwort 488

Von einer arteriellen Hypertonie („Bluthochdruck") spricht man bei mehrfach gemessenen Blutdruckwerten von $\geq$ 140 mmHg systolisch u./o. $\geq$ 90 mmHg diastolisch.

Antwort 489

Ca. 25 % der Bevölkerung (bzw. 50 % der > 50-Jährigen; bei Adipositas bis 75 %) weisen Blutdruckwerte $\geq$ 140 mmHg systolisch u./o. $\geq$ 90 diastolisch auf („Volkskrankheit").

Antwort 490

Einteilung der Hypertonie nach der arteriellen Blutdruckhöhe
(Ruheblutdruckwerte im Sitzen oder Liegen. Wenn systolischer und diastolischer Blutdruck bei einem Patienten in unterschiedliche Klassen fallen, sollte die höhere Klasse Anwendung finden.)

	Klassifikation	systolisch mmHg		diastolisch mmHg
1	Optimal	< 120		< 80
2	Normal	< 130		< 85
3	„Hoch" normal	130-139		85-89
4	Milde Hypertonie (Grad 1)	140-159	u./o.	90 -99
5	Mittelschwere Hypertonie (Grad 2)	160-179	u./o.	> 100 - 109
6	Schwere Hypertonie (Grad 3)	> 180	u./o.	> 110
7	Isolierte systolische Hypertonie	> 140	und	< 90

Antwort 491

Die erwartete Antwort war: Behandlungsbedürftig sind Blutdruckwerte über 160 mmHg systolisch und/oder über 95 mmHg diastolisch.

Wir würden uns dieser Meinung nicht anschließen: Je nach Risikokonstellation kann schon bei Werten >130 mmHg systolisch bzw. 90 mmHg diastolisch eine Indikation zur Blutdrucksenkung gegeben sein. Zumindest Allgemeinmaßnahmen (siehe unten: Antwort zu Frage **492**) könnten angebracht sein.

 Antwort 492

Sinnvolle (nichtmedikamentöse) Allgemeinmaßnahmen zur Blutdrucksenkung in der Heilpraktikerpraxis:

Allgemeinmaßnahmen:

- Gewichtsnormalisierung,
- (salzarme) Diät: Ernährungsumstellung kann für einen Großteil der Hypertoniker die Therapie mit Medikamenten überflüssig machen (maximal 6 g tgl. Kochsalzzufuhr und mediterrane Ernährung),
- „gesunde Lebensweise" (Rauchen einstellen, Alkohol und Kaffee reduzieren, Anti-Stress-Training, körperliches Training),
- Beseitigung/Behandlung anderer Risikofaktoren für Herz und Gefäße (Hypercholesterinämie, Diabetes mellitus, Hyperurikämie).

Merke: Bei Durchführung aller oben genannten Allgemeinmaßnahmen lassen sich 25 % der leichten Hypertonien (Grad 1) senken.

Antwort 493

Anamnese (ständiger Durst = Polydipsie, häufiges Wasserlassen = Polyurie) und Befund (58 Jahre, Adipositas) lassen bei diesem Patienten an einen Typ-2-Diabetiker denken.

Schnell, einfach und kostengünstig kann die Diagnose durch einen Blutzucker-Schnelltest und durch den Nachweis von Glukose im Urin (Urinteststreifen) erhärtet werden.

Antwort 494

Der Nüchternblutzucker wird nach 8-stündiger Nahrungskarenz bestimmt: Er ist der entscheidende Wert für die Diagnose Diabetes mellitus („einfach, ausreichend, kostengünstig!").

Normwert: < 110 mg/dl

Bei einer leichten Erhöhung ($\geq$ 110 < 126 mg/dl) spricht man von einer gestörten Glukose-Homöostase oder IFG (impaired fasting glucose). Diese stellt einen Risikofaktor für die zukünftige Entwicklung eines Diabetes mellitus und für Herz-Kreislauferkrankungen dar.

Antwort 495

Der Orale Glukosetoleranztest (OGTT) wird nur noch in Ausnahmefällen durchgeführt. Beim OGTT werden 75g Glukose nach einer Nüchternblutentnahme zugeführt, dann erfolgt eine erneute Blutzuckerbestimmung 120 min nach der oralen Zuckeraufnahme.

Normalwert: < 140 mg/dl;

Pathologische Glukosetoleranz: $\geq$ 140 < 200 mg/dl

Diabetes mellitus: $\geq$ 200 mg/dl

Antwort 496

Beim diabetischen Koma werden zwei Grundtypen unterschieden:

- Ketoazidotisches Koma (Typ 1 Diabetiker) und
- hyperosmolares Koma (Typ-2-Diabetiker).

Das ketoazidotische Koma tritt beim absoluten Insulinmangel des Typ-1-Diabetikers auf. Da die Bauchspeicheldrüse beim Typ-1-Diabetes kein Insulin mehr produziert, können die Zellen keine Glukose mehr für ihre Energiegewinnung im Zitratzyklus aufnehmen. Der Körper versucht auf einem anderen Stoffwechselweg Energie aus Fetten herzustellen (Lipolyse). Bei diesem Stoffwechselprozess entstehen „saure" Ketonkörper.

Beim ketoazidotischen Koma steigt der Blutzucker zwar auch an (BZ > 300 mg/dl), gefährlicher ist aber die Übersäuerung des Blutes (Azidose) durch die sauren Ketonkörper. Die Ketonkörper werden teilweise im Urin ausgeschieden (Ketonurie), teilweise in Aceton umgewandelt und mit der Ausatemluft in tiefen Atemzügen abgeatmet (Kussmaul-Atmung; respiratorische Kompensation einer metabolischen Azidose). Aufgrund des Acetons riecht die Ausatemluft nach Obst (Äpfel bzw. Nagellackentferner).

Das hyperosmolare Koma tritt beim relativen Insulinmangel des Typ-2-Diabetes auf. Da beim Typ-2-Diabetes noch körpereigenes Insulin produziert wird, kommt es nicht zu einer überschießenden Energiegewinnung aus Fetten (Lipolyse).

Klinisch steht eine massive Erhöhung des Blutzuckers im Vordergrund (> 600 mg/dl). Der hohe Blutzuckerwert erhöht die Osmolarität des Blutes (Osmolarität: osmotisch wirksame Teilchen pro Liter Lösung). Die hohe Osmolarität des Blutes hat zur Folge, dass Flüssigkeit aus den Zellen ins Blut gesogen wird. Es kommt zu massivem Flüssigkeitsverlust durch vermehrte Harnausscheidung (Polyurie), zur Austrocknung (Exsikkose) und zum Schock.

Antwort 497
Fallbeispiel:
Gegen eine Anämie, an die bei einer jungen Frau mit Blässe zunächst zu denken wäre, sprechen der normofrequente Herzrhythmus und die unauffälligen Laborwerte. Bei jungen Frauen mit Übelkeit und Erbrechen sollte man an eine Schwangerschaft denken. Dies war die vom Amtsarzt erwartete Diagnose. Ein Schwangerschaftstest kann diese Vermutung sichern.

Antwort 498
Der Weg des Blutes (oder eines Embolus) vom Knie zur Lunge:
Im Bereich der Beine unterscheidet man ein oberflächliches und ein tiefes Venensystem. Die oberflächlichen Venenstämme münden über Verbindungsvenen (Perforansvenen) in das tiefe Venensystem. Die tiefen Venen der unteren Extremität sind paarweise angelegt und verlaufen neben der entsprechenden Arterie. Aus dem Unterschenkel transportieren drei tiefe Venenpaare das Blut zu der Vene in der Kniekehle. Von dort fließt das Blut über die Oberschenkel- und äußere Leistenvene (V. femoralis und V. iliaca externa) zur unteren Hohlvene (Vena cava inferior), zum rechten Vorhof und zur rechten Herzkammer. Über die Pulmonalarterie (Truncus pulmonalis) und die rechte und linke Lungenarterie (Arteria pulmonalis dextra et sinistra) gelangt das Blut dann in die Lunge.

Antwort 499
Neben der akuten, oft lokalisierten entzündlichen Schwellung eines Lymphknotens, der akuten Lymphadenitis, kommen Lymphknotenvergrößerungen bei verschiedensten gut- und bösartigen Erkrankungen vor.
Eine solche „Lymphadenopathie" kann in lokalisierter oder generalisierter Form auftreten und bedarf einer weiterführenden Diagnostik.
Eine generalisierte Lymphknotenschwellung findet sich z.B.

- Lymphomen, Lymphknotenmetastasen, lymphatischen Systemerkrankungen
- Infektionen
  - o Viren
    - – Mononukleose (Epstein-Barr-Virus)
    - – Masern (Masern-Virus)
    - – Zytomegalie (Zytomegalie-Virus)
    - – HIV (HI-Virus)
    - – Röteln (Röteln-Virus)
    - – Mumps
    - – Windpocken

o Bakterien
- Syphilis (Lues)
- Brucellose
- Tularämie
- Tuberkulose
- Bartonellose (Katzenkratzkrankheit)
o Protozoen
o Toxoplasmose
o Leishmaniose
- Sarkoidose (Morbus Boeck)

Antwort 500
Das Kind hat eine lebensgefährliche Epiglottitis. Die Epiglottitis (Entzündung des Kehldeckels) kommt typischerweise bei Kindern im Alter von drei bis sieben Jahren vor. Ihr liegt meist eine bakterielle Infektion mit Haemophilus influenzae (Typ 1b; Hib) zugrunde. Abgesehen von Allgemeinsymptomen wie Fieber und Abgeschlagenheit kann es innerhalb kurzer Zeit durch die von den Bakterien ausgeschütteten Gifte (Toxine) zum Anschwellen des Kehldeckels kommen (gefürchtet!). Dies führt zur akuten Atemwegsverlegung mit der Gefahr des Erstickens.
Da gegen den Erreger eine wirksame Impfung zur Verfügung steht, ist dieser schwere Notfall selten geworden.
Eine Untersuchung mit Spatel und Lampe ohne Intubations- und Tracheotomiebereitschaft ist bei Epiglottitis kontraindiziert. Die zusätzliche Irritation im Rachen würde das Zuschwellen des Kehldeckels beschleunigen und so zum Ersticken des Kindes führen (Kunstfehler). Schon bei Verdacht auf eine Epiglottitis muss der Notarzt alarmiert werden.
Für den Heilpraktiker steht die Beruhigung des Patienten steht im Vordergrund. Eventuell kann eine Sauerstoffgabe über eine Maske erfolgen (Vorsicht: Kind nicht ängstigen!)
Das Anlegen einer Infusion und die intravenöse Gabe von Medikamenten (Antibiotika) sollten dem Notarzt überlassen bleiben.

Antwort 501
Das beschriebene Krankheitsbild weist auf einen Spontanpneumothorax hin. Dieser tritt bevorzugt bei jüngeren, schlanken Männern auf und ist meist Folge einer geplatzten unter der Pleura gelegenen (subpleuralen) Emphysemblase.
Differenzialdiagnostisch kommt eine Lungenembolie in Frage. Die Anamnesen (keine Operation, keine Bettlägerigkeit, keine Immobilisation, kein Trauma) sprechen jedoch dagegen.
Palpation (abgeschwächter oder aufgehobener Stimmfremitus), Perkussion (hypersonorer Klopfschall) und Auskultation (abgeschwächtes oder aufgehobenes Atemgeräusch) können die Verdachtsdiagnose erhärten.

Antwort 502

Differenzialdiagnose des Thoraxschmerzes:

Kardial	Pulmonal	Thoraxwand
- Herzinfarkt - Angina pectoris - Hypertensive Krise/Notfall - Peri-/Myokarditis - Herzphobie	- Lungenembolie - Pneumothorax - Pleuritis - Hyperventilation	- Trauma - Rippenfraktur - Muskuläre Verspannung - Herpes zoster - Interkostalneuralgie - wirbelsäulenbedingt

THORAXSCHMERZ

Ösophagus	Mediastinum	Extrathorakal
- Refluxkrankheit - Karzinom - Achalasie	- Aortendissektion - Tumoren	- akute Pankreatitis

Antwort 503
Vgl. Antwort zu Frage **226.**

Antwort 504

Schallleitung	Äußeres Ohr (Schalltrichter)	• Ohrmuschel (Auricula) • Äußerer Gehörgang
	Mittelohr (Schallverstärker)	• Trommelfell (Membrana tympani) • Paukenhöhle (Cavitas tympanica) mit Gehörknöchelchen und Binnenohrmuskeln • Warzenfortsatzzellen • Ohrtrompete (Tuba auditiva)
Schallempfindung	Innenohr	• Schnecke (Cochlea) • Gleichgewichtsorgan
Leitung bioelektrischer Potentiale	Hörbahn	1. bis 5. Neuron in Hirnstamm und Zwischenhirn

Äußeres Ohr (Auris externa)

Zum äußeren Ohr gehören:

• Ohrmuschel (Auricula)
• Äußerer Gehörgang (Meatus acusticus externus)

Ohrmuschel (Auricula)

Die Ohrmuschel erhält ihre Form durch ein Gerüst aus elastischem Knorpel, der kontinuierlich in den Gehörgangsknorpel übergeht. Lediglich das Ohrläppchen ist frei von Knorpel. Gemeinsam mit dem äußeren Gehörgang dient sie als Schalltrichter, der Schallwellen bündelt und diese dem Mittelohr differenziert zuführt

Äußerer Gehörgang (Meatus acusticus externus)

Der äußere Gehörgang hat eine Länge von 3-4 cm, eine Weite von 5-10 mm und ist mit Epidermis ausgekleidet. Beim äußeren Gehörgang unterscheidet man zwei Anteile. Der knorpelige Teil bildet das äußere Drittel des Gehörgangs. Hier finden wir Haare mit Talg- und Zeruminaldrüsen, deren Sekret, gemeinsam mit abgeschilfertem Epithel, als Ohrenschmalz (Zerumen) bezeichnet wird. An den knorpeligen Anteil schließt sich innen der engere knöcherne Gehörgang (innere zwei Drittel) an. Dieser ist durch das Trommelfell gegen das Mittelohr abgeschlossen.

Mittelohr (Auris media)

Zum Mittelohr gehören:

- Trommelfell (Membrana tympani)
- Paukenhöhle (Cavum tympani) mit Gehörknöchelchen und Binnenohrmuskeln
- Ohrtrompete (Tuba auditiva, Tuba Eustachii)
- Warzenfortsatzzellen (Cellulae mastoideae) mit ihrem Vorhof (Antrum mastoideum)

Trommelfell (Membrana tympani)

Das Trommelfell bildet den Abschluss des äußeren Gehörgangs zur Paukenhöhle. Es wird von den Schallwellen in Schwingung versetzt und überträgt diese auf die Gehörknöchelchenkette. Das Trommelfell ist eine 0,1 mm dicke bindegewebige Membran, außen von Haut, innen von Schleimhaut überzogen. Ihr Durchmesser beträgt ca. 10 mm.

Paukenhöhle (Cavum tympani)

Die Paukenhöhle ist ein spaltförmiger mit Schleimhaut ausgekleideter Raum von 2-7 mm Breite. Er wird durch die Ohrtrompete (Tuba auditiva, Eustachische Röhre) belüftet und beherbergt die Kette der Gehörknöchelchen. Diese stellen die Verbindung zwischen dem Trommelfell und der Abschlussmembran des Innenohres (ovales Fenster) her.

Die drei Gehörknöchelchen sind:

- Hammer (Malleus)
- Amboss (Incus)
- Steigbügel (Stapes)

Durch Hebelwirkung der 3 Knöchelchen erfahren die Schallschwingungen eine ca. 20-fache Gesamtverstärkung. Zwei Muskeln in der Paukenhöhle (der vom N. trigeminus innervierte M. tensor tympani und der vom N. facialis innervierte M. stapedius) regulieren die mechanische Übertragung der Trommelfellschwingungen und schützen das Innenohr reflektorisch vor zu hohem Schalldruck, im Fall des M. stapedius durch Wegziehen des Steigbügels (Stapes) vom ovalen Fenster (Stapediusreflex).

Zwei Membranfenster trennen das Mittelohr von den Räumen des Innenohres: Am ovalen Fenster setzt die Fußplatte des Steigbügels an. Sie ist im Fenster beweglich und leitet die vom Trommelfell übertragenen Schwingungen nach innen zum Vorhof (Vestibulum) des Innenohres. Das runde Fenster liegt direkt unterhalb des ovalen. Es ist ebenfalls durch eine bewegliche Membran verschlossen. Diese fängt den durch das ovale Fenster übertragenen Druck auf das Labyrinthsystem ab, nachdem die Druckwelle die Schnecke durchlaufen hat (Druckausgleich des Innenohrs).

Ohrtrompete (Tuba auditiva)

Die Ohrtrompete (Tuba auditiva, Tuba Eustachii, Tube) stellt die Verbindung zum oberen (Nasen-)Rachenraum (Nasopharynx) her. Sie besteht aus einem knöchernen und einem knorpeligen Abschnitt. Die Schleimhautoberfläche trägt Flimmerepithel, welches einen Sekretstrom zum Rachenraum hin bewirkt. Die Verbindung zum Rachenraum ist in normaler Stellung verschlossen, öffnet sich aber beim Schlucken. Dies ermöglicht dann den Luftaustausch und Druckausgleich zwischen Nasopharynx und Paukenhöhle. Fehlt dieser Druckausgleich kommt es (durch Resorption der Luft) zum Unterdruck in der Paukenhöhle, Retraktion des Trommelfells und somit zu Behinderung der Schallleitung.

Antrum mastoideum, Warzenfortsatzzellen

Im hinteren Bereich der Paukenhöhle schließt das Antrum mastoideum an. Es bildet die Verbindung zum schleimhautausgekleideten Hohlraumsystem des Mastoids, den Warzenfortsatzzellen, welche erst nach der Geburt belüftet (pneumatisiert) werden.

Innenohr (Auris interna, Labyrinth)

Das Innenohr (Labyrinth) enthält zwei Sinnesorgane mit verschiedenen Funktionen, welche aber morphologisch einen Komplex bilden:

• Die Cochlea (Schnecke): das eigentliche Hörorgan.

• Der Vestibularapparat (bestehend aus Sacculus, Utriculus und den Bogengängen): das Gleichgewichtsorgan.

Dieses Hör- und Gleichgewichtsorgan, umhüllt von einem häutigen Säckchen, welches aufgrund seiner Komplexität Labyrinth genannt wird, liegt in einer entsprechend vorgeformten knöchernen Aussparung des Felsenbeins, dem knöchernen Labyrinth. Zwischen den Knochengrenzen und dem häutigen Labyrinth befindet sich Perilymphe, eine Na^+-reiche, K^+-arme Flüssigkeit, sodass das häutige Labyrinth, von Perilymphe umgeben, im knöchernen Labyrinth schwimmt. Innerhalb des häutigen Labyrinths befindet sich ebenfalls Flüssigkeit, K^+-reiche, Na^+-arme Endolymphe.

Antwort 505

Der vestibuläre Schwindel wird auch Labyrinthschwindel genannt. Er entsteht durch Krankheiten, die entweder den Vestibularapparat (das Gleichgewichtsorgan) oder den Nervus vestibulocochlearis (8. Hirnnerv) schädigen.

Er wird normalerweise als Drehschwindel wahrgenommen (mit Übelkeit, Fallneigung und Nystagmus).

Ursachen von vestibulärem Schwindel:

• Infektionen (Labyrinthitis)

• Meningitis

• Schädelbasisfraktur

• Kleinhirnbrückenwinkeltumor, Hirnstammsyndrom

• Toxische Schädigung (Medikamente)

• Sarkoidose

• M. Menière (Schwindel, Tinnitus, Schwerhörigkeit): Gestörter Regelkreis zwischen Produktion und Rückresorption der Endolymphe, evtl. auch immunologisch bzw. gefäßbedingt.

• Idiopathisch (Ursache bleibt unbekannt)

Antwort 506

Im Rahmen der klinischen Untersuchung zeigt sich die chronisch-venöse Insuffizienz bei der Inspektion durch Hautveränderungen im Unterschenkel- und Fußbereich (Ödeme, Pigmentierungen bei Hämosiderose, Stauungsekzem, Atrophie blanche, Ulcus cruris venosum u.a).

Als klinische Funktionsuntersuchungen finden Perthes-Test, Pratt-Test und Mahorner-Ochsner-Test Anwendung:

- Perthes-Test: Er prüft die Durchgängigkeit der tiefen Beinvenen und der venösen Kollateralen (Umgehungskreisläufe) sowie die Funktionsfähigkeit der Venenklappen. Nach Anlegen einer Staubinde oberhalb der Krampfadern führt die Aktivierung der Muskelpumpe durch Umhergehen bei intakten Perforansvenen (Vv. perforantes: Venen die das oberflächliche mit dem tiefen Venensystem der Beine verbinden) und durchgängigen tiefen Venen zur Entleerung der vorher prall gefüllten Krampfadern (Entleerung der Krampfadern unterhalb der Staubinde beim Umhergehen).

- Pratt-Test: Bei dieser Venenfunktionsprüfung werden mittels eines Stauschlauchs und zweier elastischer Binden jeweils 5 cm breite Venengebiete vom Oberschenkel bis zum Fuß gestaut. Bei Füllung der Venen zwischen den Binden sind die Perforansvenen in diesem Gebiet insuffizient.

- Mahorner-Ochsner-Test: Bei dieser Venenfunktionsprüfung werden insuffiziente Venenklappen am stehenden Patienten nachgewiesen: In verschiedenen Höhen des Beines werden Staubinden angelegt und von oben nach unten verschoben. Rasche Füllung der oberflächlichen Krampfadern zwischen 2 Abschnürstellen weist auf eine Insuffizienz der Perforansvenen hin.

Weiterführende gerätetechnische Untersuchungen sind die Duplexsonografie und die Phebografie (Gefäßdarstellung mit Röntgenkontrastmittel. Goldstandard aber aufwändig).

Antwort 507

Anatomisch wird das Beinvenensystem in ein oberflächliches und ein tiefes Venensystems unterteilt.

Oberflächliches und tiefes Venensystem stehen über sog. Verbindungsvenen (Perforansvenen, Vv. perforantes) miteinander in Verbindung.

Der überwiegende Teil des venösen Rückstroms zum rechten Herzen erfolgt über das tiefe Venensystem. Ein geringer Teil über die oberflächlichen Venen.

Die größte oberflächliche Vene des Beines ist die Vena saphena magna. Diese verläuft an der Innenseite des Ober- und Unterschenkels und mündet unterhalb der Leiste in die tiefe Oberschenkelvene (Vena femoralis).

An der Außenseite des Unterschenkels findet sich als zweite große oberflächliche Vene, die Vena saphena parva. Diese mündet etwa in Höhe der Kniekehle in die tiefe Kniekehlenvene (Vena poplitea). Von diesen beiden Hauptvenen gehen jeweils mehrere Seitenäste ab, welche die oberflächlichen Weichteile des Ober- und Unterschenkels durchziehen.

Die tiefen Beinvenen verlaufen in enger Nachbarschaft zu den entsprechenden Beinarterien (Funktionsprinzip der „Muskelpumpe"). Im Unterschenkel sind die tiefen Beinvenen (anders als in Kniekehle und Oberschenkel) jeweils mehrfach angelegt. Entsprechend den Arterien verlaufen in den tiefen Weichteilen des Unterschenkels jeweils mehrere Venae tibiales anteriores, posteriores et fibulares, in der Kniekehle die Vena poplitea und im Oberschenkel die Vena femoralis (superficialis, profunda, communis). Die Vena femoralis communis geht in kontinuierlichem Verlauf in die tiefe Beckenvene (Vena iliaca) über.

Die Verbindungsvenen zwischen oberflächlichem und tiefem Venensystem müssen die Muskelfaszie durchdringen. Es werden drei wichtige Hauptgruppen von Perforansvenen unterschieden:

- Cockett-Venen: An der Innenseite des Unterschenkels
- Boyd-Venen: Unterschenkel unterhalb des Knies
- Dodd-Venen: Oberschenkelinnenseite über dem Kniegelenk

Antwort 508
Der Wandaufbau der Venen entspricht im Wesentlichen dem der Arterien.

- Tunica interna (Interna) mit reichlich elastischen Fasern
- Tunica media (Media) mit glatter Muskulatur
- Tunica externa (Adventitia) mit Bindegewebe

Allerdings sind die Venenwände deutlich dünner als die der Arterien und weniger scharf gegeneinander abgegrenzt. Venenwände enthalten weniger Muskelanteile und einen höheren Anteil an Bindegewebe, da der Blutdruck in den Venen niedriger ist als in den Arterien. Im Unterschied zu den Arterien sind größere Venen zudem mit Venenklappen ausgestattet, die einen Rückfluss des Blutes verhindern.

Antwort 509
Vgl. Antwort zu Frage **507**.

Antwort 510
Laborwerte bei chronischer Pyelonephritis:

- Urinuntersuchung: Leukozyturie, Leukozytenzylinder, Bakteriurie, evtl. Erythrozyturie.
- Blutuntersuchung: BSG ↑, CRP ↑, Harnstoff/Kreatinin (sog. „Retentionswerte") ↑, pathologische Kreatinin-Clearance; Blutbild (Anämie durch Mangel an Erythropoetin), positive Blutkultur bei Urosepsis.

Antwort 511
Beim Harn- oder Urinsediment werden durch Zentrifugation die festen, nicht löslichen Bestandteile des Urins im Bodensatz ((lat. sedimentum) angereichert und anschließend unter dem Mikroskop untersucht. Die Untersuchung des Urinsediments ist einfach durchzuführen und gibt diagnostische Hinweise auf Nierenerkrankungen.
Vgl. auch Antwort zu Frage **115**

Antwort 512

Vorgeschichte (langjähriger Bluthochdruck) und Symptomatik deuten auf eine transitorische ischämische Attacke (TIA). Die TIA kann Vorbote der Apoplexie sein. Bei ca. 70 % aller Apoplexiepatienten sind solche Stadien bzw. Vorstufen eines Infarkts anamnestisch nachweisbar.

Stadieneinteilung der Apoplexie:

* Stadium I: asymptomatische Stenose
* Stadium II: TIA (transitorische = vorübergehende) ischämische Attacke); Symptome wie kurzzeitige Blindheit (Amaurosis fugax), Paresen, Sensibilitätsstörungen bilden sich innerhalb von 24 h komplett zurück; kein relevanter Zelluntergang, nur vorübergehende Funktionseinschränkung durch kleinen Thrombus, der innerhalb weniger Stunden durch das fibrinolytische System aufgelöst wird;
* Stadium III: PRIND (prolongiertes, reversibles, ischämisches, neurologisches Defizit); Komplette Remission der Symptome innerhalb einer Woche; Ebenfalls noch kein nennenswerter Zelluntergang durch einerseits schnelle Fibrinolyse sowie Kollateralgefäßbildung seitens der Nachbargefäße innerhalb weniger Tage;
* Stadium IV: kompletter Hirninfarkt (complete Stroke): manifeste Apoplexie mit stabil bleibenden neurologischen Ausfällen oder progressive Stroke: fortschreitende neurologische Ausfälle (Reinfarkt, Hämorrhagie)

TIA und PRIND sollten dringend angiologisch abgeklärt werden, um einen Hirninfarkt Stadium IV mit bleibenden Schäden zu vermeiden. Die Patientin sollte vom Hausarzt zur weiteren Abklärung zum Neurologen überwiesen werden.

Antwort 513

Bluthusten (Hämoptyse bzw. Hämoptoe) kann unterschiedliche Ursachen haben:

* Bronchialkarzinom
* Herz- und Gefäßerkrankungen (Lungenstauung, Lungenembolie, Lungeninfarkt)
* Infektionen (Tuberkulose, Bronchitis, Pneumonie, Lungenabszess)
* System- und Autoimmunerkrankungen (z.B. Goodpasture-Syndrom, Wegener-Granulomatose)
* Bronchiektasen

Blut aus Körperöffnungen ist so lange karzinomverdächtig bis das Gegenteil bewiesen ist. Als starker Raucher ist deshalb zunächst an ein Bronchialkarzinom zu denken bzw. dieses auszuschließen. Sie sollten den Patienten zur weiteren Diagnostik (z.B. Lungenröntgenbild) zum Hausarzt schicken.

Antwort 514

Häufige Ursachen für kindliche Atemnot:

- Bronchiolitis (Virusinfektion; häufig im ersten Lebensjahr),
- Tracheitis (bakterielle Infektion),
- Epiglottitis (lebensbedrohliche bakterielle Infektion mit Haemophilus influenzae Typ B),
- Pseudo-Krupp (Laryngitis subglottica; viral oder allergisch),
- Fremdkörperaspiration,
- Asthma bronchiale.

Antwort 515

Symptome der Epiglottitis:

- Inspiratorischer Stridor (pfeifendes Atemgeräusch bei der Einatmung),
- starke Schluckschmerzen,
- kloßige Sprache,
- meist hohes Fieber.

Antwort 516

Der Epiglottitis liegt eine bakterielle Infektion mit Haemophilus influenzae (Typ 1b; Hib) zugrunde. Das Krankheitsbild ist heute aufgrund einer wirksamen (und von der STIKO allgemein empfohlenen) Impfung selten geworden.

Antwort 517

Ursachen einer Verstopfung (Obstipation):

- In den meisten Fallen von chronischer Obstipation lässt sich keine Ursache finden.
- Chronische Verstopfung als funktionelle Störung (5-10 % der Bevölkerung, 20-30 % der über 60-Jährigen). Ursachen sind faserarme Kost, mangelnde Flüssigkeitsaufnahme, mangelnde Bewegung, Unterdrückung des Defäkationsreizes, Missbrauch von Abführmitteln.
- Verstopfung bei Reizdarmsyndrom,
- vorübergehende Verstopfung bei Bettlägerigkeit, Ernährungsumstellung (auf Reisen), fieberhaften Erkrankungen,
- Verstopfung bei organischen Darmerkrankungen:
  - o Verschluss oder Verengung: Adenom (Polyp), Karzinom, verengende Divertikulitis, Hernie (Bauchwandbruch), Verwachsungen, Fremdkörper,
  - o entzündliche Darmerkrankungen: Divertikulitis, M. Crohn,
  - o Analerkrankungen: Einriss (= Fissur), Abszess, Hämorrhoiden.
- Neurogene Störungen: z. B. diabetische Neuropathie, M. Parkinson, Multiple Sklerose,
- endokrine Ursachen: Hypothyreose, Schwangerschaft,
- Elektrolytstörungen: Hypokaliämie (oft Missbrauch von Abführmitteln!), Hyperkalzämie,
- Medikamente: Antidepressiva, Opiate.

Antwort 518

Beim Missbrauch von Abführmitteln (sehr häufig!) kommt es über den gastrointestinalen Kaliumverlust zu einer Hypokaliämie. Kalium ist wichtig für die Muskel- und Nerventätigkeit. Der Kaliummangel führt zur Lähmung bzw. Hypotonie der glatten Darmmuskulatur und dadurch zur Obstipation. Aufgrund der Obstipation erhöht der Patient die Dosis seines Abführmittels und setzt so einen „Teufelskreis" in Gang.

Antwort 519

Ursachen und Symptome einer Hypokaliämie:

Ursachen des Kaliummangels:

*   Diuretika = 'Wassertabletten' und Laxanzienabusus (Abführmittelmissbrauch) sind die häufigsten Ursachen für Kaliummangel!
*   Mangelnde Kaliumzufuhr mit der Nahrung,
*   Erbrechen,
*   Durchfall,
*   Conn-Syndrom (primärer Hyperaldosteronismus),
*   Kaliumverlustniere,
*   Coca-Cola in großen Mengen (2-3 Liter pro Tag)

Klinik des Kaliummangels:

*   Neuromuskuläre Symptome:
    Apathie, Adynamie, Lähmungen und Hypotonie der Muskulatur, Wulstbildung beim Beklopfen der Muskulatur, Bewusstseinsstörungen bis zum Koma.
*   Gastrointestinale Symptome:
    Appetitlosigkeit, Verstopfung bis zum Subileus und Ileus (Darmverschluss).
*   Renale Symptome:
    hypokaliämische Nephropathie.
*   Kardiovaskuläre Symptome:
    Tachykardie, Extrasystolen, Ödeme, EKG-Veränderungen.

Antwort 520

Hyperkaliämie:

Ursachen:

*   Niereninsuffizienz,
*   Trockenobst und kaliumreiches Obst (Bananen) bei bestehender Niereninsuffizienz
*   Nebennierenrindeninsuffizienz (Aldosteronmangel führt zu verminderter Kaliumausscheidung),
*   Medikamente (ACE-Hemmer, Aldosteronantagonisten, Zytostatika, Kontrazeptiva u.a.),
*   Azidose (führt zur Verlagerung des intrazellulären Kaliums in den Extrazellularraum),
*   schwere Verletzungen der Muskulatur (Rhabdomyolyse) und Verbrennungen,
*   kaliumreiche Infusionen.

Symptome:

* Allgemeinsymptome: Unlust, Schwäche, Verwirrtheit
* Neurologische Symptome: schlaffe Lähmungen, metallischer Geschmack, Gefühlsstörungen
* Kardiovaskuläre Symptome: Herzrhythmusstörungen, Herzstillstand, EKG-Veränderungen

Antwort 521
Als Bluthochdruck werden reproduzierbare unbehandelte Blutdruckwerte (mindestens 3 Messungen an verschiedenen Tagen) von $\geq$ 140 mmHg systolisch u./o. $\geq$ 90 mmHg diastolisch bei korrekter Messung des Gelegenheitsblutdrucks bezeichnet.

Ca. 25 % der Bevölkerung (bzw. 50 % der > 50-Jährigen; bei Adipositas bis 75 %) weisen Blutdruckwerte $\geq$ 140 mmHg systolisch u./o. $\geq$ 90 diastolisch auf („Volkskrankheit").

Zur Einteilung der Hypertonie vgl. Antwort zu Frage **490**.

Antwort 522
Zur Diagnose Diabetes mellitus führen Anamnese, klinische Untersuchung und Labor.
Anamnestische und klinische Hinweise auf einen Diabetes mellitus:

* Familiäre Belastung („erbliche Disposition", Anamnese!),
* Schwangerschaftskomplikationen,
* starker Durst und vermehrte Wasseraufnahme (Polydipsie), vermehrte Harnausscheidung (Polyurie),
* Übergewicht; bei Manifestation eines Diabetes anfangs aber auch Gewichtsverlust (!),
* Leistungsminderung, Müdigkeit,
* Kopfschmerz, Schwindel,
* Sehstörungen, nächtliche Wadenkrämpfe (Störungen im Wasser-/Elektrolythaushalt),
* kurzfristige Unterzuckerung (= Hypoglykämien) mit Heißhunger und Schwitzen (vorübergehender Hyperinsulinismus im Anfangsstadium eines Diabetes),
* Fettstoffwechselstörungen: Fettleber, Hypertriglyzeridämie (Typ I und IV n. Fredrickson),
* Gallenblasenentzündungen,
* Dupuytren-Kontraktur,
* Resistenzschwäche (Anfälligkeit gegenüber Infektionen),
* Hauterscheinungen: Juckreiz (Pruritus), Hautinfektionen (Candidamykose, Furunkulose, Abszess, Erysipel u.a.), Rötung des Gesichtes (Rubeosis diabetica), Necrobiosis lipoidica (zur Nekrose führende granulomatöse Entzündung der Haut).
* Potenzstörungen, Amenorrhö,
* Sehverschlechterung (Retinopathie).

Laborwerte im Blut bei Diabetes mellitus:

* Nüchternblutzucker nach 8-stündiger Nahrungskarenz: Er ist der entscheidende Wert für die Diagnose Diabetes mellitus („einfach, ausreichend, kostengünstig!"). Bei einer leichten Erhöhung ($\geq$ 110 < 126 mg/dl) spricht man von einer gestörten Glukose-Homöostase oder IFG (impaired fasting glucose). Diese stellt einen Risikofaktor für die zukünftige Entwicklung eines Diabetes mellitus und für Herz-Kreislauferkrankungen dar.

- HbA$_{1c}$: zeigt als „Blutzucker-Langzeitgedächtnis" die Blutzuckerstoffwechsellage in den letzten 3 Monaten an (dient zur Kontrolle der Blutzuckereinstellung)
- Oraler Glukosetoleranztest (OGTT): Er wird nur noch in Ausnahmefällen durchgeführt. Es werden 75g Glukose nach einer Nüchternblutentnahme zugeführt, erneute Blutzuckerbestimmung 120 min nach der Zuckeraufnahme.

Laborwerte im Urin:

- Urinzuckerbestimmung. (Die normale „Nierenschwelle" für Glukose liegt bei 150-180 mg/dl Glukose im Blut. Erst bei dieser Blutkonzentration tritt Glukose in den Urin über).
- Bestimmung des Mikroalbumins im Urin als Zeichen einer Nierenschädigung.

Stadium	Nüchtern-Plasma-Glukose	Gelegenheits-blutzucker	Oraler-Glukose-Toleranztest (OGTT)
Diabetes mellitus	≥ 126 mg/dl (≥ 7,0 mmol/l)	≥ 200 mg/dl (≥ 11,1 mmol/l) u. Diabetes-Symptome	2-h-Wert ≥ 200 mg/dl (≥ 11,1 mmol/l)
Gestörte Glukose-Homöostase IFG (impaired fasting glucose)	≥ 110 < 126 mg/dl (≥ 6,1 < 7,0 mmol/l)		Pathol. Glukosetoleranz: 2-h-Wert: ≥ 140 < 200 mg/dl (≥ 7,8 < 11,1 mmol/l)
Normal	< 110 mg/dl (< 6,1 mmol/l)		2-h-Wert < 140 mg/dl (< 7,8 mmol/l)

Lerntext 1: Diagnostische Richtwerte zur Feststellung eines Diabetes mellitus

Antwort 523
Der orale Glukosetoleranz-Test (Zuckerbelastungstest, OGTT) dient dem Nachweis einer gestörten Glukoseverwertung und der Frühdiagnostik des Diabetes mellitus bevor sich klinische Symptome zeigen. Bei manifestem Diabetes mellitus oder wenn sich schon Glukose im Urin nachweisen lässt, ist er kontraindiziert bzw. unnötig.

Antwort 524
Eine eindeutige Definition was „nüchtern" bei der Blutabnahme zu bedeuten hat, gibt es in der Literatur nicht. In der Regel bedeutet „nüchtern", dass der Patient mindestens 8 (bei manchen Autoren auch 12-14) Stunden vor der Blutabnahme nichts gegessen und getrunken haben darf. Nach manchen Autoren ist Wasser, ungesüßter Tee und trockenes Brot gestattet.

Antwort 525

Einteilung und Ätiologie des Morbus Addison:

- Primäre Form (ACTH ↑): (siehe auch Antwort zu Frage **73**)
- M. Addison: Zerstörung der Nebennierenrinde durch Autoimmunprozesse (80 % d. F.), seltener sind beidseitige Karzinommetastasen in der NNR, Tuberkulose, Einblutungen, Sepsis u.a. (Glukokortikoide ↓, ACTH gegenregulativ ↑).
- Sekundäre Formen (ACTH ↓):
  - o Insuffizienz von Hypophysenvorderlappen oder Hypothalamus,
  - o Langzeitbehandlung mit Kortikosteroiden (Glukokortikoide niemals abrupt absetzen! Sonst droht das lebensgefährliche Krankheitsbild einer Addison-Krise!).

Merke: Bei den sekundären Formen (Hypophyseninsuffizienz) ist nicht nur ACTH, sondern auch das Melanotropin (= MSH = Melanozyten-stimulierendes-Hormon) vermindert. Die Haut ist blass und pigmentlos („weißer Addison"), im Gegensatz zum „braunen Addison" bei primärer NNR-Insuffizienz: hier kommt es mit der verstärkten ACTH- auch zu einer vermehrten Melanotropin-Ausschüttung mit gesteigerter Melaninproduktion. (Ursache: Anstieg des Prohormons Proopiomelanocortin = POMC aus dem sowohl ACTH als auch MSH gebildet werden.)

Klinik eines sekundären Morbus Addison bei chronischer Hypophysenvorderlappeninsuffizienz:

Durch Ausfall der Hypophysenvorderlappenhormone (GH, Gonadotropine, TSH, ACTH, MSH) zeigen sich folgende Symptome:

Das Gesicht der Patienten erscheint ausdruckslos, typisch ist das Fehlen der lateralen Augenbrauen (Hertoghe-Zeichen), bei fortgeschrittenen Fällen kann es zum Gewichtsverlust kommen.

Die Leitsymptome lassen sich als die „sieben A" merken und aufgrund der pathophysiologischen Zusammenhänge gut herleiten:

Gonadotropin-Mangel:	1. Achsel- und
	2. Augenbrauenbehaarung schwinden
und Prolaktin-Mangel:	3. Amenorrhö (Ausfall der Regelblutung)
	4. Agalaktie (fehlende Milchsekretion)
TSH-Mangel:	5. Apathie (Teilnahmslosigkeit)
ACTH-Mangel:	6. Adynamie
MSH-Mangel:	7. Alabasterfarbene Blässe

- Der Ausfall der auf die Keimdrüsen wirkenden Gonadotropine (LH, FSH) führt zu Hypogonadismus (fehlende oder verminderte Aktivität von Hoden bzw. Ovarien) mit Libido- und Potenzverlust, Amenorrhö, Agalaktie und Ausfall der Sekundärbehaarung (Achselhaare und Augenbrauen).
- Der Ausfall des auf die Schilddrüse wirkenden TSH (Thyroidea-Stimulierendes-Hormon) führt zu den typischen Symptomen einer Hypothyreose (Apathie, Bradykardie, Kälteintoleranz, Müdigkeit u.a. Vgl. unten: Schilddrüsenunterfunktion).

• Der Ausfall des auf die Nebennierenrinde wirkenden <u>ACTH</u> (adrenocorticotropen Hormons) führt zur sekundären Nebennierenrindeninsuffizienz mit Adynamie (verminderte Leistungsfähigkeit, Schwäche, Kraftlosigkeit) und arterieller Hypotonie. Der MSH-Mangel führt zur Depigmentation der Haut mit alabasterfarbener Blässe.

Sonderformen:
• Der Ausfall der Gonadotropine und des Prolaktins führt bei stillenden Frauen zum Fehlen der Milchsekretion (Agalaktie).
• Der Ausfall des Wachstumshormons GH (STH) im Wachstumsalter führt zur Kleinwüchsigkeit: hypophysärer Zwergwuchs (ca. 1,40 m). Kl.: Verlangsamtes Wachstum ab dem 2. Lebensjahr, Körperbau proportioniert verkleinert, Gesicht wirkt puppenhaft (Kopf im Verhältnis zum Körper vergrößert), Hände und Füße sind auffallend klein (Akromikrie), Intelligenz normal
• Der Ausfall des Wachstumshormons beim Erwachsenen führt neben einem Anstieg der Fettmasse und einer Abnahme der Muskelmasse zu Adynamie, Hyperlipidämie und Hypoglykämie, Arteriosklerose- und Osteoporose-Risiko nehmen zu, evtl. Depression

Antwort 526

Der Calciumbestand (ca. 1,5 % des Körpergewichts) wird durch das Zusammenwirken von Parathormon, Calcitriol u. Calcitonin normalerweise in engen Grenzen konstant gehalten. Eine Rolle im Stoffwechsel spielen auch D-Hormon und Glukokortikoide.

• Kalzitonin: Steigerung der Anzahl und Aktivität der Osteoblasten (gesteigerte Skelettmineralisation), vermehrte renale Kalziumausscheidung, gedrosselte intestinale Resorption, Folge: Serum-Kalzium-Spiegel sinkt.

• Parathormon: Antagonist (Gegenspieler) des Kalzitonins, sorgt für erhöhtes Serum-Kalzium, indem es intestinal und renal zu verstärkter Kalzium(rück)resorption führt und das im Knochen gespeicherte Kalzium durch Aktivierung der Osteoklasten mobilisiert. Fördert zusätzlich die D-Hormon-Synthese.

• D-Hormon (früher: Vitamin D): In der Haut unter ultravioletter Bestrahlung gebildet (oder im Darm aus der Nahrung resorbiert) wird die Vorstufe in Leber und Niere zu aktivem D-Hormon, 1 alpha-25(OH)$_2$-D$_3$ = Calcitriol, hydroxyliert. Aufgrund dieses komplexen Produktionsmechanismus hielt man die Substanz lange für ein Vitamin. D-Hormon erhöht wie Parathormon die intestinale und renale (Rück)Resorption von Kalzium und Phosphat, fördert aber im Gegensatz zu Parathormon die Knochenmineralisation (Schutz vor übermäßiger Skelettentkalkung).

• Glukokortikoide: drosseln die intestinale Kalziumresorption und steigern die renale Kalziumausscheidung. Dies führt zur Reaktion des Hormonsystems: um den Serum-Kalzium-Spiegel wieder zu normalisieren wird durch verstärkte Parathormonausschüttung (Hyperparathyreoidismus) das Kalzium der Knochen mobilisiert. Dieser Mechanismus führt zum Knochenabbau.

Wirkung von: → auf: ↓	Kalzitonin	Parathormon	D-Hormon
Magen-Darm-Trakt: Ca $^{2+}$- Resorption	↓	↑	↑
Niere: Ca^{2+}-Ausscheidung	↑	↓	↓
Skelett: Ca $^{2+}$-Einlagerung	↑	↓	↑
Gesamtwirkung auf Serum-Ca $^{2+}$	↓	↑	gering

Antwort 527 ♥

Ursache einer Koronaren Herzkrankheit ist in über 90 % der Fälle eine arteriosklerotische (atherosklerotische) Verengung der Herzkranzgefäße. Man kennt zwischenzeitlich hunderte von Risikofaktoren für die Entwicklung einer Arteriosklerose.

Risikofaktoren für die Entstehung einer vorzeitigen Arteriosklerose:

Unbeeinflussbare Risikofaktoren:

• Alter,

• Geschlecht,

• familiäre Disposition.

Beeinflussbare Risikofaktoren 1. Ordnung:

• Zigarettenrauchen (Risikoerhöhung durch gleichzeitige Einnahme östrogenhaltiger Ovulationshemmer),

• Arterielle Hypertonie,

• Fettstoffwechselstörungen (z.b. Cholesterin, LDL ↑, HDL ↓)

• Diabetes mellitus.

Beeinflussbare Risikofaktoren 2. Ordnung:

• Adipositas,

• Körperliche Inaktivität,

• Stress.

Andere Risikofaktoren:

• Gefäßschädigende (atherogene) Ernährung; (Schutzwirkung hat die mediterrane Ernährung sog. „Kreta-Diät"),

• Hyperhomozysteinämie.

Antwort 528 ♥

Vgl. Antwort zu Frage **370**.

Antwort 529

Das Sprunggelenk ist das Verbindungsgelenk zwischen dem Unterschenkel und dem Fuß. Man unterscheidet das obere Sprunggelenk (OSG) und das untere Sprunggelenk (USG).

Das obere Sprunggelenk (Articulatio talocruralis) wird durch die von Tibia (Schienbein) und Fibula (Wadenbein) gebildete Malleolengabel und durch den Talus (Sprungbein) gebildet und durch Bänder (inneres und äußeres Kollateralband = Ligg. collaterale mediale und laterale) stabilisiert.

Das untere Sprunggelenk besteht aus zwei Gelenkanteilen:

- Hinterer Teil des unteren Sprunggelenkes (Articulatio subtalaris): zwischen Talus (Sprungbein) und Calcaneus (Fersenbein). Stabilisiert durch 3 Bänder (Ligg. talocalcaneum laterale, mediale und posterior).

- Vorderer Teil des unteren Sprunggelenkes (Articulatio talocalcaneonavicularis): zwischen Taluskopf und Calcaneus (Fersenbein), Os naviculare (Kahnbein): Stabilisiert durch ein Band (Lig. calcaneonaviculare plantare).

Antwort 530

Im oberen Sprunggelenk sind Beugung (Plantarflexion) und Streckung (Dorsalflexion) möglich.

Im unteren Sprunggelenk sind Pronation (Hebung des äußeren Fußrandes) und Supination (Hebung des inneren Fußrandes) möglich.

Antwort 531

Bänder:

Das Sprunggelenk wird durch eine Reihe von Bändern zusammengehalten. Das Innenband (Ligamentum deltoideum oder Ligamentum collaterale mediale) besteht aus einem Schienbein-Kahnbein-Teil (Pars tibionavicularis), einem Schienbein-Fersenbein-Teil (Pars tibiocalcanea) und einem vorderen und hinteren Schienbein-Rollbein-Teil (Pars tibiotalaris anterior und posterior). Das Außenband (Ligamentum collaterale laterale) wird vom vorderen und hinteren Rollbein-Wadenbein-Band (Ligamentum talofibulare anterius und Ligamentum talofibulare posterius) sowie einem Fersenbein-Wadenbein-Band (Ligamentum calcaneofibulare) gebildet. Die Sprunggelenksgabel wird durch das vordere und hintere Schienbein-Wadenbein-Band (Ligamentum tibiofibulare anterius und Ligamentum tibiofibulare posterius) zusammengehalten.

Die Außenbänder sind besonders häufig von Umknickverletzungen betroffen; man spricht in diesem Fall von einer Außenbandruptur.

Umknickverletzungen führen oftmals zu Schädigungen des Kapsel-Bandapparates (Bänderzerrung, -dehnung, -zerreißung). Knöcherne Verletzungen treten eher selten auf (Bruch der Außen- und Innenknöchel, Zerreißung des Verbindungsbandes zwischen Schien- und Wadenbein). Die Sprunggelenke sind mit etwa 20 % aller Sportverletzungen sehr häufig betroffen.

Muskeln des Unterschenkels (Strecker, Extensoren)
(Mit Wirkung auf Knie- u./o. Sprunggelenk)

Muskelgruppe	Muskel	Funktion
Extensoren (ventral zwischen Tibia und Fibula)	M. tibialis anterior	Dorsalflexion und Supination des Fußes
	M. extensor digitorum longus	Dorsalflexion des Fußes und Streckung der Zehen. Pronation im unteren Sprunggelenk.
	M. extensor hallucis longus	Streckung der Großzehe, Supination im unteren Sprunggelenk
	M. fibularis tertius	Pronation
Peronaeusgruppe (lateral der Fibula)	M. fibularis longus	Pronation,
	M. fibularis brevis	Abduktion, Plantarflexion

Muskeln des Unterschenkels (Beuger, Flexoren)
Beugende Muskeln des Unterschenkels (Flexoren) und ihre Wirkung auf Knie- und/oder Sprunggelenk)

Muskelgruppe	Muskel	Funktion
Flexoren, oberflächliche Schicht	M. gastrocnemius, *Caput mediale*	Plantarflexion, Supination, Beugung im Kniegelenk
	M. gastrocnemius, *Caput laterale*	(M. gastrocnemius und M. soleus = M. triceps surae bilden gemeinsam die Achillessehne)
	M. soleus	
	M. plantaris	
Flexoren, tiefe Schicht	M. tibialis posterior	Supination, Plantarflexion
	M. flexor digitorum longus	Beugen der Endphalangen II – V, Plantarflexion, Supination
	M. flexor hallucis longus	Beugen der Großzehe, Plantarflexion, Supination
	M. popliteus	Beugung und Innenrotation im Kniegelenk

Antwort 532

Bei einem autonomen Adenom der Schilddrüse finden sich in der Schilddrüse autonome Areale, die sich der physiologischen Regelkreissteuerung von Hypothalamus und Hypophyse entziehen. Durch ungebremste Produktion von Schilddrüsenhormon in den autonomen Arealen kommt es zu einer Schilddrüsenüberfunktion. Autonome Adenome treten meist in höherem Lebensalter, meist auf dem Boden einer vorhergehenden Jodmangelstruma auf. Klinisch zeigen sich die Symptome einer Hyperthyreose (vgl. Antwort zu Frage **46**). Zur diagnostischen Abklärung finden neben Anamnese, Klinik und Labor (TRH, TSH, T3/T4) Sonografie und Szintigrafie Anwendung. Therapeutisch werden Thyreostatika (Schilddrüsenproduktion blockierende Medikamente), Operation und Radiojodtherapie eingesetzt.

Antwort 533

Die Schilddrüsenhormone T3 und T4 sind erhöht. TRH (Hypothalamus) und TSH (Hypophyse) sind erniedrigt.

Antwort 534

Jod oder jodhaltige Medikamente oder jodhaltige Röntgenkontrastmittel führen zu einer Verschlimmerung der Hyperthyreose und können eine lebensbedrohliche thyreotoxische Krise auslösen. Deshalb: Ausschluss einer (eventuell noch unerkannten) Hyperthyreose vor Gabe jodhaltiger Stoffe.

Antwort 535

Differenzialdiagnose Halsschmerzen:

- Anginen/Tonsillitiden
  - Angina catarrhalis (meist Viren)
  - Angina lacunaris oder follicularis (Streptokokken)
  - Angina bei Agranulozytose
  - Angina Plaut-Vincent
  - Angina bei Lues (Syphilis)
  - Tonsillentuberkulose
  - Soor
  - Herpangina (Coxsackie-A-Virus)
  - Monozytenangina (Mononukleose)
  - Scharlachangina
  - Diphtherie u.a.
- Tonsillenkarzinom
- Glossopharyngeusneuralgie
- Tonsillar- und Peritonsillarabszess
- Akute Laryngitis/Pharyngitis

- Akute Thyreoiditis
- Parotitis acuta

Antwort 536

Hautausschlag (Exanthem) bei Scharlach:

Feinfleckig (stecknadelkopfgroß), hochrot, zusammenfließend; beginnt im Bereich von Achsel und Leisten und steigt in Richtung Hals auf, blasst dann ab und wird von einer intensiven Schuppung (vor allem an Händen und Fußsohlen) abgelöst.

Das Mund-Kinn-Dreieck bleibt frei. Dies wird als periorale Blässe (oder auch als Milchbart) bezeichnet.

Antwort 537

Eine der häufigsten orthopädischen Erkrankungen bei Jugendlichen (2-4/100 00) ist die Epiphysenlösung (Epiphysiolysis capitis femoris). Das Krankheitsbild tritt typischerweise während des pubertären Wachstumsschubes auf. Übergewichtige und sehr sportliche Kinder sind häufiger betroffen.

Die Ursachen sind unklar.

Klinisch klagen die Patienten über Schmerzen, meist im Hüftgelenk (manchmal auch Oberschenkel und Knieschmerzen). Das Bein ist außenrotiert und kann schwer nach innen gedreht werden. Die Schmerzen können plötzlich auftreten (akute Form) oder, bei der chronischen Form, lange anhalten.

Therapie: Ist die Epiphysenlösung erst einmal klinisch in Erscheinung getreten, muss sie operiert werden.

Antwort 538

Bei Schmerzen hinter dem Brustbein mit Atemnot ist zunächst von einer Angina pectoris bzw. einem Myokardinfarkt auszugehen. Deshalb muss unverzüglich der Notarzt angefordert werden!

Die wichtigste Differenzialdiagnose des akuten Myokardinfarktes ist die akute Pankreatitis, die klinisch oft nicht von einem Hinterwandinfarkt zu unterscheiden ist.

Einige weitere Differenzialdiagnosen zu Thoraxschmerzen (evtl. mit Atemnot):

Kardiale Ursachen:

- Perikarditis
- Aneurysma der Aorta
- Aortenbogensyndrom > *Stenose mehrerer oder alle vom Aortenbogen abzweigender Arterien, mit oder ohne Beteiligung des Aortenbogens.*
- Aortenklappenfehler

Thoraxskelett:

- Periarthritis humeroscapularis (Schulter-Arm-Syndrom) > *deg. Veränderung des Schultergürtels mit Bewegungseinschränkung.*
- Interkostalneuralgie > *Schmerzsyndrom im Zwischenrippenbereich der Brustwand (ventral). Meist ziehende, anhaltender Schmerz.*
- M. Bechterew

Systemerkrank., chron. entzünd- lich aus dem rheum. Formenkreis.

Thoraxmuskulatur:
- Herpes zoster (Zosterneuralgie)
- Trichinose
- Coxsackie-Virus-Infektion

Pleura:
- Trockene Pleuritis
- Lungeninfarkt mit Pleuritis
- Pleurakarzinose
- Spontanpneumothorax
- Bronchopneumonie
- Pancoast-Tumor

Ösophagus und Oberbauch:
- Akute Pankreatitis
- Ösophaguskarzinom
- Refluxösophagitis
- Cholezystitis
- Milzinfarkt

Psychovegetativ
- Hyperventilation

Antwort 539

Adrenalin ist ein Hormon aus dem Nebennierenmark, das in Stresssituationen in die Blutbahn ausgeschüttet wird („Stresshormon") und dort kurzzeitig wirkt (Plasmahalbwertszeit von Adrenalin: 1-3 Minuten). Als Stresshormon schafft Adrenalin die Voraussetzungen für die rasche Bereitstellung von Energiereserven, die unter akuten gefährlichen Umweltbedingungen das Überleben sichern sollen: Kampf oder Flucht.

Antwort 540

Adrenalinwirkung auf einige Organe (Prinzip: „Alles was man für Kampf oder Flucht benötigt wird durch Adrenalin angeregt, alles was man für Ruhe und Erholung braucht, wird durch Adrenalin gedrosselt):

Steigerung der Herzfrequenz, Anstieg des Blutdrucks, Erweiterung der Bronchiolen, Beschleunigung der Atmung, erhöhte Schweißproduktion, Pupillenerweiterung (Mydriasis), Bereitstellung von Energiereserven durch Fettabbau (Lipolyse), Freisetzung und Herstellung (Biosynthese) von Glukose.

Hemmung der Magen-Darm-Tätigkeit.

Antwort 541

Zur orientierenden Einteilung der Anämien hat sich folgendes Schema bewährt:

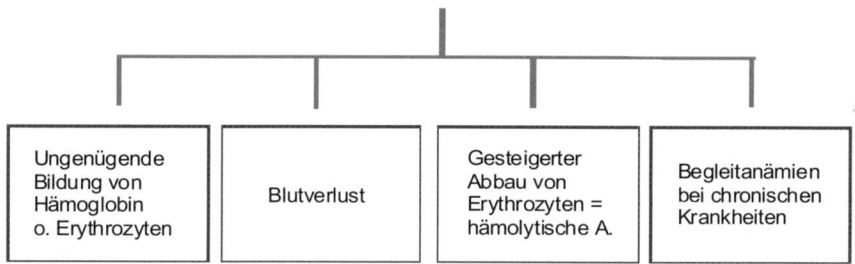

Orientierende Einteilung der Anämien

Anämien durch ungenügende Bildung von Hämoglobin oder Erythrozyten:

* Eisenmangelanämie
* Megaloblastäre Anämien durch Reifungshemmung der Erythrozyten

  o Vitamin-B12-Mangel
  o Folsäure-Mangel

* Regenerationshemmung im Blut bildenden Knochenmark

  o Aplastische Anämie

Anämien durch Blutverlust:

* Akute Blutung
* Chronische Blutung

Anämien durch gesteigerten Abbau von Erythrozyten (Hämolytische Anämien):

* Angeborene korpuskuläre (zelluläre) hämolytische Anämien

  o Kugelzellanämie (hereditäre Sphärozytose)
  o Glukose-6-phosphat-Dehydrogenasemangel (Favismus)
  o Pyruvatkinase-Mangel
  o Sichelzellanämie
  o Thalassämie

* Erworbene (extrazelluläre) hämolytische Anämien

  o Autoimmunhämolytische Anämien
  o Toxische, mechanische oder thermische hämolytische Anämien

Begleitanämien bei chronischen Erkrankungen:

* Renale Anämie
* Tumor- und Infektanämie
* Hyperspleniesyndrom (Hypersplenismus)

Antwort 542

Typische Laborwerte bei einer Eisenmangelanämie: Hypochrome, mikrozytäre Anämie mit vermindertem Eisen und erniedrigtem Ferritin. Hb ↓, Erythrozyten ↓, MCV ↓ (mikrozytär), MCH ↓ (hypochrom), Fe ↓, Ferritin ↓, Transferrin = Eisentransportprotein ↑.

Antwort 543

Die Eisenmangelanämie ist hypochrom und mikrozytär (vgl. Antwort zu Frage **542**). Die Aplastischen Anämie ist normochrom und normozytär (MCH und MCV normal, Eisen und Ferritin normal).

Antwort 544

Es existieren insgesamt 12 Hirnnervenpaare, die zum einen Teil den Spinalnerven des Rückenmarks, zum anderen Teil ausgelagerten ZNS-Anteilen entsprechen (z.B. N. opticus).

I. N. olfactorius (Riechnerv):

Funktion: Geruchssinn; Überprüfung durch Geruchsstoffe

Geruchsstörung (Anosmie) bei Nasennebenhöhlenentzündung (Sinusitis), Diabetes mellitus (DM), durch Schädelhirntrauma (SHT), Tumoren (Meningeome) u.a.

II. N. opticus (Sehnerv):

Funktion: Leitung der Sehinformationen von der Netzhaut des Auges (Retina) zunächst zum Corpus geniculatum laterale des Thalamus;

Prüfung der Sehschärfe sowie des Gesichtsfeldes; direkte Beurteilung des Sehnervs durch Augenspiegelung möglich;

Optikusneuritis bei Multipler Sklerose, Schädigung durch Diabetes mellitus, Orbita (Augenhöhlen)- bzw. Hypophysen(Hirnanhangsdrüsen)tumoren;

III. N. oculomotorius (Augen bewegender Nerv):

Funktion: motorische und parasympathische Anteile; innerviert M. levator palpebrae (Lidheber) sowie 4 der 6 den Augapfel bewegenden Muskeln; parasympathische Innervation des M. sphincter pupillae ⇒ Miosis (enge Pupille);

Überprüfung erfolgt durch Pupillenreflexe und Beobachtung der normalerweise synchronen Augenbewegungen: Schädigung führt zu Doppelbildern, Lähmungsschielen, Ptosis (hängendes Augenlid) und evtl. Mydriasis (geweitete Pupille);

Ursachen: meningeale Blutungen, Intoxikationen (Vergiftungen) z.B. mit Botulismus- oder Diphtherietoxinen, auch bei Alkoholabusus;

IV. N. trochlearis:

Funktion: Innervation des Augenmuskels M. obliquus superior;

Überprüfung durch Beobachtung synchroner Augenbewegungen (s. Hirnnerv III)

V. N. trigeminus (Drillingsnerv):

Funktion: sensible Versorgung von Gesichtshaut, Schleimhaut des Auges, der Zunge, Teilen des Nasen-/Rachenraums mit den 3 Ästen:

- N. ophthalmicus (Augen-/Stirnbereich)
- N. maxillaris (Oberkieferbereich)
- N. mandibularis (Unterkieferbereich)

Zusammen mit dem N. mandibularis verlaufen motorische Fasern zur Kaumuskulatur.

Überprüfung der Sensibilität und der Kaumuskulatur;

Häufiges Syndrom: sehr schmerzhafte (idiopathische) Trigeminusneuralgie im Versorgungsgebiet der jeweils betroffenen Äste; Schädigung auch durch meningeale Blutungen, Tumoren, Schädelfrakturen usw.

VI. N. abducens:

Funktion: Innervation des Augenmuskels M. rectus lateralis; weiteres s. Hirnnerv III;

VII. N. facialis (Gesichtsnerv):

Funktion: Mimische Muskulatur sowie parasympathisch efferente Versorgung der Tränen- und Speicheldrüsen, parasympathische Afferenzen von den vorderen 2 Dritteln der Zunge;

Überprüfung durch Stirnrunzeln, Augen Zusammenkneifen, Pfeifen, Zähne zeigen; außerdem Tränensekretionstest (Schirmer-Test) und Geschmacksüberprüfung

häufig idiopathische Fazialisparese (Bell-Lähmung), sekundär auch bei Mittelohrentzündung (Otitis media), Tumor, Schädelhirntrauma (SHT)

VIII. N. vestibulocochlearis (N. statoacusticus) (Gleichgewichts-Hörnerv):

Funktion: Gehör- und Gleichgewichtsorgan des Innenohrs;

Überprüfung durch Flüstern, Gleichgewichtsproben (Einbeinstand usw.);

Schädigungsursache: Entzündungen, Medikamente, Tumoren (Akustikusneurinom)

IX. N. glossopharyngeus:

Funktion: Motorisch und sensible Versorgung des weichen Gaumens und Rachens; parasympathisch afferent hinterer Zungenbereich;

Überprüfung des Schluckaktes, evtl. Heiserkeit

X. N. vagus:

Funktion: Der mit Abstand wichtigste parasympathische Nerv verläuft entlang der A. carotis interna; nach Eintritt in den Thorax Abzweig des N. recurrens, der links den Aortenbogen, rechts die A. subclavia umschlingt und in unmittelbarer Nachbarschaft der Schilddrüse zurück zum Kehlkopf (Larynx) verläuft: Verletzung bei Schilddrüsenprozessen bzw. -operationen führt einseitig zu Heiserkeit, beidseitig zu Atemnot: sog. Rekurrensparese.

Der Hauptast des N vagus durchläuft den Thorax, versorgt parasympathisch Bronchien und Herz (EBS und ELS), dann Eintritt ins Abdomen; hier parasympathische Versorgung sämtlicher Oberbauchorgane, des gesamten Dünndarms sowie 2 Drittel des Kolons.

XI. N. accessorius:

rein motorisch, innerviert M. sternocleidomastoideus und den oberen M. trapezius;

Überprüfung durch Drehen des Kopfes, Heben der Schulter (Schultertiefstand)

XII. N. hypoglossus:

Motorische Innervation des Zungenmuskels; bei Schädigung Abweichung der Zunge beim Herausstrecken auf die gelähmte Seite und (einseitige) Atrophie der Zunge

Antwort 545

Vgl. Antwort zu Frage **504**.

Antwort 546

Das Trommelfell bildet den Abschluss des äußeren Gehörgangs zur Paukenhöhle. Es wird von den Schallwellen in Schwingung versetzt und überträgt diese auf die Gehörknöchelchenkette. Das Trommelfell ist eine 0,1 mm dicke bindegewebige Membran, außen von Haut, innen von Schleimhaut überzogen. Ihr Durchmesser beträgt ca. 10 mm. Die Form entspricht einem flachen Trichter, der mit seinem Nabel (Umbo tympani), dem Ansatz des Hammergriffs, in die Paukenhöhle hineinragt. Im oberen Teil ist das Trommelfell locker (Pars flaccida) und im Gegensatz zum unteren gespannten Teil (Pars tensa) akustisch nicht wirksam.

Bei der Ohrspiegelung (Otoskopie) schimmert das elliptisch geformte, gesunde Trommelfell perlmuttgrau und lässt den Hammergriff als Beginn der Gehörknöchelchenkette durchscheinen (Stria mallearis). Ferner zeigt sich ein Lichtreflex, der vom Trommelfellnabel (Umbo) ausgehend nach vorne unten weist.

Antwort 547

Schwindel entsteht durch widersprüchliche Informationen der am Gleichgewichtsempfinden beteiligten Sinnesorgane - Augen, Innenohr, Muskel- und Gelenkrezeptoren – oder aufgrund von Störungen bei der zentralen Verarbeitung dieser Informationen im Hirnstamm, Kleinhirn und Großhirn.

Bei Neurologen und HNO-Ärzten ist bis heute umstritten, ob es einen Schwindel aufgrund von Halswirbelsäulenveränderungen gibt. Einige Autoren meinen jedoch, dass es - beispielsweise als Folge eines Schleudertraumas mit Weichteilverletzungen - durch rotatorische oder translative Subluxationen im Kopfgelenk zu Kompressionen im Gebiet der Arteria basilaris kommen kann, die sich durch Schwindelattacken äußern.

Die Anamnese in diesem Fall – Auslösung des Schwindels durch Reklination des Kopfes – spricht für eine solche Ursache.

Einige weitere Ursachen von Schwindel:

- Benigner paroxysmaler Lagerungsschwindel
- Erkrankungen des Innenohres (Vestibulopathie)
- M. Menière
- Neuritis vestibularis (Entzündung des Gleichgewichtsnerven)
- Durchblutungsstörungen (Kleinhirninfarkt), TIA
- Akustikusneurinom (oder andere Tumoren)
- Mechanische Schädigung (Labyrinthausfall bei Felsenbeinfraktur)
- Knochendefekt im Innenohr (Bogengangsdehiszenz)

Antwort 548

Ginkgo (Samen und Extrakte aus Blättern) wird von einzelnen Autoren eine durchblutungsfördernde Wirkung, antioxidative und neuroprotektive Eigenschaften und eine Verbesserung der Gedächtnisleistung zugesprochen. Mitunter werden Ginkgo-Extrakte zur begleitenden Behandlung eines Glaukoms eingesetzt.

Bei einer Instabilität der Halswirbelsäule – die im vorliegenden Krankheitsfall ursächlich ist – ist mit durchblutungsfördernden Medikamenten keine sinnvolle Therapie möglich.

Antwort 549

Da die Diagnose eines HWS-bedingten Schwindels von einigen Autoren generell in Frage gestellt wird und aufgrund der Differenzialdiagnosen ernste Krankheitsbilder (Tumore, TIA usw.) abgeklärt werden müssen, würden wir raten, den Patienten an den Hausarzt zu verweisen. Dieser wird zur Abklärung des Schwindels wohl eine neurologische und HNO-ärztliche Untersuchung veranlassen.

Antwort 550

Die ausführliche Beschreibung der Untersuchung der Wirbelsäule finden Sie in den entsprechenden Lehrbüchern zur körperlichen Untersuchung. Hier nur einige Stichworte:

Anamnese: Schmerz, Bewegungseinschränkung

Körperliche Untersuchung:

- Inspektion: Körperhaltung, Gang- und Standbild, Blick von der Seite (Lordose, Kyphose, Buckelbildung); Blick von hinten (Skoliose; „Tannenbaum-Phänomen" bei Osteoporose)
- Palpation: Muskelverpannungen, Druck- und Kompressionsschmerz
- Perkussion: Klopfschmerz
- Auskultation: -
- Funktionsprüfungen: z.B. Finger-Boden-Abstand, Schober-, Ott-, Mennell-, Lasègue-Zeichen, Beweglichkeit der Halswirbelsäule

Antwort 551

Bedingt durch den Längenverlust der zusammensinternden Wirbelsäule zeigt sich bei fortgeschrittener Osteoporose das sog. „Tannenbaum-Phänomen". Da die über der Wirbelsäule liegende Haut nicht "mitschrumpft", bilden sich Hautfalten, die von der Mitte des Rückens ausgehend nach beiden Seiten hin abwärts verlaufen und in etwa die Form eines Tannenbaums nachbilden.

Antwort 552

Eine einfache Prüfung des Gehörs eines Patienten besteht im Hören des Tickens einer Uhr oder von gesprochenen (bzw. geflüsterten) zweistelligen Zahlen aus definiertem Abstand (Hörweitenmessung). Der Patient hat dabei die Augen geschlossen (damit er nicht vom Mund abliest) und das gerade nicht untersuchte Ohr wird mit einem lauten Rauschen belastet (Báránysche-Lärmtrommel) oder vom Patienten zugehalten. Es wird dabei der Abstand gemessen, aus dem die gesprochene Sprache des Untersuchers gerade noch korrekt nachgesprochen werden kann.

Außerdem kann mit einer Stimmgabel der Test nach Weber und Rinne (vgl. Antwort zu Frage **554**) durchgeführt werden, um eine Schallleitungsstörung von einer Schallempfindungsstörung zu unterscheiden.

Es gibt eine Vielzahl genauerer Untersuchungsverfahren, die gerätegestützt ablaufen (HNO-Arzt): Tonaudiogramm, Sprachaudiometrie, Geräuschaudiometrie und viele andere.

Antwort 553
Bei Schwerhörigkeit kann mittels der Stimmgabel-Tests nach Weber und Rinne zwischen einer Schallleitungsschwerhörigkeit (Ursache: Mittelohr) und einer Schallempfindungsschwerhörigkeit (Ursache: Innenohr, Hörnerv, Zentralnervensystem) unterschieden werden.

Antwort 554
Stimmgabelprüfung zur Unterscheidung von Schallempfindungs- und Schallleitungsschwerhörigkeit (Tests nach Weber und Rinne):

* Weber-Test (Stimmgabel auf Kopfmitte): Lateralisation bei Schallempfindungsschwerhörigkeit zur gesunden, bei Schallleitungsschwerhörigkeit zur kranken Seite.

* Rinne-Test: Stimmgabel auf Warzenfortsatz (Knochenleitung), bei Verschwinden des Tones kann er normalerweise wieder wahrgenommen werden bei Vorhalten der Stimmgabel vor die Ohrmuschel (bessere Luftleitung); falls nicht: Schallleitungsschwerhörigkeit

Antwort 555
Der Processus mastoideus ist der Warzenfortsatz des Schläfenbeins. Er liegt hinter dem äußeren Gehörgang im Schläfenbein.

Antwort 556
Vgl. Antwort zu Frage **370**.

Antwort 557

Vgl. Antworten zu Frage **6** und **7**.

Antwort 558

Als Mitose wird der Vorgang der Zellkernteilung bezeichnet. Der Chromosomensatz im Zellkern wird dabei verdoppelt und auf zwei sich neu bildende Zellkerne verteilt.

In der sich anschließenden Teilung des Zellleibs (Zytokinese) werden zwei identische Tochterzellen aufgebaut.

Antwort 559

Die Meiose, auch Reduktions- oder Reifeteilung, ist eine besondere Form der Zellkern-Teilung. Im Gegensatz zur gewöhnlichen Kernteilung, der Mitose, wird der Chromosomensatz bei der Meiose nicht verdoppelt (wie bei der Mitose), sondern halbiert.

Die Meiose ist Voraussetzung für die geschlechtliche Fortpflanzung. Eizelle und Spermium haben durch die Meiose jeweils nur den halben Chromosomensatz einer Körperzelle.

Bei der Befruchtung der Eizelle (halber Chromosomensatz der Mutter) mit dem Spermium (halber Chromosomensatz des Vaters) entsteht eine Körperzelle mit dem vollen Chromosomensatz.

Die Meiose, also die Halbierung des Chromosomensatzes bei der Zellkernteilung von Spermium und Eizelle, ist Voraussetzung für die geschlechtliche Fortpflanzung, da sich sonst die Chromosomenzahl im Zellkern mit jeder Generation verdoppeln würde.

Antwort 560

Die Leber muss man sich als gigantisches chemisches Laboratorium vorstellen.

Sie hat zwei Hauptaufgaben:

1. Stoffwechsel- und Entgiftungsfunktion,
2. Produktion von Galle.

Die Aufgaben der Leber im Rahmen des Stoffwechsels sind vielfältig. Das Stoffgemisch, welches aus der Nahrung im Darm aufgenommen wird, entspricht oft nicht allen Erfordernissen des Organismus bzw. der Zellen. Einzelne Stoffe werden aus der Nahrung im Überfluss angeboten, andere sind in zu geringer Menge enthalten. Überschüssige Stoffe müssen in der Leber chemisch umgewandelt und in Speicherformen überführt werden. Stoffe, die im Körper in zu geringer Menge vorhanden sind, müssen aus anderen, körpereigenen Baustoffen synthetisiert werden.

Leber und Fettstoffwechsel

Die Leber ist ein Bildungsort für Fette. Bei verstärktem Fettabbau (Hungerzustand, Diabetes mellitus) werden dort Ketonkörper gebildet (u.a. Azeton, das über die Lunge abgeatmet wird).

Leber und Eiweißstoffwechsel

Aminosäuren, die aus dem Pfortaderblut in die Leber gelangen, werden zum Teil zu komplexen Eiweißen (Proteinen) aufgebaut (z. B. Albumine, Globuline, Gerinnungsfaktoren). Der Aufbau neuer Aminosäuren, deren biochemischer Abbau und die gegenseitige Umwandlung finden ebenfalls größtenteils in der Leber statt. Aus dem beim Abbau von Eiweißen entstehenden Stickstoff wird in der Leber Harnstoff gebildet. Auch viele Enzyme (z. B. die Transaminasen GOT, GPT u.a.) werden in der Leber gebildet. Sie werden in den Leberzellen zur biochemischen Umwandlung von Stoffwechselprodukten benötigt. Beim Zerfall von Leberzellen steigt ihre Plasmakonzentration an. (Die laborchemische Bestimmung dieser Enzyme im Plasma gibt deshalb wichtige differenzialdiagnostische Hinweise auf das Vorliegen von Erkrankungen.)

Leber und Kohlenhydratstoffwechsel

Die Leber dient als Speicherorgan. Sie kann überschüssige Glukose in die Speicherform (Glykogen) umwandeln und bei Bedarf aus dem Glykogen wieder Glukose gewinnen. In der Leber kann außerdem Eiweiß in Zucker umgewandelt werden (Glukoneogenese = Neubildung von Zucker).

Leber und Entgiftung

An sehr vielen Entgiftungsvorgängen des Körpers ist die Leber beteiligt. Viele schädliche Stoffwechselprodukte, aber auch Medikamente und Giftstoffe werden in der Leber zu ungefährlichen Metaboliten umgewandelt oder in Formen überführt, die über die Galle oder die Niere den Körper verlassen können. Viele Hormone werden in der Leber abgebaut. Schwere Leberschäden führen aufgrund des verminderten Abbaus dieser Stoffe zu Störungen des Organismus.

Galle und Fettstoffwechsel

Pro Tag produziert die Leber kontinuierlich 600-800 ml gelb-braune Galle (pH-Wert 7,4-8,5). Sie wird vor allem für die Fettverdauung benötigt. Wesentliche Bestandteile der Galle sind:

- Gallensäuren,
- Gallenfarbstoff (Bilirubin),
- Cholesterin,
- Phospholipide,
- Enzyme,
- Zwischenprodukte des Stoffwechsels und Hormone,
- Wasser und Elektrolyte.

Die kontinuierlich in der Leber produzierte Galle wird nicht kontinuierlich in den Dünndarm abgegeben. Vielmehr sammelt sie sich (aufgrund der geschlossenen Papilla Vateri) in den Gallengängen und fließt in die Gallenblase. Hier wird sie konzentriert und über hormonelle (Cholezystokinin) und nervale Steuermechanismen bei der Nahrungsaufnahme ins Duodenum entleert.

Gallensäuren

Die Leber bildet aus Cholesterin Gallensäuren, die über die Gallengänge ins Duodenum gelangen. Die Gallensäuren werden zu 95 % im unteren Dünndarm wieder resorbiert. Sie gelangen mit dem Pfortaderblut erneut in die Leber und werden nun wieder in die Galle abgegeben (enterohepatischer Kreislauf der Gallensäuren). Die Gallensäuren haben eine wichtige Aufgabe bei der Fettverdauung („Emulgierung der Fette" durch die Gallensäuren). Durch die Gallensäuren wird die Angriffsmöglichkeit der fettspaltenden Lipase deutlich verbessert.

Gallenfarbstoffe

Beim Abbau des Blutfarbstoffes Hämoglobin (und des Muskelfarbstoffes Myoglobin) entstehen Substanzen, die von der Leber mit der Galle als Gallenfarbstoffe ausgeschieden werden. Aus dem Häm des Blutfarbstoffes entsteht zunächst (grünliches) Biliverdin. Aus Biliverdin entsteht das wasserunlösliche, an Albumin gebundene, indirekte (unkonjugierte) Bilirubin. In den Leberzellen wird dieses Bilirubin in wasserlösliches, direktes (konjugiertes) Bilirubin umgewandelt, welches dann über die Gallenwege in den Dünndarm ausgeschieden wird. Vorwiegend im Dickdarm wird ein Teil des Bilirubins zu Urobilinogen umgewandelt. Urobilinogen wird zum größten Teil rückresorbiert und in der Leber abgebaut. Ein anderer Teil des Bilirubins wird zu Sterkobilinogen umgewandelt. Daraus entsteht Sterkobilin, das dem Kot die gelb-braune Farbe gibt.

Cholesterin

Für das Cholesterin ist die Leber das zentrale Stoffwechselorgan. Sie bildet den größten Teil des Cholesterins im Organismus (nur ein kleiner Teil wird mit der Nahrung aufgenommen!), baut Cholesterin auch wieder ab und scheidet es mit der Galle aus.

Antwort 561

Die Alzheimer-Krankheit ist eine Form der Demenz. Unter Demenz versteht man eine Gehirnerkrankung mit meist chronisch fortschreitendem Verlust kognitiver Fähigkeiten. Diese umfassen Wahrnehmen, Erkennen, Erinnern, Denken, Abstraktionsfähigkeit.

Zur Alzheimer-Demenz werden gezählt:

- Die frühe Form oder präsenile Demenz (eigentlicher Morbus Alzheimer; Manifestationsalter 40.-65. Lebensjahr),
- die späte Form oder senile Demenz vom Alzheimer-Typ (Manifest. nach d. 65. Lebensjahr).

Gekennzeichnet sind beide Verläufe durch Hirnatrophie (besonders Schläfenlappen und kortikale Assoziationsareale), intrazelluläre Ansammlung von Alzheimerfibrillen (Proteinablagerungen) und extrazelluläre senile Plaques (Amyloid-Ablagerungen).

Antwort 562

Die Demenz vom Alzheimer-Typ ist die häufigste Demenzform. Je nach Autor sind 50-75 % der Demenzfälle diesem Demenztyp zuzurechnen. In Deutschland sind über 1,3 Mio. Menschen betroffen, bis 2050 wird ein Anstieg auf 2,6 Millionen vorhergesagt.

Antwort 563

Klinik der Alzheimer-Demenz:

- zunehmend eingeschränkte Gedächtnisleistung (Vergessen von Namen, Verlegen von Gegenständen usw.)
- Einschränkung der Orientiertheit (zeitlich, örtlich, situativ, persönlich)

- Verlust höherer intellektuell-kognitiver Leistungen: Sprachstörungen, Auffassungseinschränkungen, eingeschränktes Urteilsvermögen
- Störung komplexer Bewegungsabläufe wie Ankleiden oder Körperpflege (Apraxie)
- Im Verlauf fortschreitende Hilflosigkeit und Pflegebedürftigkeit
- Veränderungen des emotionalen Verhaltens wie Reizbarkeit, Apathie; oft auch Veränderungen des Sozialverhaltens

Antwort 564
Morbus Alzheimer ist zunächst eine Ausschlussdiagnostik aufgrund des klinischen Befundes. Die sichere Diagnose kann post mortem (nach dem Tode) durch histologische Untersuchung des Hirngewebes gestellt werden: Im Gehirn des Betroffenen finden sich Ablagerungen, sog. Plaques, die aus fehlerhaft gefalteten Beta-Amyloid-Peptiden bestehen und spezifische Neurofibrillen, die sich in Form von Knäueln in den Neuronen ablagern.

Antwort 565
Therapie: Eine Therapie, die die Erkrankung der Alzheimer-Demenz heilt ist nicht bekannt. Die vielen therapeutisch eingesetzten Substanzen haben auf die Erkrankung allenfalls sehr begrenzten Einfluss. Genutzt oder in Erprobung sind zurzeit z. B. Acetylcholinesterase-Hemmer, nichtsteroidale Entzündungshemmer (z. B. Ibuprofen), NMDA-Rezeptor-Antagonisten, Ginkgo biloba, Insulin, psychologische Behandlung.
Medikamente zur Aktivierung von Membranproteinen (Thiethylperazine) sollen den Verlauf der Erkrankung evtl. um Jahre verzögern (Stand 2011).
Prognose: Die Lebenserwartung nach Diagnosestellung beträgt in der Regel zwischen 7-10 Jahren. Kürze Verläufe (4-5 Jahre) und Verläufe über 20 Jahre sind beschrieben worden.

Antwort 566

Die Atmungsorgane bestehen aus den zuleitenden oberen und unteren Atemwegen und den Lungen. Die zuleitenden Atemwege dienen der Reinigung, Vorwärmung und Befeuchtung der eingeatmeten Luft. Die Atemluft wird über die Nase (oder den Mund) zunächst in den Rachen (Pharynx) und über den Kehlkopf (Larynx) weiter in die Luftröhre (Trachea) geleitet. Von dort gelangt sie über die Bronchien und Bronchiolen in die Lungenbläschen (Alveolen). Der rhythmisch ablaufende Transport der ein- und ausgeatmeten Gase zwischen der Umgebungsluft und dem Ort des Gasaustauschs wird Ventilation genannt.

Das der Lunge durch das rechte Herz zugeführte venöse Blut wird an den korbartigen Kapillargeflechten der Lungenbläschen verteilt und in Kontakt mit der sauerstoffhaltigen Atemluft gebracht. In Abhängigkeit der Verteilung der Atemgase erfolgt die Kohlendioxid-Abgabe und Sauerstoff-Aufnahme des Blutes mittels Diffusion durch die dünne Wand der Alveolen. Abführende Gefäße bringen das sauerstoffreiche (arterialisierte) Blut zum linken Herzen und zum Körperkreislauf.

Antwort 567

Bei der Einatmung werden die Rippen zur Erweiterung des Brustraumes angehoben. Gleichzeitig senkt sich die Zwerchfellkuppe durch Kontraktion des Zwerchfells. Das Zwerchfell ist der wichtigste Atemmuskel. Es wird innerviert vom N. phrenicus, der aus dem 3. bis 5. Halssegment entspringt (C3-5).

Bei der Ausatmung werden zur Verkleinerung des Brustraums die Rippen gesenkt, das Zwerchfell erschlafft, die Zwerchfellkuppe steigt wieder nach oben.

Die Atembewegungen des Brustkorbs erfolgen hauptsächlich durch die in zwei Schichten übereinander liegenden Zwischenrippenmuskeln (Mm. intercostales). Bei vertiefter Atmung wird zusätzlich die sog. Atemhilfsmuskulatur eingesetzt (M. pectoralis minor und major, Mm. scaleni, M. sternocleidomastoideus, M. serratus posterior superior). Bei forcierter Ausatmung werden die Bauchmuskeln eingesetzt.

Antwort 568

Die Lunge würde in sich zusammenschnurren, wenn sie nicht an der Innenfläche des Brustkorbes fixiert wäre. Diese Fixation wird mittels seröser Häute bzw. Hüllen erreicht.

Eine Hülle überzieht jeweils die Lungen selbst (Lungenfell oder Pleura visceralis). Das Lungenfell grenzt, nur durch einen Flüssigkeitsspalt getrennt, an die zweite Hülle, das Rippenfell (Pleura parietalis), welches die innere Thoraxwand, das Zwerchfell und das seitliche Mediastinum überzieht. Lungen- und Rippenfell werden gemeinsam als Brustfell oder Pleura bezeichnet. Die beiden Pleurablätter gehen am Lungenhilum ineinander über. Den feinen Spalt zwischen Pleura visceralis und Pleura parietalis nennt man Interpleuralspalt oder Pleuraspalt. Er enthält ca. 5 ml seröser Flüssigkeit. Dadurch haften die beiden Blätter aneinander, ohne ihre Gleitfähigkeit zu verlieren. Die elastische Zugspannung der Lunge lässt im Pleuraspalt einen subatmosphärischen („negativen") Druck entstehen (-5 bzw. -8 cm Wassersäule). Dieser zwingt die Lunge den Atembewegungen von Brustkorb und Zwerchfell zu folgen. Gelangt Luft in den Pleuraraum, fällt die Lunge durch die Elastizität ihrer Fasern in Richtung Hilum zusammen (Pneumothorax) und kann den Atembewegungen nicht mehr folgen.

Antwort 569

Die Atemgrößen sind abhängig von Körperbau, Körpergröße, Lebensalter, Geschlecht und Trainingszustand. Ein Erwachsener atmet pro Atemzug ca. 500 ccm (bzw. 0,5 l) Luft ein und aus: Das normale Ein- und Ausatmungsvolumen in Ruhe wird Atemzugvolumen genannt. Das Volumen, welches nach normaler Inspiration zusätzlich eingeatmet werden kann (ca. 2,5 l), wird inspiratorisches Reservevolumen genannt. Die Luftmenge, die nach normaler Ausatmung noch zusätzlich ausgeatmet werden kann (ca. 1,5 l), wird exspiratorisches Reservevolumen genannt. Auch nach stärkster Ausatmung bleibt Luft in den Lungen zurück: Residualvolumen der Lunge (ca. 1,5 l).

Größen die mehrere dieser Werte zusammenfassen werden Kapazitäten genannt: Die funktionelle Residualkapazität ist das Volumen, das nach normaler Ausatmung noch in der Lunge vorhanden ist (ca. 3 l). Die Vitalkapazität beschreibt die Luftmenge, die nach stärkster Einatmung maximal ausgeatmet werden kann (ca. 4,5 l). Vitalkapazität plus Residualvolumen ergibt die Totalkapazität (ca. 6 l).

Das Produkt aus Atemzugvolumen (= Volumen des einzelnen Atemzugs) und Atemfrequenz (= Anzahl der Atemzüge/min) ergibt das Atemzeitvolumen. Das Atemzeitvolumen beträgt für die Ruheatmung Erwachsener ca. 7,5 l/min. Bei extremer Belastung kann es auf über 120 l/min. ansteigen.

Antwort 570

Verdachtsdiagnose: Hyperglykämie bei Diabetes mellitus Typ1. Da es auch beim Typ-1-Diabetes eine erbliche Disposition gibt, fragt man die Mutter nach Zuckerkrankheiten in der Familie. Zur Sicherung der Diagnose bestimmt man den aktuellen Blutzuckerwert mittels eines Blutzuckerteststreifens. Da es sich beim Mundgeruch des Kindes um Acetongeruch handeln könnte (respiratorischen Kompensation der metabolischen Azidose: vermehrte Abatmung von CO_2 und Aceton mit Geruch nach frischem Obst, Äpfeln), besteht die Gefahr der Entwicklung eines ketoazidotischen Komas.

Der Notarzt muss verständigt werden. Vitalfunktionen sichern, Anlage einer peripheren Venenverweilkanüle, Infusion mit Ringerlaktat oder isotonischer Kochsalzlösung, ggf. Sauerstoffgabe. Die Therapie der Hyperglykämie findet in der Klinik statt!

Antwort 571

Hyperglykämie und diabetisches Koma werden in der Klinik zunächst durch Insulingabe und Infusionen behandelt. Der Insulinmangel wird durch Gabe von Altinsulin (keine Verzögerungsinsuline) in kleinen Dosen behandelt. Der Blutzuckerspiegel sollte nicht schneller als 100 mg/dl pro Stunde und zunächst nicht < 250 mg/dl gesenkt werden.

Aufgrund der Austrocknung (Dehydratation) und Hyperosmolarität beträgt der Flüssigkeitsbedarf in den ersten 8 Stunden 5-10 Liter. Ein eventuell entstehender Kalium- und Phosphatmangel wird ausgeglichen. Evtl. Blasenkatheter zur Flüssigkeitsbilanzierung, Magensonde, Thromboembolieprophylaxe.

Antwort 572

Das C-Peptid ist ein chemischer Vorläufer des Insulins (ein Proinsulin). Die Menge des C-Peptids ist dabei direkt proportional zum ausgeschütteten Insulin. Es kann labordiagnostisch aus dem Serum (und Urin) bestimmt werden und dient als Messwert für die Sekretion der Betazellen der Bauchspeicheldrüse. Der Laborwert des C-Peptids gibt also Auskunft über den Stand der körpereigenen Insulinproduktion in der Bauchspeicheldrüse. Er hat auch einen prognostischen Wert in Hinblick auf den weiteren Verlauf eines Diabetes mellitus.

Antwort 573

In sehr engen Grenzen darf ein Heilpraktiker auch operieren. Für den Heilpraktiker besteht Missbrauchsprinzip, kein Verbotsprinzip: Nach dem Missbrauchsprinzip kann er alle Tätigkeiten ausüben, die ihm nicht ausdrücklich verboten sind. Das Operieren eines Patienten ist ihm durch kein Gesetz ausdrücklich verboten. Allerdings setzen ihm die Sorgfaltspflicht und allgemein gültige gesetzliche Regelungen zur Fahrlässigkeit sehr enge Grenzen. Er müsste das Operieren also irgendwo sorgfältig erlernt haben. Zudem darf er keine verschreibungspflichtigen Medikamente oder Betäubungsmittel zur Narkose einsetzen.

Antwort 574
Vgl. Antwort auf Frage **6** und **7**.

Antwort 575
Vgl. Antwort zu Frage **1**.

Antwort 576
… Das kommt darauf an, wen man fragt: Die Gebärende rechnen meistens den Beginn der Wehen (oder das Eintreffen im Krankenhaus) als Geburtsbeginn. Für Hebammen oder Geburtshelfer beginnt die Geburt erst dann, wenn die Wehen zur Verkürzung des Gebärmutterhalses und zur Eröffnung des Muttermundes führen („portiowirksame Wehen").
Die Geburt beginnt, wenn die Wehen regelmäßig und stärker werden.

Antwort 577
Eine allgemein gültige Vorstellung, welche Krankheiten zu den „sexuell übertragbaren Krankheiten" gehören, gibt es nicht. Damit ist es eine Frage der Auslegung, welche Krankheiten als „sexuell übertragbare Krankheiten" im Sinne des § 24 IfSG zu gelten haben. Das Infektionsschutzgesetz gehört zu den Gesetzen, die im Wesentlichen von den Ländern in eigener Zuständigkeit und eigener Verantwortung ausgeführt werden, so dass es hier sogar zu Unterschieden auf Länderebene kommen kann.
Nach unserer Auffassung gehören zu den sexuell übertragbaren Krankheiten im engeren Sinne:

Bakteriell verursachte sexuell übertragbare Krankheiten:

- Syphilis (Synonym: Lues; Erreger: Treponema pallidum),
- Tripper (Synonym: Gonorrhö; Erreger: Neisseria gonorrhoeae),
- Ulcus molle (weicher Schanker; Erreger: Haemophilus ducreyi),
- Venerische Lymphknotenentzündung (Synonyme: Lymphogranulomatosis inguinalis Nicolas und Favre, Lymphogranuloma venereum; Erreger: bestimmte, in Deutschland sehr seltene Serovare von Chlamydia trachomatis),
- Chlamydia trachomatis (häufig): Die Serovare D-K verursachen Urogenitalinfektionen und die Einschlusskonjunktivitis.
  (Die Einschlusskonjunktivitis ist die harmlose Variante des Trachoms. Sie gehört aber zu den sexuell übertragbaren Erkrankungen, da die Serovare D-K beteiligt sind. Betroffen sind vor allem Neugeborene, die sich während der Geburt infizieren. Erwachsene infizieren sich in Schwimmbädern, wo Chlamydien aus dem Genitalbereich der Badegäste bei ungenügender Wasserchlorung überleben können „Schwimmbadkonjunktivitis").
- Mycoplasma hominis, Mycoplasma genitalium (genitale Infektionen; Urethritiden),
- Ureaplasma urealyticum (genitale Infektionen; Urethritiden).

Viral verursachte sexuell übertragbare Krankheiten:

- Hepatitis-B-Virus,
- Herpes-simplex-Virus (v. a. Typ 2, genitalis),

- HIV,
- Molluscum-contagiosum-Virus (Dellwarze),
- Papillomaviren (epitheliale Infektionen),
- Zytomegalie-Virus.

Durch Protozoen verursachte sexuell übertragbare Krankheiten:

- Trichomonas vaginalis.

Durch Pilze verursachte sexuell übertragbare Krankheiten:

- Candida albicans (nur bei genitalen Mykosen).

Durch Parasiten verursachte sexuell übertragbare Krankheiten:

- Sarcoptes scabiei (Krätze).

Antwort 578

Man könnte zwar, aber man darf nicht ... und das wollte der Amtsarzt natürlich auch hören. Die Behandlung sexuell übertragbarer Krankheiten ist dem Heilpraktiker nach dem Infektionsschutzgesetz verboten, der Erregernachweis gilt als Behandlung. *"Als Behandlung ... gilt auch der direkte und indirekte Nachweis eines Krankheitserregers für die Feststellung einer Infektion oder übertragbaren Krankheit"*; Zum Gesetzestext §24 vgl. Antwort auf Frage **11**.

Antwort 579

Beim geschilderten Krankheitsbild handelt es sich am ehesten um eine Mukoviszidose (zystische Fibrose). Sie ist die häufigste angeborene Stoffwechselkrankheit (1:2 500), autosomal-rezessiv vererbt (Defekt auf Chromosom 7). In Deutschland sind ca. 4 % der Bevölkerung heterozygote Träger des CF-Gens.

Der Gendefekt führt zu einer mangelhaften Chlorid- und Wassersekretion. Dies führt zur vermehrten Produktion eines zähen Schleims, der die Darmschleimhaut überzieht und unter anderem die Bauchspeicheldrüsengänge und die Bronchiolen verstopft. Dadurch kommt es zu schweren Komplikationen im Bereich der Atemwege und zu intestinaler Maldigestion und Malabsorption, die die großen Stuhlmengen erklären.

Antwort 580

Der erhöhte Elektrolytgehalt des Sekrets von (Schweiß-) Drüsen führt zu Flüssigkeits- und Elektrolytverlusten und zu einem typischen salzigen Hautgeschmack.

Antwort 581

Medizinproduktegesetz, MPG

Gesetz über den Verkehr mit Medizinprodukten vom 2.8.94 (Medizinproduktegesetz - MPG) BGBl. 1994 - I, Seiten 1963-1984, zuletzt geändert 25.11.2003; Medizinprodukte-Betreiber-Verordnung (MPBetreibV) in der Neufassung vom 21. August 2002, Medizinprodukte-Sicherheitsplanverordnung v. 26.4.2002 Eichgesetz i.d. Fassung v. 23.3.92 (BGBl. 1 S. 711); Novelle 2007 der Medizinprodukterichtlinie 93/42/EWG

Definition

Medizinprodukte (MPs) sind Gegenstände und Stoffe, die in oder am Menschen für Diagnostik und Behandlung angewendet werden, aber nicht Arzneimittel sind. Ihre Wirkung ist physikalischer Natur, während Arzneimittel pharmakologisch oder immunologisch wirken. In der Naturheilpraxis kommen als Medizinprodukte vor allem vor:

- Gegenstände (wie Spritzen, Akupunkturnadeln, Schröpfgläser, Verbandmaterialien)
- Untersuchungsinstrumente (wie Blutdruckmessgeräte und Stethoskope)
- Behältnisse (Röhrchen) zum Abfüllen von Blut oder Serum für den Versand an das Labor oder Messlöffel für Arzneimittel
- Software (Novellierung des MPG vom 21.3.2010).

Software gilt dann als Medizinprodukt, wenn sie für einen der in der Definition für Medizinprodukte genannten medizinischen Zwecke bestimmt ist (z. B. Programme zur Befundung oder Therapieplanung). Solche Software benötigt eine CE-Zertifizierung. Dagegen sind allgemeine Betriebssysteme, Abrechnungs- und Verwaltungsprogramme u. Ä. keine Medizinprodukte, auch wenn sie im medizinischen Umfeld eingesetzt werden.

„Aktive" Medizinprodukte sind Medizinprodukte, die eine zusätzliche Energiequelle (z.B.: Strom) nutzen.

Auf Basis des MPG sind zahlreiche Verordnungen erlassen worden. Die für den Heilpraktiker wichtigste ist die „Medizinprodukte-Betreiber-Verordnung" in ihrer Fassung vom 21.08.02, in der die Pflichten der Anwender von Medizinprodukten geregelt sind. Sie bestimmt u.a:

Kennzeichnungspflicht / Konformitätskontrolle

Alle Medizingeräte, die nach dem 14. Juni 1998 erstmalig in den Handel gebracht wurden, müssen nach §6 MPG eine „CE"-Kennzeichnung tragen. (Eine Ausnahmeregelung erlaubt aber den Verkauf von Medizinprodukten ohne CE-Kennzeichen bis zum Jahre 2001.) Bereits in Gebrauch befindliche Medizinprodukte ohne CE-Kennzeichnung dürfen weiter betrieben werden bis zu ihrem natürlichen Ende.

„CE" heißt „conformité européenne" (europäische Konformität). Überall in Europa bestehen damit einheitliche Mindestanforderungen an medizinische Produkte. Wichtig ist, dass die unten genannten Regelungen für alle Medizinprodukte gelten, auch für die, die ohne CE-Kennzeichnung sind.

Verschreibungspflicht

Für manche Medizinprodukte gibt es eine Verschreibungspflicht ähnlich der des Arzneimittelgesetzes (§11 III MPG mit Medizinprodukte-Verschreibungsverordnung). Danach dürfen bestimmte Medizinprodukte wie Intrauterinpessare nur von Ärzten, gegebenenfalls Zahnärzten, verschrieben werden. Verboten ist es, Medizinprodukte, die gefährliche Mängel aufweisen, oder solche, deren Verfallsdatum abgelaufen ist, zu verwenden (§4 MPG)

Allgemeine Anforderungen

Medizinprodukte dürfen nur von Personen errichtet, betrieben, angewendet und in Stand gehalten werden, die dafür die erforderliche Ausbildung oder Kenntnis und Erfahrung besitzen.. Der Praxisinhaber ist dafür verantwortlich (§2 MPBetreibV). Für manche Medizinprodukte ist eine Einweisung durch den Hersteller am Betriebsort vorgeschrieben; Ein solches Medizinprodukt, das auch der Heilpraktiker anwendet, könnte ein Gerät zur hyperbaren Ozontherapie sein (§ 5 MPBetreibV und Anlage dazu).

Medizinproduktebuch und Bestandsverzeichnis

Für bestimmte Geräte ist ein Medizinproduktebuch zu führen, z.b.

- für alle nicht implantierbaren Medizinprodukte zur Erzeugung und Anwendung elektrischer Energie zur unmittelbaren Beeinflussung der Funktion von Nerven und/oder Muskeln bzw. der Herztätigkeit, z.b. Massagegeräte, Mikrowellentherapiegeräte, Höhensonne, Infrarot-Bestrahlungsgeräte, Akupunktur-Laser, Elektroakupunkturgeräte, hyperbare Ozongeräte, Defibrillatoren usw.
- für Messgeräte zur nicht invasiven Blutdruckmessung (mit Ausnahme von Quecksilber- oder Aneroidmanometergeräten)
- für Medizinprodukte zur Bestimmung von Körpertemperaturen (mit Ausnahme von Quecksilberthermometern und elektrischen Kompaktthermometern).

Einzutragen sind:

- Bezeichnung und sonstige Angaben zur Identifikation des Medizinproduktes,
- Beleg über die Funktionsprüfung und Einweisung,
- Name des Einweisenden, Zeitpunkt der Einweisung, sowie Name der eingewiesenen Person,
- Fristen und Datum der Durchführung und das Ergebnis von messtechnischen Kontrollen und Instandhaltungen, sowie der Name der durchführenden Firma,
- Datum, Art, Folgen von Funktionsstörungen und wiederholten gleichartigen Bedienungsfehlern,
- Meldungen von Vorkommnissen an Behörden und Hersteller.

Ein weiteres Verzeichnis, das der Heilpraktiker führen muss, ist das Bestandsverzeichnis. „Der Betreiber hat für *alle aktiven nichtimplantierbaren Medizinprodukte der jeweiligen Betriebsstätte ein Bestandsverzeichnis ... zu führen. In das Bestandsverzeichnis sind für jedes Medizinprodukt ... folgende Angaben einzutragen:"*

- Bezeichnung, Art, Typ, Loscode oder die Seriennummer, Anschaffungsjahr,
- Name oder Firma und die Anschrift des Herstellers,
- die zur CE-Kennzeichnung gehörende Kennnummer,
- Standort des Gerätes und betriebliche Zuordnung,
- eventuell vom Hersteller vorgegebene Frist zur sicherheitstechnischen Kontrolle.

Medizinproduktebuch und Bestandsverzeichnis kann auch auf EDV-Datenträgern geführt werden.

Meldepflicht (Medizinprodukte-Sicherheitsplanverordnung -MPSV- v. 24.6.2002):

Führt

- eine Funktionsstörung eines Medizinprodukts,
- eine Änderung der Merkmale oder der Leistungen
- oder auch ein Fehler in der Gebrauchsanweisung oder der Kennzeichnung

zum Tode oder zu einem schwerwiegenden Gesundheitsschaden („Vorkommnis") - oder auch nur beinahe dazu („Beinahe-Vorkommnis") -, muss dies der Betreiber/Anwender der zuständigen Bundesoberbehörde, dem BArM (Bundesinstitut für Arzneimittel und Medizinprodukte, Seestraße 10, 13353 Berlin) melden, und zwar

- unverzüglich, d.h. ohne schuldhaftes Zögern
- und auf speziellen Formularen.

Diese sind beim Deutsches Institut für Medizinische Dokumentation und Information (DIMDI Weißhausstraße 27, 50939 Köln) anzufordern.

Messtechnische Kontrollen

Manche Medizinprodukte, die zu Messzwecken dienen, unterliegen messtechnischen Kontrollen, die der Betreiber innerhalb bestimmter Fristen durchführen muss. Die Nachprüf-fristen entnimmt man der Anlage 2 zur MPBetreibV oder - für dort nicht aufgeführte Geräte - ggfls. den Angaben des Herstellers. Als Geräte in der Naturheilpraxis kommen v.a. in Frage:

- Nicht-invasive) Blutdruckmessgeräte (Nachprüffrist 2 Jahre),
- Elektrofieberthermometer (Nachprüffrist 2 Jahr),
- Infrarot-Strahlungsthermometer (Nachprüffrist 1 Jahr)
- Waagen zur Bestimmung des Körpergewichtes (nach Herstellerangaben).

Quecksilberglasthermometer, die nur das Temperaturmaximum angeben, sind ausgenommen. Messtechnische Kontrollen sind auch durchzuführen, wenn es Anhaltspunkte gibt, dass das Gerät nicht mehr richtig misst oder durch Eingriffe verändert wurde.

Die Kontrollen mussten früher durch das Eichamt durchgeführt werden. Heute sind dazu auch die Gerätehersteller und bestimmte andere Dienstleister berechtigt.

Für den Sterilisator ist ein spezifischer Nachweis der Wartung mit Sporenproben nötig.

<u>Klassifizierung (§13 MPG)/Sicherheitstechnische Kontrollen</u>

Medizinprodukte werden je nach Risikopotential in die Klassen I, IIa, IIb und III eingeordnet.

Klasse I: geringes Risikopotential (hierunter fällt die Mehrzahl aller Medizinprodukte, z.B. alle nicht-aktiven und nicht-invasiven Produkte)

- Klasse IIa: mittleres Risikopotential
- Klasse IIb: erhöhtes Risikopotential
- Klasse III: besonders hohes Risikopotential

Der Betreiber muss sicherheitstechnische Kontrollen nach den Vorschriften des Herstellers durchführen lassen und die entsprechenden Protokolle aufbewahren. Aktive Medizinprodukte müssen mindestens alle zwei Jahre kontrolliert werden.

<u>Werbung</u>

Es ist verboten, Medizinprodukte in Verkehr zu bringen, wenn sie mit irreführender Bezeichnung, Angabe oder Aufmachung versehen sind (§4(2) MPG). Eine Irreführung liegt insbesondere dann vor, wenn

- Medizinprodukten eine Leistung beigelegt wird, die sie nicht haben,
- fälschlich der Eindruck erweckt wird, dass ein Erfolg mit Sicherheit erwartet werden kann oder dass nach bestimmungsgemäßem oder längerem Gebrauch keine schädlichen Wirkungen eintreten,
- zur Täuschung über die in den Grundlegenden Anforderungen nach §7 festgelegten Produkteigenschaften geeignete Bezeichnungen, Angaben oder Aufmachungen verwendet werden, die für die Bewertung des Medizinproduktes mitbestimmend sind.

Antwort 582

Vgl. zur Anatomie der Bauchspeicheldrüse Antwort auf Frage **166**. Vgl. zur Physiologie der Bauchspeicheldrüse Antwort auf Frage **288**. Vgl. zur Histologie der Bauchspeicheldrüse Antwort auf Frage **123**.

Antwort 583

Aufgaben der Haut:

- Schutzfunktion: mechanisch, chemisch, UV-Strahlung, Wärme, Kälte, Mikroben.
- Ausscheidungs- und Austauschfunktion: Schweiß, Wasser- und Stoffwechselausscheidung.
- Wärmeregulation (über Schweiß).
- Reizaufnahme: Berührung, Vibration, Druck, Temperatur, Schmerz.
- Resorptions- und Speicherfunktion: Resorption für chemische Stoffe, Speicherorgan für Wasser und Fett.

Antwort 584

Bösartige Tumoren sind gekennzeichnet durch infiltratives Wachstum und Metastasenbildung.

Im Gegensatz zu normalem Gewebe bzw. gutartigen Tumoren wachsen bösartige Tumoren nicht verdrängend sondern infiltrativ (sie wachsen in anderes Gewebe ein). Außerdem lösen sich die Tumorzellen aus dem Zellverband und bilden durch lymphogene (über die Lymphwege) oder hämatogene (über die Blutbahn) Streuung Tochtergeschwulste, sog. Metastasen.

Antwort 585

Der Weg des Lichtes durch das Auge:
Hornhaut, vordere Augenkammer, Linse, Glaskörper, Netzhaut.

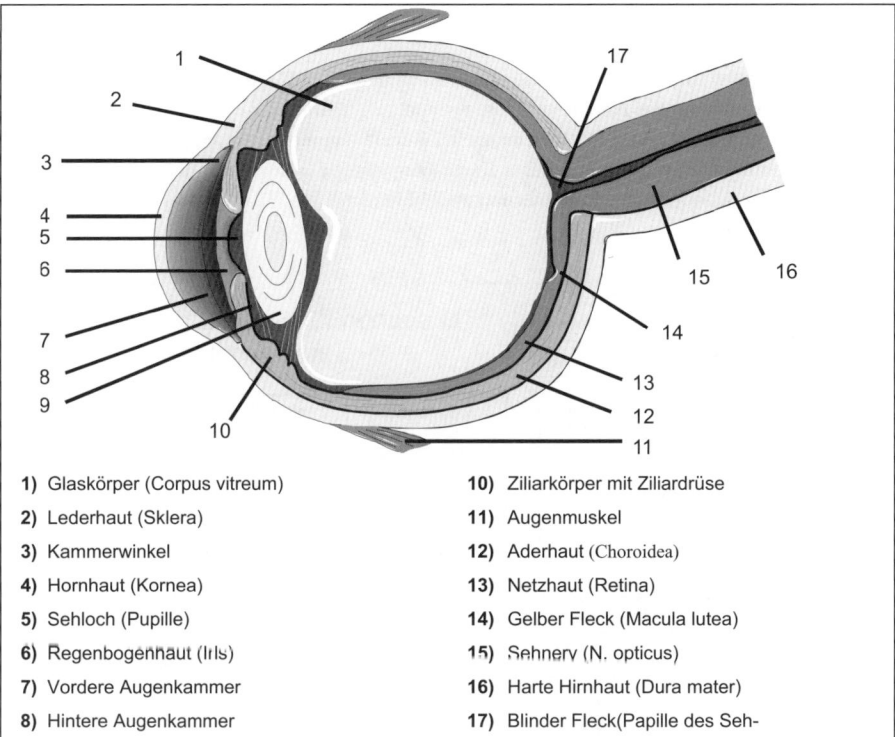

1) Glaskörper (Corpus vitreum)
2) Lederhaut (Sklera)
3) Kammerwinkel
4) Hornhaut (Kornea)
5) Sehloch (Pupille)
6) Regenbogenhaut (Iris)
7) Vordere Augenkammer
8) Hintere Augenkammer
9) Linse (Lens cristallina)

10) Ziliarkörper mit Ziliardrüse
11) Augenmuskel
12) Aderhaut (Choroidea)
13) Netzhaut (Retina)
14) Gelber Fleck (Macula lutea)
15) Sehnerv (N. opticus)
16) Harte Hirnhaut (Dura mater)
17) Blinder Fleck(Papille des Seh-
    nerven)

Antwort 586

Die wahrscheinlichste Diagnose ist ein Phäochromozytom. Das Phäochromozytom ist ein Tumor des Nebennierenmarks (in 90 % d. F. einseitig und gutartig, in 10 % d. F. bösartig). Er produziert vermehrt Adrenalin u./o. Noradrenalin („Katecholamine"). Der Überschuss dieser kreislaufwirksamen Hormone bewirkt eine arterielle Hypertonie (0,2 % aller arteriellen Hypertonien). Die Hypertonie kann kontinuierlich und/oder anfallsweise auftreten.
Klinik:

- Familiäre Häufung (25 % der Fälle; Familienuntersuchung),
- Gesichts- und Hautblässe (ist im Zusammenhang mit Hypertonie ein wichtiges Zeichen, da die „normale" Hypertonie zu Gesichtsröte führt),
- Kopfschmerzen, Herzklopfen, Schweißausbruch, innere Unruhe,
- Hyperglykämie und Glukosurie (1/3 d. F.),
- Gewichtsverlust.

Eine erneute Blutdruckmessung kann während des Anfalls die Diagnose wahrscheinlich machen. Je nach Höhe des gemessenen Blutdrucks evtl. Notarzt alarmieren (hypertone Krise?). Vitalfunktionen sichern, peripherer Verweilzugang, Sauerstoffgabe.

Antwort 587

Sinnvolle Diagnostik bei Phäochromozytom: Anamnese, Klinik (Achtung: allein durch Druck auf den Bauch kann ein Anfall ausgelöst werden), 24-h-Blutdruckmessung; Lokalisationsdiagnostik: Sonografie, CT, NMR, Szintigrafie, Katecholaminbestimmung in der V. cava und den Nebennierenvenen. Labor: erhöhte Katecholaminwerte oder Katecholaminabbauprodukte (Vanillinmandelsäure oder Metanephrine) im 24 Stunden-Urin, Plasmakatecholamine erhöht.

Antwort 588

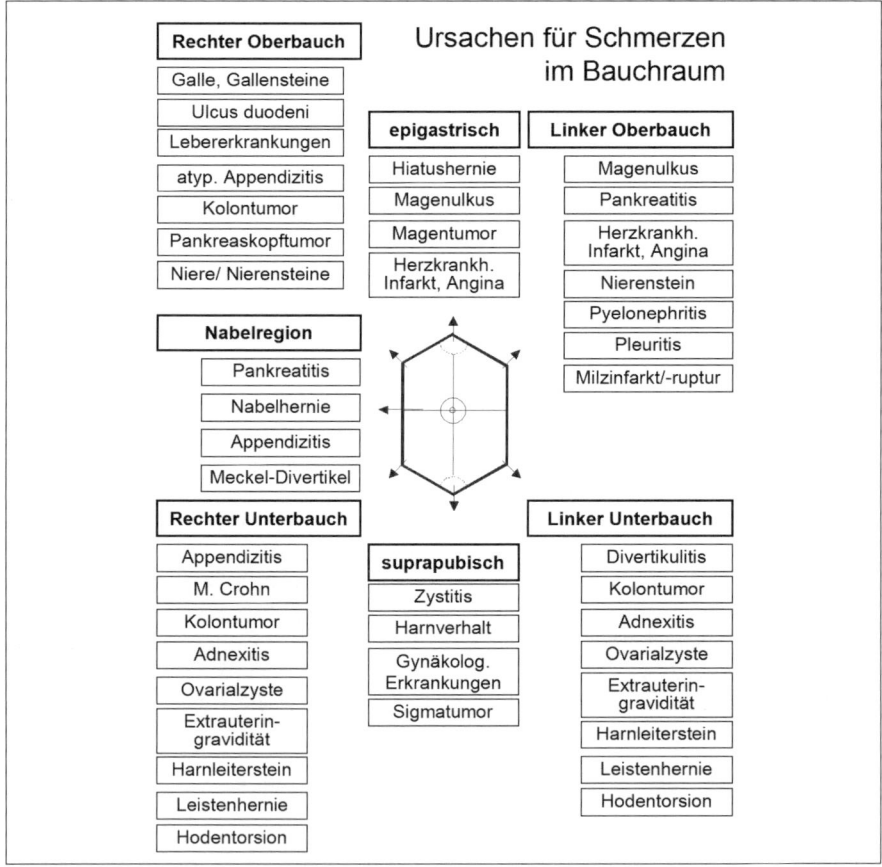

Differenzialdiagnose Bauchschmerz

Antwort 589

Klinik der Depression:

- „Werdenshemmung": subjektives Zeiterleben steht still, die Zukunft ist für den Melancholiker „versperrt"; Gefühl der Aussichtslosigkeit, übermächtige Schuldgefühle; Hoffnungslosigkeit
- Depressive, gedrückte Stimmung: der Melancholische ist eigentlich nicht verstimmt sondern herab gestimmt, nicht Traurigkeit, sondern eher Gefühl der Leere, Versteinerung, Gleichgültigkeit, des Nicht-Fühlen-Könnens dominiert („Gefühl der Gefühllosigkeit").

  o ernster, leidender, erstarrter oder verarmter Gesichtsausdruck, schlaffe Haltung
  o wenig modulierte, eintönige, oft leise und verlangsamte Sprache
  o Insuffizienzgefühle und Selbstentwertungstendenzen
  o Freudlosigkeit („Anhedonie")
  o Abschwächung der Sympathiegefühle nahen Bezugspersonen gegenüber bei gleichzeitigem Kummer darüber
- Denkhemmung:
  o Verlangsamtes und einfallsarmes Denken
  o Gedankensperrung
  o Neigung zum Grübeln
  o Beeinträchtigung der Konzentrations- und Aufnahmefähigkeit
- Psychomotorische Hemmung (sog. Willenshemmung)
  o Verlangsamung der Bewegungsabläufe
  o Minderung der Entschluss- und Handlungsfähigkeit
  o depressiver Stupor (seltene Extremform, bei der der Patient fast bewegungslos verharrt und auf Aufforderungen und Fragen kaum mehr reagiert)
- Erhöhte Ermüdbarkeit, aber auch Schlafstörungen
- Innere Unruhe und Getriebenheit: kommt seltener vor, steht die Unruhe mit hektischem Bewegungsdrang und aufdringlich-stereotypem Lamentieren im Vordergrund, so spricht man von „agitierter Depression".
- Tagesschwankungen mit Morgentief: bei 40-70 % der Patienten ist die Hemmung und Verstimmung morgens stärker ausgeprägt (Patienten können abends gesund und unauffällig erscheinen), selten Abendtief (eher typisch für neurotische Depressionen).
- Suizidgedanken und –absichten: ca. 10-15 % der Depressiven sterben an Suizid
- MERKE: Die Suizidgefahr ist zu Beginn und am Ende einer Phase und mit Beginn der Medikation besonders groß!
- Melancholisches Wahnerleben (nur bei max. 20 %), typisch sind:
  o Schulderleben und Schuldwahn
  o Verarmungsvorstellungen und Armutswahn
  o Hypochondrische Befürchtungen und Krankheitswahn
  o Nihilistischer Wahn

- Leibliche Missempfindungen (Vitalstörungen)
  - o Störung der Leibgefühle in Form von mehr lokalisierten Druck-, Schwere- und Schmerzempfindungen in der Herz-, Brust-, Oberbauch- und Kopfregion oder Taubheits-, Steifigkeits-, Schwere- und Fremdheitsempfindungen oder rasch wechselnde, brennende, kribbelnde Leibsensationen (Zönästhesie).
  - o Entfremdungserleben („Ich habe keinen Magen mehr, bin innen ganz leer.")
- Vegetative Symptome
  - o Appetit- und Verdauungsstörungen (Übelkeit, Erbrechen, Meteorismus, Gewichtsverlust, Obstipation)
  - o Störung der Geschlechtsfunktion (Libido- und Potenzverlust, Amenorrhö)
  - o Störung der Tränen-, Speichel- und Schweißdrüsenfunktion (Mundtrockenheit)
  - o Störung der Herz- und Kreislauffunktion (Herzrhythmusstörungen in Form anfallartiger Tachykardie oder Extrasystolen)
  - o Schmerzsyndrome
  - o Haarausfall

Wenn die Vitalstörungen und vegetativen Störungen das Erscheinungsbild bestimmen und die eigentliche (zyklothyme) Depression hinter der „Maske" körperlicher Symptome verborgen bleibt, so spricht man von „larvierter (maskierter) Depression".

Antwort 590

Vom Herzen gehen die Hauptschlagadern (Arterien) aus, die letztlich alle Organe des Körpers mit Blut versorgen (Ausnahme: Lungenarterie). Die größte Arterie des Körpers ist die Aorta. Sie kommt aus der linken Kammer des Herzens, bildet im oberen Bereich der Brusthöhle den Aortenbogen (Arcus aortae), verläuft dann an der Brustwirbelsäule entlang bis zur Lendenwirbelsäule und spaltet sich dort in die beiden Iliakalarterien (Aa. iliacae communes) auf, die das kleine Becken und die unteren Extremitäten mit Blut versorgen.

Gleich nach der Aortenklappe ziehen die Herzkranzgefäße zum Herzen. Vom <u>Aortenbogen</u> (Arcus aortae) zweigen die großen Arterien für die Versorgung von Kopf, Hals und Arm ab:

- A. coronaria dextra und sinistra (rechte und linke Herzkranzarterie) (**1**): Die A. coronaria sinistra teilt sich in einen Ramus circumflexus und in einen Ramus interventricularis anterior.
- Truncus brachiocephalicus (**2**): teilt sich in die A. subclavia dextra (**3**) für die Versorgung der rechten Halshälfte und der rechten oberen Extremität sowie in die A. carotis communis dextra (**4**) zur Versorgung von Kopf und Hals rechts.
- A. carotis communis sinistra (**5**): teilt sich wie die rechte A. carotis communis in eine A. carotis externa (Versorgung von Gesicht und Hals) und eine A. carotis interna (versorgt das Gehirn).
- A. subclavia sinistra (**6**): versorgt die linke obere Extremität (Astfolge entspricht A. subclavia rechts: A. subclavia → A. axillaris → A. brachialis. Die A. brachialis teilt sich zur Versorgung des Unterarms und der Hand: A. radialis, A. ulnaris.)
- Aa. bronchiales (**7**)

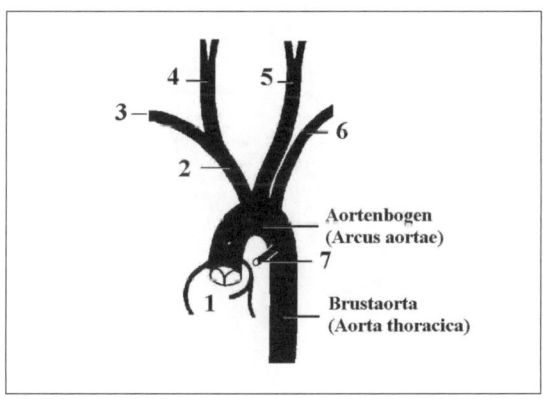

Arterienabgänge der Brustaorta

Antwort 591

Wichtige anatomische Strukturen des Kniegelenkes:

Knöcherne Gelenkpartner des Kniegelenkes

- Oberschenkelknochen (Femur)
- Schienbein (Tibia)
- Kniescheibe (Patella)
- (Wadenbein; Fibula) Anatomisch gesehen zählt auch das Gelenk zwischen Schienbein und Wadenbein zum Knieglenk.

Menisken (halbmondförmige Faserknorpelscheiben)

- Innenmeniskus (Meniscus medialis)
- Außenmeniskus (Meniscus lateralis)

Kniegelenkkapsel (umhüllt das Kniegelenk)

Fettkörper, Schleimbeutel

Bänder

- Kniescheibenband
- Innenband (Inneres Kollateralband, Ligamentum collaterale tibiale bzw. mediale)
- Außenband (Äußeres Kollateralband, Ligamentum collaterale fibulare bzw. laterale)

Kreuzbänder

- Vorderes Kreuzband (Ligamentum cruciatum anterius)
- Hinteres Kreuzband (Ligamentum cruciatum posterius)

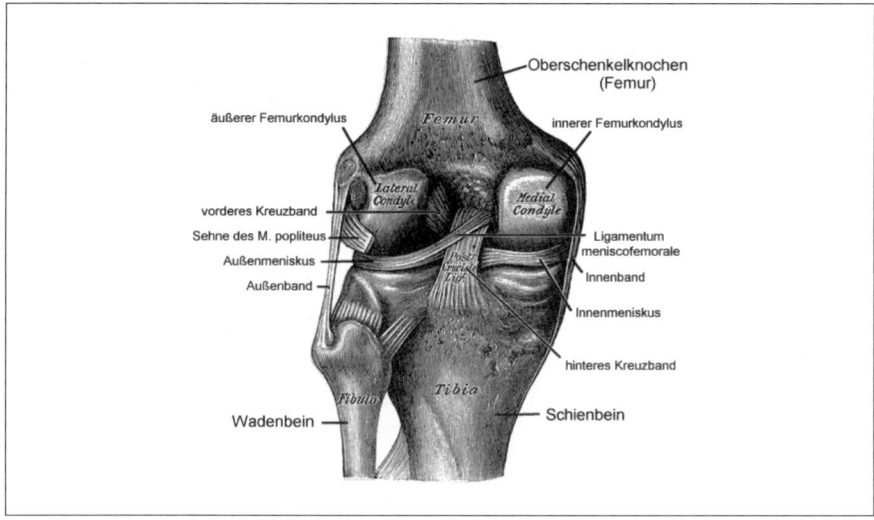

Linkes Kniegelenk mit Bandapparat und Menisken (Ansicht von hinten)

Antwort 592

Viren sind mikrobiologische Strukturen (oft Krankheitserreger) mit folgenden gemeinsamen Merkmalen:

1. Sie enthalten als genetische Information <u>entweder</u> DNA <u>oder</u> RNA.
2. Sie weisen keine zelluläre Organisation auf. Sie verfügen nicht über Organellen wie Mitochondrien („Kraftwerke der Zellen") oder Ribosomen (Eiweißsynthese der Zellen). Sie haben keine Enzyme zur Energiegewinnung oder Proteinsynthese.
3. Sie vermehren sich nicht - wie Körperzellen und Bakterien - durch Wachstum und anschließende Zellteilung.
4. Durch Infektion einer Zelle programmieren die Viren den Syntheseapparat dieser Zelle um: die Zelle produziert nun die einzelnen Virusbestandteile. Anschließend lagern sich die Einzelbestandteile zum Virusteilchen zusammen und werden ausgeschleust (u. U. unter Vernichtung der befallenen Zelle).

Das Kapsid, eine Proteinumhüllung, umschließt die Erbinformation, die Nukleinsäure. Die Nukleinsäure besteht <u>entweder</u> aus RNA <u>oder</u> aus DNA. Bei einigen Viren wird das Kapsid noch von einer Hülle umgeben.

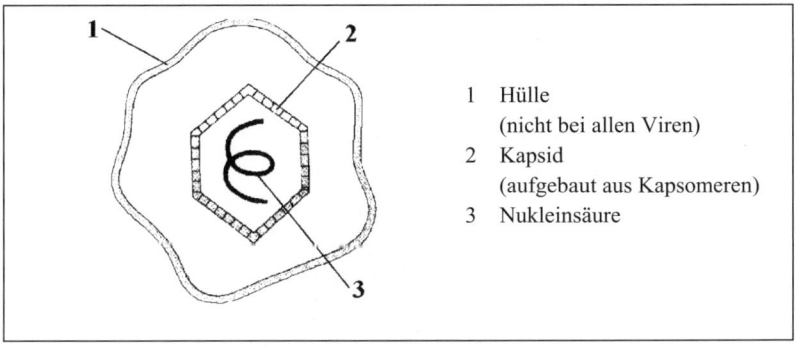

1 Hülle
(nicht bei allen Viren)
2 Kapsid
(aufgebaut aus Kapsomeren)
3 Nukleinsäure

Virus (schematischer Aufbau)

Antwort 593

EHEC bedeutet enterohämorrhagische Escherichia coli (Bakterien).

Eine EHEC-Infektion verläuft normalerweise unter dem Bild unkomplizierter Durchfälle. Schwerere Verläufe gehen mit einer hämorrhagischen Kolitis (blutende Dickdarmentzündung) mit krampfartigen Bauchschmerzen, selten auch mit Fieber und Erbrechen einher.

Antwort 594

Das enteropathische hämolytisch-urämische Syndrom (HUS) ist eine gefürchtete Komplikation nach Infektion mit enterohämorrhagischen Escherichia-coli-Bakterien (EHEC).

Es tritt vor allem im Kleinkindesalter auf. Bedingt durch starke Bakteriengifte kann es, nach Abklingen der Durchfälle, insbesondere bei Kleinkindern und Menschen mit geschwächtem Abwehrsystem, zu schweren Schädigungen der Blutzellen und der Nieren kommen, dem sog.

hämolytisch-urämischen Syndrom (HUS; Gasser-Syndrom). Diese Komplikation der Infektion mit EHEC-Bakterien zeigt sich bei 6-8 % der erkrankten Kinder.

Das Krankheitsbild ist gekennzeichnet durch die Trias

* hämolytische Anämie,
* Thrombozytopenie,
* akutes Nierenversagen.

Antwort 595
Von Mai 2011 bis Juli 2011 kam es in Norddeutschland zu einer Epidemie mit einem neuartigen EHEC-Stamm (O104:H). Neben EHEC-Erbgut enthält der neue Erreger auch Erbanteile eines enteroaggregativen Escherichia coli (EAEC).

Im Rahmen der Infektion mit diesem Erreger kam es zu untypischen und schweren Verlaufsformen der EHEC-Infektionen und des hämolytisch-urämischen Syndroms. Anders als bei bisher beschriebenen Fällen betrafen die Erkrankungen nicht Säuglinge und Kinder, sondern meist erwachsene Frauen.

3775 sichere Erkrankungsfälle mit dem neuen Erreger wurden registriert. Davon entwickelten 732 Patienten die Komplikation eines hämolytisch-urämischen Syndroms (HUS). Während des 3 Monate andauernden Ausbruchs starben 45 Personen an der Erkrankung.

Antwort 596
Übertragen wurde der Erreger durch kontaminiertes Sprossengemüse (Bockshornkleesamen aus Ägypten). Als Infektionsdosis genügte eine Aufnahme von 10-100 Bakterien.

Antwort 597
Es handelt sich bei dem geschilderten Krankheitsbild um eine Pubertas praecox (vorzeitige Geschlechtsreife). Bei Patientinnen versteht man darunter die Entwicklung der äußeren Geschlechtsmerkmale vor dem achten Lebensjahr.

Unterschiedliche Formen werden unterschieden:

* Zerebral bedingte echte Pubertas praecox vera: Überproduktion von Regulatorhormonen der Geschlechtshormonsekretion (Gonadotropine), z.B. durch Tumoren der Hypophyse.
* Genetisch bedingte Pubertas praecox im Rahmen medizinischer Syndrome
* Pseudopubertas praecox: Überproduktion von Geschlechtshormonen ohne nachweisbare Erhöhung der Gonadotropine (z. B. beim adrenogenitalen Syndrom).

Klinik:

Bei der Pubertas praecox erfolgt die normale Geschlechtsentwicklung (Thelarche=Brustentwicklung, Pubarche=Schambehaarung, Menarche=Regelblutung) zu einem viel zu frühen Zeitpunkt. Durch die frühe Hormonsekretion kommt es zu einem vorzeitigen Schluss der Epiphysenfuge mit der Folge eines Minderwuchses.

Antwort 598

Die akute lymphatische Leukämie (ALL) ist eine relative seltene Erkrankung. Sie ist jedoch die häufigste bösartige Erkrankung im Kindesalter.
Es erkranken pro Jahr ca. 500 Kinder (und nochmal 500 Erwachsene) an ALL. Das lebenslange Risiko (lifetime risk) eines jeden Menschen liegt bei ca. 1:840: Eine Person unter 840 wird im Laufe ihres Lebens an ALL erkranken.

Antwort 599

Die ALL ist mit intensiver Chemotherapie heute bei ca. 45 % der Erwachsenen und bei ca. 80 % der Kinder heilbar. (Noch vor 40 Jahren führe die Diagnose ALL bei den meisten Patienten innerhalb weniger Wochen zum Tode).

Antwort 600

Nabelschnurblut (Plazenta-Restblut) enthält Stammzellen, wie sie auch bei einer Knochenmarktransplantation übertragen werden. Stammzellen aus Nabelschnurblut können zur Therapie einer akuten lymphatischen Leukämie eingesetzt werden. Eine entscheidende Voraussetzung für eine erfolgreiche Stammzellübertragung ist eine genaue Übereinstimmung der Gewebemerkmale zwischen Spender und Patient. Entsprechende Spenderdateien wurden angelegt (Nabelschnurblutbank). Das Nabelschnurblut der Mutter des Patienten weist i.d.R. eine solche hohe Übereinstimmung der Gewebemerkmale auf.

Antwort 601

Nein.

Antwort 602

Die Patientin hat eine Gallenkolik.
Bei Personen mit den folgenden Eigenschaften sind Gallensteine besonders häufig (6-F-Regel):

- Female (weiblich),
- fair (blond),
- fourty (Alter über 40),
- fecund (auch: fertile = fruchtbar = mehrere Kinder),
- fat (übergewichtig),
- family (familiäre genetische Disposition).

Klinik bei Gallensteinleiden:
75 % aller Gallensteinträger bleiben symptomlos (= stumme Gallensteine)!
25 % sind Gallensteinkranke mit Beschwerden (= symptomatische Gallensteine):

- Zunächst unspezifische Oberbauchbeschwerden:
  - Druck- und Völlegefühl im rechten Oberbauch,
  - Blähungen nach fetten und gebratenen Speisen, nach Kaffee, kalten Getränken usw.,
  - Abneigung gegen Fett.

- Durch <u>Steineinklemmung</u> im Ductus cysticus:
  - o Akute Gallenkolik: krampfartig an- und abschwellende rechtsseitige Oberbauchschmerzen, in die rechte Schulter und in den Rücken ausstrahlend,
  - o <u>positives Murphy-Zeichen</u> bei der klinischen Untersuchung (Untersucher palpiert bei maximaler Exspiration des Patienten mit beiden Daumen ins Gebiet des Gallenblasenbettes. Bei nun folgender Inspiration plötzliches, schmerzbedingtes Stoppen der Atembewegung durch Tiefertreten und Anstoßen der gestauten bzw. entzündeten Gallenblase).

- Wandert der Stein durch den Ductus cysticus und verschließt den Ductus choledochus, kommt es zum <u>Verschlussikterus</u> mit zusätzlichen klassischen Symptomen:
  - o Ikterus,
  - o dunkler Urin,
  - o heller Stuhl (acholisch),
  - o Juckreiz (durch die gestauten Gallensäuren).

Antwort 603
Als Impetigo contagiosa (Borkenflechte, Grindflechte, Blasengrind, feuchter Grind) wird eine häufige, sehr ansteckende, eitrige oberflächliche Infektion der Haut (Pyodermie) bezeichnet. Sie betrifft vorwiegend Kinder und wird in 80 % der Fälle von betahämolysierenden Streptokokken der Gruppe A (kleinblasige Form), in 20 % der Fälle von Staphylococcus aureus (großblasige Form) hervorgerufen.

Antwort 604
Klinik der Impetigo contagiosa:

- Eitrige Hautbläschen und Pusteln (Impetigopusteln, enthalten massenhaft Erreger), honig- oder goldgelbe Krusten (wenn die Bläschen platzen und abheilen), Beginn bevorzugt im Nasen-Mund-Bereich und an den Händen,
- Komplikation: allergische Streptokokkenzweiterkrankungen: Rheumatisches Fieber, Glomerulonephritis.

Antwort 605
Für Impetigo contagiosa besteht Behandlungsverbot für Heilpraktiker nach §34 des Infektionsschutzgesetzes. Sie behandeln diese Erkrankung als Heilpraktiker also nicht, sondern verweisen den Patienten an einen Arzt.
Therapie durch den Arzt: Anfangsstadien werden lokal antibiotisch behandelt, fortgeschrittene Stadien und Rezidive bedürfen systemischer Antibiotikabehandlung. Die Sanierung der Infektionsquelle ist erforderlich.

Laborwerte	Einheit	männlich		weiblich
Blutsenkung	mm/h	3- 8/1. Std. 5-18/2. Std.		6-11/1. Std. 6-20/2. Std.
Hämatologie				
Hämoglobin	g/dl	13,5-17		12-16
Hämatokrit	%	40-52		36-46
Erythrozyten	Mill./µl	4,3-5,7		3,9-5,3
MCV	fl		84-98	
MCH	pg		28-34	
Retikulozyten	/1000 Erys		3-18	
Thrombozyten	1000/µl		150-300	
Leukozyten	/µl		3000-10 000	
Neutrophile absolut	/µl		2500-7500	
Lymphozyten abs.	/µl		1200-3000	
Eosinophile absolut	/µl		bis 250	
Eisen	µg/dl	55-170		50-150
Ferritin	µg/l	19-500		7-220
Blutausstrich				
Stabkernige	%		1-3	
Segmentkernige	%		60-70	
Eosinophile	%		1-5	
Basophile	%		0-1	
Lymphozyten	%		20-30	
Monozyten	%		2-6	
Serumelektrolyte				
Natrium	mmol/l		135-150	
Kalium	mmol/l		3,5-5,5	
Kalzium	mmol/l		2,0-2,75	

Laborwerte	Einheit	männlich		weiblich
Nierenfunktion				
Harnstoff	mg/dl		11-55	
Kreatinin	mg/dl		0,7-1,5	
Leberenzyme				
GPT (ALT)	U/l	< 50		35
Gamma-GT	U/l	< 60		< 40
CHE	U/l		3000-8000	
Pankreasenzyme				
Amylase	U/l		< 110	
Lipase	U/l		30-180	
Herzenzyme				
CK	U/l	< 190		< 170
CK-MB	U/l		< 25	
GOT (AST, ASAT)	U/l	< 50		< 35
LDH	U/l		< 250	
Stoffwechsel				
Harnsäure	mg/dl	2,6-7,0		2,6-6,5
Triglyzeride	mg/dl		bis 180	
Cholesterin	mg/dl		Risiko > 200	
LDL-Cholesterin	mg/dl		Risiko > 150	
HDL-Cholesterin	mg/dl		Risiko < 40	

Oraler Glukose-Toleranztest

	Einheit		
Glukose nüchtern	mg/dl	70-120	
Glukose n. 1 Std.	mg/dl	< 200	
Glukose n. 2 Std.	mg/dl	< 140	

Sonstiges

	Einheit		
Bilirubin gesamt	mg/dl	0,2-1,2	
Bilirubin direkt	mg/dl	0,0-0,25	
Haptoglobin	mg/dl	70-320	
Gesamteiweiß	g/dl	6,2-8,2	

Atemgeräusche

VESIKULÄRATMEN	Normalbefund über den Lungenbasen (in einiger Entfernung von Trachea und Bronchien), leises, niederfrequentes Rauschen, hauptsächlich während der Einatmung (Inspiration) zu hören, (nur ganz am Anfang der Exspiration)
• **abgeschwächt**	bei verminderter Entfaltung der Lunge z.b. Pleuraschwarte und -erguss, Emphysem, Adipositas, Atelektase
• **fehlend**	z.b. bei Pneumothorax, Erguss
• **verschärft** (= "Bronchialatmen" über den Lungenbasen)	laut, fauchend z.b. bei Pneumonie, Lungenfibrose und am Oberrand von großen Ergüssen
• **verlängerte** Ausatmungsphase (Exspirium)	bei obstruktiven Lungenerkrankungen (z.b. Asthma bronchiale: verlängertes Exspirium mit exspiratorischem Stridor)
• pfeifend („Stridor")	pfeifendes, am Mund zu hörendes Atemgeräusch
- inspiratorisch	extrathorakale Atemwegsstenose, z.b. im Kehlkopf bei Krupp oder Glottisödem
- exspiratorisch	intrathorakale Atemwegsstenose, z.b. bei Asthma
• pueril („kindlich")	verschärfte Ausatmung bei mageren Personen oder bei Kindern (nicht pathologisch)
BRONCHIALATMEN (bzw. Trachealatmen)	lautes, ohrnahes, hochfrequentes Atemgeräusch in der gesamten Ausatmungsphase hörbar
	physiologisch über den großen Luftwegen (Trachea, Bronchien), pathologisch über peripheren Lungenabschnitten z.b. Pneumonie

Lungen-Nebengeräusche

Kontinuierliche Nebengeräusche (alte Terminologie: trockene Rasselgeräusche–RG)	
(Giemen, Pfeifen, Brummen)	• Asthma bronchiale: in- und exspiratorisch • chronische Bronchitis: exspiratorisch • Tumoren und Asthma cardiale

Diskontinuierliche Nebengeräusche (Rasseln/Rasselgeräusche) (alte Terminologie: feuchte Rasselgeräusche)	
• **feines Rasseln** (alte Terminologie: „feucht, feinblasig")	• Lungenentzündung („ohrnahes" feines Rasseln) Linksherzinsuffizienz („Stauungslunge") • Lungenfibrose • chronische Bronchitis (am Anfang der Inspiration hörbar)
• bettlägerige Patienten	„Entfaltungsknistern": verschwindet nach einigen tiefen Atemzügen bzw. nach dem Husten
• **grobes Rasseln** (alte Terminologie: „feucht, grobblasig")	• Lungenödem • nicht abgehustetes Sekret (z.b. bei chronischer Bronchitis) • Bronkiektasen (mit mittel-inspiratorischem, metallischem „Klick") • schwerstkranke Patienten („Todesröcheln")
• Pleurareiben („Lederknarren")	Geräusch bei einer Pleuritis sicca, atemsynchron in- und exspiratorisch, meist mit atemabhängigen Schmerzen einhergehend.

NOTFALL-RICHTLINIEN

Neuerungen der internationalen ILCOR-Richtlinien zur Herz-Lungen-Wiederbelebung

Der Deutsche Beirat für Erste Hilfe und Wiederbelebung bei der Bundesärztekammer beschließt in Abstimmung mit den in der Breitenausbildung tätigen Hilfsorganisationen, inwieweit die neuen internationalen Richtlinien für die Wiederbelebung und Notfallversorgung der ILCOR (International Liaison Committee on Resuscitation) übernommen werden.

Bis die neuen Empfehlungen jeweils in Lehrunterlagen, Bücher und sonstige Medien eingearbeitet sind, kann es zu unterschiedlichen Aussagen kommen.

Nach ILCOR-Richtlinien (Stand 2010)

- Die Entscheidung zum START DER REANIMATION fällt, sobald ein Patient nicht ansprechbar ist und nicht normal atmet.

- Das umständliche AUFSUCHEN DES DRUCKPUNKTES wird zu Gunsten eines Druckpunktes „in der Mitte der Brust" aufgegeben. Eindrücktiefe 5-6 cm.

- Das VERHÄLTNIS VON HERZDRUCKMASSAGE ZU BEATMUNG bei Erwachsenen ist 30:2. Dies gilt sowohl für die 1-Helfer- als auch für die 2-Helfer-Methode.

- Jede Notfall-Beatmung dauert 1 Sekunde.

- Sofort nach Eintreten des Kreislaufstillstandes wird mit 30 Kompressionen begonnen.

NOTRUF

Der ideale Zeitpunkt des telefonischen Notrufs beim bewusstlosen bzw. reaktionslosen Patienten, wenn nur ein Helfer anwesend ist, hängt vom Alter des Patienten ab:

- Phone first (Patientenalter ≥ 8 Jahre): Der Notruf erfolgt sofort nach Feststellen der Bewusstlosigkeit.

- Phone fast (Patientenalter ≤ 8 Jahre): Bei verunfallten Kindern soll zunächst eine Minute Herz-Lungen-Wiederbelebung (HLW) durchgeführt werden und erst dann der Notruf erfolgen.

FREIMACHEN DER ATEMWEGE

Laien werden keine speziellen Methoden zur Fremdkörperentfernung im Mundraum bewusstloser Personen beigebracht. Es sollen nur noch sichtbare Hindernisse vor der Beatmung entfernt werden. Erst wenn die Beatmung nicht gelingt, muss die Mundhöhle inspiziert und feste Fremdkörper mit den Fingern entfernt werden.

BEATMUNGSVOLUMEN

- Bei der Beatmung soll das Beatmungsvolumen ca. 500 ml je Atemspende betragen. (Den Teilnehmern bei Erste-Hilfe-Laienausbildungen sollte jedoch weiterhin das sichtbare Heben und Senken des Brustkorbs als Hinweis auf ein ausreichendes Beatmungsvolumen vermittelt werden).

- Die Mund-zu-Mund und die Mund-zu-Nase-Beatmung werden gleichwertig behandelt. (Der Helfer kann die Methode wählen, mit der er besser umgehen kann).

KREISLAUFKONTROLLE

Die Überprüfung des Pulses der Halsschlagader wird für Laien nicht mehr empfohlen. Statt der Pulskontrolle soll jetzt die Suche nach „allgemeinen Lebenszeichen" erfolgen (normale Atmung, Husten, Bewegung).

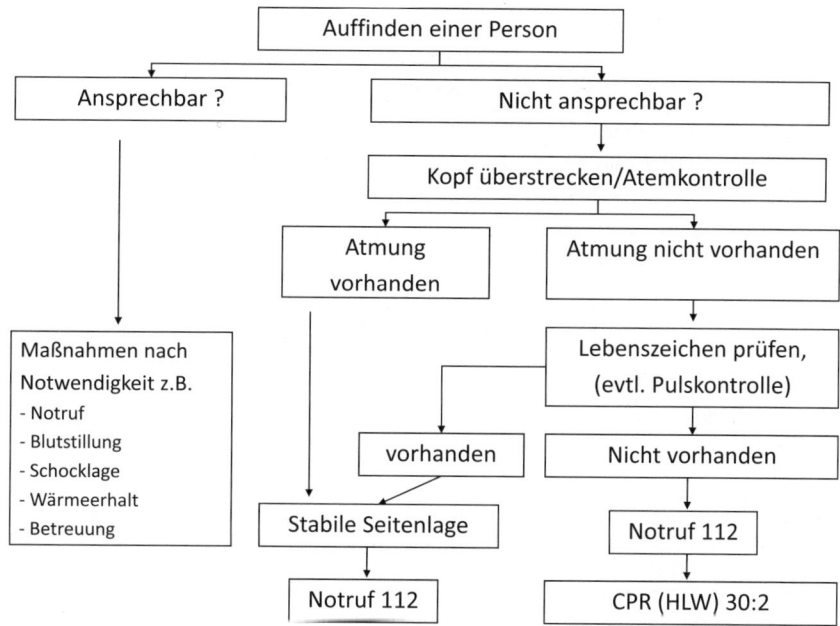

HLW = Herz-Lungen-Wiederbelebung
CPR = Cardiopulmonale Reanimation

VERLAGSVERZEICHNIS

Stand: 01.02.2012

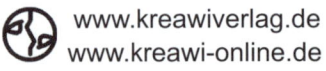

Lehrbücher

Innere Medizin

Dr. Dr. Hildebrand/S. Kühn   ISBN 978-3-940535-56-6
Lehrbuch für Heilpraktiker
Bd.1: Innere Medizin

Das erfolgreiche Lehrbuch von Kreativität & Wissen, ständig aktualisiert, kompetent, mit den prüfungsrelevanten Themen aus der Inneren Medizin, mit den meldepflichtigen Infektionskrankheiten
Ca. 480 Seiten, Abbildungen, Lerntexte, Tabellen
12. Aufl. 2012   Euro 45.-

Nebenfächer

Dr. Dr. Hildebrand   ISBN 978-3-940535-57-3
Lehrbuch für Heilpraktiker
Bd. 2: Nebenfächer

Der neue Standard in der HP-Ausbildung.
Neurologie, Psychiatrie, Orthopädie, Dermatologie, HNO, Augenheilkunde, Labor, Hygiene, Rechtskunde
Ca. 410 Seiten, Abbildungen, Lerntexte, Tabellen
11. überarbeitete und erweiterte Auflage 2012   Euro 45.-

Fragensammlungen

Innere Medizin

Dr. Dr. Hildebrand   ISBN 978-3-940535-58-0
Multiple-Choice-Fragen für Heilpraktiker
Innere Medizin

Über 1045 Multiple-Choice-Fragen der schriftl. Überprüfungen der Gesundheitsämter (Gedächtnisprotokolle) mit komment. Antworten.
Zur Vorbereitung auf die schriftlichen Überprüfungen der Gesundheitsämter und zur effektiven Lernkontrolle. Ständig aktualisierte und erweiterte Fragensammlung zum Fachgebiet d. Inneren Medizin.
11. überarbeitete u. erweiterte Auflage 2012   Euro 43.-

Nebenfächer

Dr. Dr. Hildebrand   ISBN 978-3-940535-59-7
Multiple-Choice-Fragen für Heilpraktiker
Nebenfächer

Über 1180 Original-MC-Fragen zu den Nebenfächern. Zur Vorbereitung auf die schriftliche Überprüfung der Gesundheitsämter und zur effektiven Lernkontrolle. Ständig aktualisierte Fragensammlung. Multiple-Choice-Fragen der schriftl. Überprüfungen der Gesundheitsämter, (Gedächtnisprotokolle) mit kommentierten Antworten.
7. überarbeitete u. erweiterte Auflage 2012   Euro 43.-

Fragensammlungen

Innere Medizin

Dr. Dr. Hildebrand   ISBN 978-3-940535-60-3
Original-Überprüfungsfragen für Heilpraktiker
(Textfragen zur Inneren Medizin)

Über 1300 Original-(Text-)Fragen aus mündlichen Überprüfungen, geordnet nach Themen der Innere Medizin (zum Lehrbuch Bd. 1).
Zur Lernkontrolle und zur Vorbereitung auf die mündliche Prüfung (mit ausführlich kommentierten Antworten), ca. 400 Seiten,
9. überarbeitete 2012   Euro 43.-

Nebenfächer

Dr. Dr. Hildebrand   ISBN 978-3-940535-61-0
Original-Überprüfungsfragen für Heilpraktiker
(Textfragen zu den Nebenfächern)

Ca. 1100 Original-(Text-)Fragen aus mündlichen Überprüfungen zum Lehrbuch Bd. 2 (Nebenfächer). Zur Lernkontrolle und Vorbereitung auf die mündliche Prüfung (mit ausführlich kommentierten Antworten), ca. 350 Seiten
7. überarbeitete und erweiterte Aufl. 2012   Euro 43.-

Überprüfung

ISBN 978-3-940535-53-5   16 Original-Überprüfungen
Dr. Dr. Hildebrand (Hrsg.)   schriftlich
Multiple-Choice-Fragen für Heilpraktiker
16 Originalüberprüfungen (2004-2011)

16 amtl. Überprüfungen der Gesundheitsämter mit komment.Antw.. (Ba-Wü, Bayern, Berlin, Bremen, Hamburg, Hessen, Nordrh.-Westph., Rheinl.-Pfalz, Saarl., Sachsen-Anh). 15. Aufl. 2012 Euro   49.-

Dr. Dr. Hildebrand   ISBN 978-3-940535-62-7
Die mündliche Überprüfung für Heilpraktiker.
35 mündliche Überprüfungen der Gesundheitsämter

Zur Lernkontrolle und Prüfungsvorbereitung.
4. überarbeitete und erweiterte Auflage 2012   Euro 39.-

Dr. Dr. Hildebrand   ISBN 978-3-940535-48-1
Diagnoserätsel und Fallbeschreibungen zur Schulung des differenzialdiagnostischen Wissens.

Mehr als 380 Diagnoserätsel und Fallbeschreibungen aus den mündlichen und schriftlichen Überprüfungen der Gesundheitsämter.
4. überarbeitete und erweiterte Auflage 2011   Euro 34.-

Edith Rothermel   ISBN 978-3-940535-54-2
KOMPENDIUM Differenzialdiagnose

Prüfungsrelevante Grundlagen für Heilpraktiker.
2. überarbeitete u. erweiterte Auflage 2012 (Februar) Euro 25.-

DVD-Rom für den Computer   **2012**
Dr. Dr. Hildebrand
kreawi-Prüfungstrainer für Heilpraktiker

Ohne Gewähr; Preisänderungen vorbehalten.

HÖR-CD / SEMINARE /SOFTWARE

ISBN 978-3-940535-16-9
kreawi-SEMINARE: Innere Medizin (12 CD)
Dr. Dr. Hildebrand (Hrsg.)   Spielzeit ca. 12 Stunden

Das kompakte **HÖRBUCH** zur Vorbereitung auf die Überprüfung zum Heilpraktiker! Die prüfungsrelevanten Themen der Inneren Medizin: Allgemeine Pathologie, Blut, Herz, Kreislauf, Atmung, Magen, Darm, Leber, Galle, Pankreas, Bauchspeicheldrüse, Niere, Stoffwechsel,Hormone, Infektion, Labor.   12 CD Euro 98.-

ISBN 978-3-940535-50-4
kreawi-SEMINARE: Nebenfächer   10 CD)
Dr. Dr. Hildebrand (Hrsg.)   Spielzeit ca. 9 1/2 Stunden

Das kompakte **HÖRBUCH** für die Nebenfächer: Neurologie, Psychiatrie, Augen, HNO, Orthopädie, Haut, Labor, Gynäkologie, Hygiene, Gesetz
10 CD Euro 75

kreawi-HÖR CD (Hrsg. Dr. Dr. Hildebrand)
Paket mündliche Prüfung (8 CD)

Aus zahlreichen Gedächtnisprotokollen wurden repräsentative mündliche Überprüfungen ausgewählt und in Frage und Antwort zu diesen Hör-CDs zusammengestellt.
Paket mit 8 Hör-CDs (Laufzeit ca. 500 Minuten)   Euro 104,65

Dr. rer.nat. Zinburg (HP)   ISBN 978-3-940535-51-1
kreawi-MAPS   (CD für PC)

Lernsoftware: Lernschaubilder für Heilpraktiker in über 200 übersichtlichen Grafiken.   2. Auflage 2011   Euro 39,50

Die Prüfungssoftware! Über **4500** Fragen aus schriftl. u. mündliche Überprüfungen mit kommentierten Antworten, Updatefunktion (Internet)
2012   ISBN 978-3-940535-55-9   Euro 129,9

Download einer Demo-Version: **http://www.kreawi-trainer.de**